全国中医药行业高等职业教育"十三五"规划教材

# 中 药 学

（第二版）

（供中医学、针灸推拿、中医骨伤、中药学专业用）

主 编◎武荣芳

中国中医药出版社

·北 京·

图书在版编目（CIP）数据

中药学/武荣芳主编 . —2 版 . —北京：中国中医药出版社，2018.9（2024.11重印）
全国中医药行业高等职业教育"十三五"规划教材
ISBN 978 - 7 - 5132 - 4974 - 4

Ⅰ . ①中…　Ⅱ . ①武…　Ⅲ . ①中药学—高等职业教育—教材　Ⅳ . ① R28

中国版本图书馆 CIP 数据核字（2018）第 099116 号

---

**中国中医药出版社出版**

北京经济技术开发区科创十三街31号院二区 8号楼
邮政编码 100176
传真　010-64405721
东港股份有限公司印刷
各地新华书店经销

开本 787×1092　1/16　印张 24　字数 494 千字
2018 年 9 月第 2 版　2024 年11月第 9 次印刷
书号　ISBN 978 - 7 - 5132 - 4974 - 4

定价　73.00 元
网址　www.cptcm.com

服 务 热 线　010-64405510
购 书 热 线　010-89535836
维 权 打 假　010-64405753

微信服务号　zgzyycbs
微商城网址　https://kdt.im/LIdUGr
官 方 微 博　http://e.weibo.com/cptcm
天猫旗舰店网址　https://zgzyycbs.tmall.com

如有印装质量问题请与本社出版部联系（010-64405510）

# 全国中医药职业教育教学指导委员会

**主 任 委 员**

卢国慧（国家中医药管理局人事教育司司长）

**副主任委员**

赵国胜（安徽中医药高等专科学校教授）

张立祥（山东中医药高等专科学校党委书记）

姜德民（甘肃省中医学校校长）

范吉平（中国中医药出版社社长）

**秘 书 长**

周景玉（国家中医药管理局人事教育司综合协调处处长）

**委　　员**

王义祁（安徽中医药高等专科学校党委副书记）

王秀兰（上海中医药大学教授）

卞　瑶（云南中医学院继续教育学院、职业技术学院院长）

方家选（南阳医学高等专科学校校长）

孔令俭（曲阜中医药学校校长）

叶正良（天士力控股集团公司生产制造事业群 CEO）

包武晓（呼伦贝尔职业技术学院蒙医蒙药系副主任）

冯居秦（西安海棠职业学院院长）

尼玛次仁（西藏藏医学院院长）

吕文亮（湖北中医药大学校长）

刘　勇（成都中医药大学峨眉学院党委书记、院长）

李　刚（亳州中药科技学校校长）

李　铭（昆明医科大学副校长）

中医药职业教育是我国现代职业教育体系的重要组成部分，肩负着培养新时代中医药行业多样化人才、传承中医药技术技能、促进中医药服务健康中国建设的重要职责。为贯彻落实《国务院关于加快发展现代职业教育的决定》（国发〔2014〕19号）、《中医药健康服务发展规划（2015—2020年）》（国办发〔2015〕32号）和《中医药发展战略规划纲要（2016—2030年）》（国发〔2016〕15号）（简称《纲要》）等文件精神，尤其是实现《纲要》中"到2030年，基本形成一支由百名国医大师、万名中医名师、百万中医师、千万职业技能人员组成的中医药人才队伍"的发展目标，提升中医药职业教育对全民健康和地方经济的贡献度，提高职业技术院校学生的实际操作能力，实现职业教育与产业需求、岗位胜任能力严密对接，突出新时代中医药职业教育的特色，国家中医药管理局教材建设工作委员会办公室（以下简称"教材办"）、中国中医药出版社在国家中医药管理局领导下，在全国中医药职业教育教学指导委员会指导下，总结"全国中医药行业高等职业教育'十二五'规划教材"建设的经验，组织完成了"全国中医药行业高等职业教育'十三五'规划教材"建设工作。

中国中医药出版社是全国中医药行业规划教材唯一出版基地，为国家中医中西医结合执业（助理）医师资格考试大纲和细则、实践技能指导用书、全国中医药专业技术资格考试大纲和细则唯一授权出版单位，与国家中医药管理局中医师资格认证中心建立了良好的战略伙伴关系。

本套教材规划过程中，教材办认真听取了全国中医药职业教育教学指导委员会相关专家的意见，结合职业教育教学一线教师的反馈意见，加强顶层设计和组织管理，是全国唯一的中医药行业高等职业教育规划教材，于2016年启动了教材建设工作。通过广泛调研、全国范围遴选主编，又先后经过主编会议、编写会议、定稿会议等环节的质量管理和控制，在千余位编者的共同努力下，历时1年多时间，完成了83种规划教材的编写工作。

本套教材由50余所开展中医药高等职业教育院校的专家及相关医院、医药企业等单位联合编写，中国中医药出版社出版，供高等职业教育院校中医学、针灸推拿、中医骨伤、中药学、康复治疗技术、护理6个专业使用。

本套教材具有以下特点：

1. 以教学指导意见为纲领，贴近新时代实际

注重体现新时代中医药高等职业教育的特点，以教育部新的教学指导意

见为纲领，注重针对性、适用性以及实用性，贴近学生、贴近岗位、贴近社会，符合中医药高等职业教育教学实际。

**2. 突出质量意识、精品意识，满足中医药人才培养的需求**

注重强化质量意识、精品意识，从教材内容结构设计、知识点、规范化、标准化、编写技巧、语言文字等方面加以改革，具备"精品教材"特质，满足中医药事业发展对于技术技能型、应用型中医药人才的需求。

**3. 以学生为中心，以促进就业为导向**

坚持以学生为中心，强调以就业为导向、以能力为本位、以岗位需求为标准的原则，按照技术技能型、应用型中医药人才的培养目标进行编写，教材内容涵盖资格考试全部内容及所有考试要求的知识点，满足学生获得"双证书"及相关工作岗位需求，有利于促进学生就业。

**4. 注重数字化融合创新，力求呈现形式多样化**

努力按照融合教材编写的思路和要求，创新教材呈现形式，版式设计突出结构模块化、新颖、活泼、图文并茂，并注重配套多种数字化素材，以期在全国中医药行业院校教育平台"医开讲－医教在线"数字化平台上获取多种数字化教学资源，符合职业院校学生认知规律及特点，以利于增强学生的学习兴趣。

本套教材的建设，得到国家中医药管理局领导的指导与大力支持，凝聚了全国中医药行业职业教育工作者的集体智慧，体现了全国中医药行业齐心协力、求真务实的工作作风，代表了全国中医药行业为"十三五"期间中医药事业发展和人才培养所做的共同努力，谨此向有关单位和个人致以衷心的感谢！希望本套教材的出版，能够对全国中医药行业职业教育教学的发展和中医药人才的培养产生积极的推动作用。需要说明的是，尽管所有组织者与编写者竭尽心智，精益求精，本套教材仍有一定的提升空间，敬请各教学单位、教学人员及广大学生多提宝贵意见和建议，以便今后修订和提高。

国家中医药管理局教材建设工作委员会办公室

全国中医药职业教育教学指导委员会

2018 年 1 月

本教材在编写过程中紧紧围绕高职高专院校中医学、针灸推拿学、中药学、中医骨伤等专业人才培养目标，以岗位为导向，以就业为目标，以技能为核心，力求教学内容与职业岗位标准统一，充分体现高职高专职业教育特色。为学生学习、可持续发展奠定坚实基础。

全书分上篇、下篇，共 25 章。上篇分 4 章，系统介绍中药起源及发展，中药的产地、采集及炮制，中药的性能，中药的应用等中药基本理论知识。下篇收载临床常用中药 473 味（其中附药 50 味），按主要功效分列 21 章介绍。每味药按来源、性能、功效、应用、处方用名（部分药物）、用法用量及使用注意等依次阐述。

教材内容系统完整，又详略得当。药物筛选上着重于临床常用中药，药物功效以《中华人民共和国药典》（2015 版）为依据，与最新版执业中医（中药）师考试内容有机衔接，将最新的行业标准，临床广泛应用的新知识、新进展融入课程，使学生提升兴趣、开阔视野。

本教材在编写体例上增设了"学习目标""知识拓展""知识链接""目标检测"等内容。每章正文前首列学习目标，明确通过本章教学要达到的知识目标、能力目标和情感目标；非正文模块每味药物后有知识拓展，包括本草文献、主要成分、药理作用、现代运用等，有利于拓展学生知识视野，又反映了学科进展；部分药物之后的知识链接主要对功用相似的药物进行对比，或介绍一些与中药相关的其他知识，以提高学生学习兴趣；下篇每章后把了解类药以表格形式列出，简明扼要；每章之后有目标检测，模拟中医执业助理医师考试命题类型，举一反三，以便于学生巩固掌握。

本教材上篇及下篇解表药由武荣芳编写；清热药由李飞雁编写；泻下药、祛风湿药由王亨飞编写；化湿药、杀虫止痒药由李理编写；利水渗湿药、理气药由张尹编写；温里药由牛菲编写；消食药由王玉梅编写；驱虫药、开窍药由崔文编写；止血药、收涩药由宋修道编写；活血化瘀药、安神药由冯梅编写；化痰止咳平喘药、平肝息风药由贺敏编写；补虚药由秦华珍编写；涌吐药、拔毒生肌药由郑红梅编写；附篇由王玉梅编写。

本教材编写得到各参编院校以及有关专家的鼎力协助和指导，在此表示最诚挚的感谢。由于编者水平有限，书中不足之处，恳切希望各院校在使用过程中提出宝贵意见，以便再版时修订提高。

《中药学》编委会

2018 年 1 月

# 上篇　中药基本理论知识

# 导　言

【学习目标】

1. 掌握中药及中药学的概念。
2. 熟悉各历史时期代表性本草著作的主要内容和学术价值；了解中药的起源。
3. 树立继承发扬中医药信心和具有勇于开拓创新的精神。

中药是指在中医理论指导下，用于预防和治疗疾病的药物。它有着独特的理论体系和应用形式，充分反映了我国历史文化、自然资源方面的特点。

中药绝大部分来源于天然植物，其次是动物、矿物及部分化学、人工制品等。由于中药以植物药居多，使用也最普遍，故有"诸药以草为本"的说法，自古相沿把我国传统药物及记载药物的典籍称为本草。此外有草药一词，指广泛流传于民间，为民间医生所习用且加工炮制尚欠规范的部分中药。还有中草药，则是指中药和草药的混称。可见，中药与本草、草药、中草药没有质的区别，为避免混淆，应统一于中药一词中。

近代把研究本草的学科始称中药学。中药学是指研究中药的基本理论和各种中药的来源、采集、炮制、性能、功效及临床应用等知识的一门学科。本课程是中医药学各专业的必修基础课、主干核心课，是中医学的一个重要组成部分。

扫一扫，看课件

# 第 一 章

# 中药的起源和中药学的发展

**原始社会**　中药的起源有着悠久的历史，中药的发明和应用是我国劳动人民长期生活和医疗实践的结果。生活生产劳动创造了人类社会，同时也创造了医药。原始时代，我们的祖先在寻找食物的过程中，不可避免地会误食一些有毒甚至剧毒的植物，以致发生呕吐、腹泻、昏迷等中毒现象；同时也可因偶然吃了某些植物，使原有的症状得以缓解甚至消除。经过无数次的反复试验，口尝身受，逐步积累了辨别食物和药物的经验，《淮南子·修务训》谓："神农尝百草之滋味……一日而遇七十毒。"这就是早期植物药的发现。氏族社会后，弓箭的发明使人们进入了渔猎时代，

也相应发现了一些动物具有药用功能，这就是早期动物药的发现。随着人们对于药物的认识需求与日俱增，药物的来源也由野生药材、自然生长逐步发展到部分人工栽培和驯养，并由植物、动物扩展到天然矿物及若干人工制品。

## 知识链接

神农即神农氏，是传说中农业和医药的发明者。上古时候，五谷和杂草长在一起，药物和百花开在一起，哪些可以吃，哪些不可以吃，谁也分不清。神农氏就一样一样的品尝、试种，最后从中筛选出五谷。神农氏为了给人治病，四处奔波寻找药材。他尝尽百草，哪些是苦，哪些是甜，哪些热，哪些凉，哪些能充饥，哪些能医病，哪些有毒，一一辨认区别记录下来。

**夏商周时代**　人工酿酒和汤液的发明与应用，对医药学的发展起了巨大促进作用。酒能通血脉、行药势，并可用作溶剂，用酒炮制药物也是常用辅料之一。随着人们医药知识的日益丰富，从单纯用酒治病发展到制造药酒，有利于提高药物的疗效，对后世产生了巨大影响。

夏代已有精致的陶碗、陶罐等，殷商时期陶器更是得到广泛使用，同时对食品加工的

知识也不断丰富和提高。这些都为汤液的发明创造了条件。相传商代伊尹创制汤液。汤液的出现，不但服用方便，提高了疗效，且降低了药物的毒副作用。

西周时代的《诗经》可以说是我国现存文献中最早记载具体药物的书籍。书中收录了100多种药用植物、动物名称，如苍耳、芍药、枸杞子等。《山海经》是记载先秦时期我国各地名山大川及物产的一部史地书，也记载了更多的药物，并明确指出了药物的产地、效用和性能。

**秦汉时期**　生产力的发展，内外交通的日益发达，特别是张骞、班超先后出使西域，打通丝绸之路，西域的番红花、胡桃等药材不断输入内地；边远地区的犀角、琥珀、麝香、龙眼等已逐渐为医家所采用，丰富了本草学的内容。

现存最早的本草专著当属《神农本草经》（简称《本经》），该书约成于西汉末年至东汉初年。全书载药365种，按药物效用不同分为上、中、下三品。书中还简要论述了四气五味、有毒无毒、配伍法度及中药的产地、采集、加工等中药的基本理论。书中药物至今仍然习用，如常山抗疟、阿胶止血、乌头止痛、当归调经、黄连治痢、麻黄定喘等。它是汉以前药学知识和经验的第一次大总结，为中药学的全面发展奠定了理论基石，对后世本草学发展具有十分深远的影响。

**两晋南北朝时期**　相关学科的发展，新的药物品种逐渐增多，对原有药物功效也有了新认识，梁·陶弘景在整理注释《神农本草经》的基础上，又增加汉魏以来名医的用药经验撰成《本草经集注》一书。全书七卷，载药730种，分玉石、草、木、虫兽、果菜、米食、有名未用七类，首创按药物自然属性分类的方法。并强调药物的产地采制和其疗效具有密切的关系。该书还首创"诸病通用药"，如治风通用药有防风、防己、秦艽、川芎等，治黄疸通用药有茵陈、栀子等，便于医生临证处方用药。南朝刘宋时代雷敩的《雷公炮炙论》是我国第一部炮制专著，该书系统地介绍了300种中药的炮制方法，提出药物经过炮制可以提高药效，降低毒性，便于贮存、调剂、制剂等。此书对后世中药炮制的发展产生了极大影响。

**隋唐时期**　此时我国南北统一，经济文化繁荣，印度、西域药品输入日益增多。唐显庆四年颁布了经政府批准，由长孙无忌、李绩、苏敬编修撰写的《新修本草》（即《唐本草》）。全书收药844种，增加了药物图谱，并附以文字说明。这种图文并茂的方法，开创了世界药学著作的先例，很快流传到国外，对世界医药学的发展产生了巨大影响，也是世界上公开颁布的最早的药典，比公元1542年欧洲《纽伦堡药典》早800余年。

此后，唐开元年间陈藏器深入实际，对《新修本草》进行了增补和辨误，编写成《本草拾遗》。仅矿物药就增加了110多种，丰富了本草学的内容。

**宋金元时期**　嘉祐六年由苏颂将国家向各郡县收集所产药材实图及采收时间、药物功效的说明资料，以及进口药的样品汇总编辑成册，名曰《本草图经》。

公元 1082 年唐慎微编撰的《经史证类备急本草》(简称《证类本草》),全书 33 卷,载药 1558 种,较前增加 476 种,附方 3000 余首。方例是药物功能的直接例证,每味药物附有图谱,方药兼收,图文并重。本书集前人著作之大成,为后世保存了大量古代方药,起了承前启后的作用。元代忽思慧于 1330 年编著的《饮膳正要》是饮食疗法的专门著作,书中对养生避忌、妊娠食忌、高营养物的烹调法、营养疗法、食物中毒都有论述。

另外,本时期研究药性理论的著名医籍有寇宗奭的《本草衍义》、王好古的《汤液本草》、张元素的《医学启源》及《珍珠囊》等。

**明代** 我国伟大的医药学家李时珍经过长期的考查研究,历时 27 年,完成了中医药科学巨著《本草纲目》。该书共 52 卷,载药 1892 种,改绘药图 1160 幅,附方 11096 首,新增药物 374 种,本书按自然属性分为 16 部 62 类,纲目清晰。本书还广泛介绍了植物学、动物学、矿物学、冶金学等多学科知识,先后被译成朝、日、拉丁、英、俄等多种文字,成为不朽的科学巨著,在世界科技史上永放光辉。

地方本草方面,兰茂编著的《滇南本草》,是一部专门记载云南地区药物知识的地方本草。

**清代** 赵学敏所著《本草纲目拾遗》,全书共十卷,载药 921 种,在《本草纲目》之外新增药物 716 种。对《本草纲目》已载药物详加补充,且对其中的错误加以订正,创造性发展了本草学,他是继李时珍之后我国又一位伟大的药物学家。

汪昂的《本草备要》,全书 8 卷,从《本草纲目》选录 478 种临床常用药,概述性味、主治功用,附图 400 余幅,卷帙不繁,内容精炼。吴仪洛的《本草从新》,载药 721 种,除介绍性味、主治外,对辨伪、修治也有论述,内容更加完善。黄宫绣的《本草求真》,载药 520 种,也是切合临床实际的本草著作。张璐的《本经逢原》,以《神农本草经》为基础,载药 700 余种,阐述药物的性味、效用、真伪优劣等,论述中选用诸家治法及本人治验心得,是部侧重实用、宜于临床参考的著作。吴其浚的《植物名实图考》,书中每种植物均详记形态、产地、栽培、用途、药用部位、效用治验等内容,并附有插图,为我们研究药用植物提供了宝贵的文献资料。

**民国时期** 这一时期在志士仁人的努力下,中医药学以其顽强的生命力,依然继续向前发展。其中成就和影响最大的当推陈存仁主编的《中国药学大辞典》(1935),全书约 200 万字,收录词目 4300 条,既广罗古籍,又博采新说,不失为近代第一部具有重要影响的大型药学丛书。

中医药院校的出现,涌现了一批适应教学和临床适用的中药学讲义。如浙江兰溪中医学校张山雷编撰的《本草正义》。该书对药物功效根据临证的具体疗效加以阐述。另如,上海中医专门学校秦伯未的《药物学》、天津国医函授学校张锡纯的《药物讲义》等。

**新中国成立后** 新中国成立后,重大科技研究成果层出不穷。许多先进技术被引进到医药学中，促进了中医药学的发展。《中华人民共和国药典·一部》作为中药生产、供应、检验和使用的依据，以法典的形式确定了中药在当代医药卫生事业中的地位，也为中药材及中药制剂质量的提高，标准的确定起了巨大的促进作用。《中药大辞典》（1977年版）由江苏新医学院编写，共收载中药5767种，包括植物药4773种，动物药740种，矿物药82种，加工制成品172种，如升药、神曲等，是新中国成立后最全面的中药巨型工具书之一。《中药志》由中国医学科学院药物研究所等编写，1959年出版。其特点是采用现代的科学方法和手段，对中草药质量的真伪优劣进行鉴别和比较，以保证用药的准确性。《全国中草药汇编》于1975年9月和1986年7月两次由人民卫生出版社出版。全书分文字与图谱两部分。本书系统全面地整理了全国中草药关于认、采、种、养、制、用等方面的经验与有关国内外科研技术资料，是对建国20多年中药研究应用的一次大总结。《中华本草》（1999年）涵盖了当今中药学的几乎全部内容，学科涉猎众多，分类先进，项目齐全，载药8980种，增加了化学成分、药理制剂、药材鉴定和临床报道等内容，可以说该书是一部反映20世纪中药学科发展水平的综合性本草巨著。

新中国成立后，政府先后三次进行了全国性的药源普查。基本上摸清了天然药物的种类、产区分布、生态环境、野生资源、蕴藏量、收购量和社会需要量等。在资源调查的基础上，编著出版了全国性的中药志及一大批药用植物志、药用动物志及地区性的中药志，少数民族药也得到科学整理。通过全国普查，使目前的中药总数达到12800余种。

**目标检测**

**A1 型题**（每道试题有 A、B、C、D、E 五个供选择的备选答案，从中选择一个最佳答案）

1. 我国现存最早的本草学专著是

    A.《开宝本草》        B.《嘉祐本草》        C.《神农本草经》

    D.《新修本草》        E.《本草拾遗》

2. 首创按药物自然属性分类的本草著作是

    A.《本草拾遗》        B.《本草纲目》        C.《神农本草经》

    D.《新修本草》        E.《本草经集注》

3. 我国现存最早的中药炮制专著是

    A.《雷公炮炙论》        B.《本草拾遗》        C.《炮炙大法》

    D.《神农本草经》        E.《新修本草》

4. 我国第一部由政府颁布的药典著作是

    A.《本草纲目》        B.《证类本草》        C.《新修本草》

D.《本草经集注》　　　　　E.《神农本草经》

5. 集我国 16 世纪以前药学大成的本草著作是

A.《本草拾遗》　　　　B.《本草纲目》　　　　C.《证类本草》

D.《新修本草》　　　　E.《本草纲目拾遗》

**B1 型题**（每组试题前有 A、B、C、D、E 五个供选择的备选答案，从中为每一道试题选择一个与其关系密切的答案）

A. 1746 种　　　　B. 1892 种　　　　C. 730 种

D. 844 种　　　　E. 921 种

1.《新修本草》的载药数是

2.《本草纲目》的载药数是

3.《本草纲目拾遗》新增的药物种数是

A. 原产于中国的药物

B. 中医应用的药物

C. 民间医生所习用加工欠规范的药物

D. 来自天然的药物

E. 在中医理论指导下，用于预防和治疗疾病的药物

4. 关于中药概念准确的是

5. 草药指的是

扫一扫，知答案

扫一扫，看课件

**第 二 章**

# 中药的产地、采集与炮制

【学习目标】

　　1.掌握地道药材、炮制概念及常用炮制方法。

　　2.熟悉中药炮制目的；了解中药采集。

　　3.正确理解中药产地、采集和炮制对药效的影响，能综合影响中药药效的因素并在临床中合理用药。

　　中药除部分化学、人工制品外，绝大部分都来自天然植物、动物、矿物。中药的产地、采收是否合宜及炮制是否得当，直接影响到药物的质量和疗效。药物的产地、采集时节和炮制方法，对于保证和提高中药的质量都有十分重要的意义。

## 第一节　中药的产地

　　我国疆域辽阔，地貌复杂，水土、日照、气候等各地不尽相同，各种药材的品种、产量和质量方面，都有一定的地域性。《本草衍义》云："凡用药必择土地所宜者，则药力具，用之有据。"强调气候水土对药材的生产、气味的形成、疗效的高低都有密切的关系。地理环境对药效有着明显的影响。因此历代医药学家非常重视"地道药材"。所谓地道药材，是指历史悠久、产地适宜、品种优良、产量宏丰、炮制考究、疗效突出、带有地域性特点的药材。它是优质纯真药材的专用名词，又称道地药材。

　　众多本草文献都记载了沿用至今各地的地道药材，如宁夏的枸杞，甘肃的当归，青海的大黄，内蒙古的黄芪，山东的阿胶，江苏的薄荷，广东的陈皮、砂仁，云南的三七、茯苓等。地道药材的书写一般多在药名前冠以地域名，如怀牛膝、辽细辛、云茯苓、川黄连等。

知 识 链 接

著名的地道药材有：

河南"四大怀药"：怀地黄、怀牛膝、怀山药、怀菊花。

浙江"浙八味"：杭白术、杭白芍、杭麦冬、杭菊花、浙玄参、浙贝母、延胡索、温郁金。

四川：川黄连、川芎、川贝母、川乌头、川楝子等。

当前，从地道药材栽培品种的地理分布和生态环境的调查方面都做了大量的工作，动物驯养工作也在进行，从而在一定程度上满足了部分短缺药材的需求。为了进一步发展优质高效的地道药材生产，国家正在实施按国际科学规范管理标准（GAP）建立新的药材生产基地，深信必为推动我国地道药材生产发展，为中药早日走向世界有着重要意义。

# 第二节　中药的采集

植物、动物在其生长发育的不同时期，药用部分所含有效成分各不相同，因此药物的疗效也往往有较大差异，故药材的采收必须在适当的时节采集。孙思邈《千金方》云："早则药势未成，晚则盛时已歇。"强调了药物适时采收的重要性。一般来讲，以入药部分的成熟程度作依据，也就是在有效成分含量最高的时节采集。按药用部位的不同可归纳为以下几方面：

1. 全草　大多数在植物枝叶茂盛、花初开时采集，从根以上割取地上部分，如益母草、荆芥、紫苏、薄荷等；如连根入药的则可拔起全株，如小蓟、蒲公英等；特殊的如茵陈在幼苗期采收。

2. 叶类　通常在花蕾将放或正盛开的时候采集，此时叶片茂盛、药力雄厚，最适于采收，如枇杷叶、荷叶、大青叶、艾叶等。有特殊的如桑叶，需在深秋经霜后采集。

3. 花、花粉　花类药材，一般采收刚开放的花朵，如月季花、旋覆花等；有的要采摘未开放的花蕾，如金银花、辛夷等；而红花宜在花充分展开呈金黄色时采收。至于蒲黄以花粉入药者，则在花朵盛开时采取。

4. 果实、种子　果实类药物一般都在果实成熟时采收，如瓜蒌、槟榔、马兜铃等。以种子入药的，通常在完全成熟后采集，如莲子、白果、沙苑子、菟丝子等。有些种子成熟时易脱落，或果壳易裂开，则应在刚成熟时采集，如小茴香、牵牛子、豆蔻等。容易变质的浆果最好在刚成熟时于清晨或傍晚时分采收，如枸杞子等。特殊的如青皮、枳实、乌梅等少数药材要在果实未成熟时采收果皮或果实。

5. 根、根茎 一般以秋末或春初即二月、八月采收为佳，且"春宁宜早，秋宁宜晚"（《本草纲目》），此时采集则产量和质量都较高，如天麻、葛根、玉竹、大黄、桔梗、苍术等。但也有少数例外，如半夏、延胡索等则要在夏天采收。

6. 树皮、根皮 通常在春、夏时节植物生产旺盛，植物体内浆液充沛时采集，则药性较强，并容易剥离，如黄柏、杜仲、厚朴等。另有些植物根皮则以秋后采收为宜，如牡丹皮、地骨皮等。

动物昆虫类药材，为保证药效也必须根据生长活动季节采集，如在夏末秋初捕捉全蝎、土鳖虫、地龙等虫类药材；在秋季卵鞘、蜂巢形成后采集桑螵蛸、蜂房，并用开水煮烫以杀死虫卵；蛇蜕因其反复蜕皮，故全年可以采收，唯3～4月最多；驴皮在冬至后剥去，皮厚质佳；鹿茸必须在春季清明节前后雄鹿所生幼角尚未骨化时采质量最好。

矿物药材全年可随时采收，不拘时间。

# 第三节　中药的炮制

炮制，是指药物在应用或制成各种剂型前进行必要的加工处理的过程。由于中药材大都是生药，同时有毒之品必须经过炮制后才能确保用药安全。《本草蒙筌》谓："凡药制造，贵在适中，不及则功效难求，太过则气味反失。"中药药效高低，除药材本身的质量外，与炮制适当与否密切相关。

## 一、炮制的目的

炮制的目的大致可归纳为以下几个方面：

1. 纯净药材，保证质量 一般中药原药材，多附着泥土、沙石及非药用部分，必须经过挑拣修治，水洗清洁，才能使药物纯净，保证质量。如石膏挑出沙石、茯苓去净泥土、黄柏刮净粗皮、远志抽心等等。

2. 便于调剂制剂贮藏 经过加工炮制的中药材，制成一定规格的饮片，可直接用于调配或制剂。增加药材与溶剂之间的接触面积，利于有效成分的煎出；一些矿物介壳类药物如磁石、代赭石、石决明、牡蛎等，经烧、淬等炮制处理，使之酥脆，有效成分易于煎出。药材经晒干、烘干、炒制等炮制处理，使之干燥，便于保存。药材经酒制、醋制后均有防腐作用。

3. 矫味、矫臭，便于服用 一些动物药，经过麸炒、酒制、醋制后，能起到矫味和矫臭的作用，如酒制乌梢蛇、醋炒五灵脂、滑石烫刺猬皮等，以便临床服用。

4. 降低毒副作用，保证安全用药 一些毒副作用较强的药物经过加工炮制后，可以明显降低药物毒性及其副作用，确保安全用药，如巴豆去油取霜，酒炒常山，甘草、金银花水煮川乌、草乌，姜矾水制南星、半夏等，均能降低毒副作用。

5. **增强药物功能，提高临床疗效** 如麻黄、紫菀、款冬花蜜制增强润肺止咳作用，延胡索醋制后能增强活血止痛功效，侧柏叶炒炭能增强止血功能等。

6. **改变药物性能，扩大应用范围** 药物经炮制后，可改变药物性能，扩大应用范围，使之更适应病情的需要。如地黄甘寒凉血，而酒制成熟地黄后则甘温，能滋阴补血、生精填髓；再如天南星药性辛温燥烈，功能燥湿化痰、祛风解痉，而经牛胆汁制后称胆南星，药性凉润，清化热痰、息风定惊。

### 二、炮制的方法

炮制方法是历代逐步发展和充实起来的。传统炮制方法一般来讲可以分为以下五类：

（一）修治

1. **纯净药材** 用手工或机械的方法，如挑、筛、簸、刷、刮、挖等方法，去掉泥土杂质、非药用部分，使药物清洁纯净。如刷除枇杷叶、石韦叶背面的绒毛，刮去厚朴、肉桂的粗皮，挖掉海蛤壳、石决明肉留外壳。

2. **粉碎药材** 以捣、碾、研、磨、锉等方法，使药材粉碎达到一定粉碎度，以便于有效成分的提取和利用。如琥珀研末便于吞服；犀角、羚羊角等镑成薄片或碎屑，便于制剂或服用。

3. **切制药材** 用切、铡的方法将药切成片、段、丝、块等一定的规格，便于进行炒、炙等炮制，也利于干燥、贮藏和调剂时称量。如槟榔宜切薄片，白术宜切厚片，黄芪宜切斜片，茯苓、葛根宜切块，麻黄、白茅根宜切段等。

（二）水制

1. **漂洗** 反复地换水，以除去杂质、盐分及腥味。如将海藻、昆布漂去盐分，紫河车漂去腥味等。

2. **浸泡** 药物置于水中浸湿立即取出，称为"浸"；而将药物置于清水或辅料药液中，使水分渗入，药材软化，便于切制，或用以除去药物的毒质，称为"泡"。如用白矾水浸泡半夏、天南星等。

3. **润** 使清水或其他液体辅料徐徐渗入药物组织内部，至内外的湿度均匀，便于切制饮片。如淋润荆芥、泡润槟榔、酒洗润当归、姜汁浸润厚朴。

4. **水飞** 是借药物在水中的沉降性质分取药材极细粉末的方法。将不溶于水的药材粉碎后置乳钵、球磨机等容器内，加水共研，然后再加入多量的水搅拌，粗粉即下沉、细粉混悬于水中，随水倾出，倾出的混悬液沉淀后，将水除净，干燥后即成极细粉末。剩余之粗粉再如此反复操作，至全部成为悬浮液。常用于矿物类、甲壳类药物的制粉，如水飞朱砂、滑石等。

### （三）火制

1.炒　将药物置锅中加热，炒至一定程度取出。可分为：

（1）炒黄：将药物炒至表面微黄或能嗅到药物固有气味为度。如炒牛蒡子、炒紫苏子。

（2）炒焦：将药物炒至表面焦黄，内部淡黄为度，如焦山楂、焦麦芽等。

（3）炒炭：将药物炒至外部焦黑，内部焦黄为度。如艾叶炭、地榆炭、姜炭等。

炒黄、炒焦使药材宜于粉碎，并缓和药性。种子类药材经炒后煎煮时有效成分易于溶出。而炒炭能缓和药物的烈性或副作用，或增强其收敛止血、止泻的作用。

2.炙　将药物与液体辅料共置锅中加热拌炒，使辅料渗入药物组织内部或附着于药物表面方法称炙法。如蜜炙百部、款冬花、枇杷叶可增强润肺止咳作用；酒炙川芎、当归、牛膝可增强活血之功；醋炙香附、柴胡可增强疏肝止痛功效；醋制芫花、京大戟可降低毒性；盐炙杜仲、黄柏可增强补肾或引药入肾作用；姜炙半夏可增强止呕作用。

3.烫　先在锅内加热中间物体（如砂石、滑石、蛤粉等），用以烫制药物，使其受热均匀，膨胀松脆，烫毕，筛去中间物体即得。如砂烫穿山甲，蛤粉烫阿胶珠等。

4.煅　将药物用猛火直接或间接煅烧，使质地松脆，易于粉碎，便于有效成分的煎出。直接煅烧用于坚硬的矿物药或贝壳类药，以煅至透红为度，如龙骨、牡蛎。间接煅是将药物置于耐火容器中密闭煅烧，至容器底部红透为度，如棕榈炭、血余炭等。

5.煨　将药物用湿面或湿纸包裹，置于热炭火中或用吸油纸与药物隔层分开进行加热的方法称为煨法。其目的是缓和药性，降低副作用，增强疗效。如煨木香、煨生姜、煨葛根等。

### （四）水火共制

1.煮法　是将药物与水或辅料溶液置锅内共煮一定时间后把药物捞出。它可减低药物的毒性、烈性，增强药物的疗效。如醋煮芫花、姜矾水煮半夏。

2.蒸法　是以水蒸气或附加成分将药物蒸熟的加工方法。如清蒸玄参、酒蒸山茱萸、酒蒸大黄等。如何首乌经反复蒸晒后补肝肾益精血；黄精经蒸制后可增强其补脾益气、滋阴润肺之功。

3.炖法　是将药物置于钢罐中或搪瓷器皿中，同时加入一定的液体辅料，盖严后，放入水锅中炖一定时间。其优点是不致使药效走失，如炖制熟地黄。

4.淬法　是将药物煅烧后，趁热迅速投入醋或其他液体辅料中，使之充分吸收并更加酥脆的方法。如醋淬自然铜、黄连煮汁淬炉甘石等。药物淬后不仅易于粉碎，且辅料被其吸收增强其疗效。

5.焯法　是将药物快速放入沸水中，短暂潦过，立即取出的方法。常用于种子类药物的去皮及肉质多汁类药物的干燥处理。前者如燀杏仁；后者如燀马齿苋、天门冬。

（五）其他制法

制霜法是将药物榨去油质取之残渣，如巴豆霜；还有多种成分药液渗出的结晶，如将皮硝纳入西瓜中渗出的结晶，即西瓜霜。发酵法可改变原来药物的性质，增强和胃消食的作用，如神曲、半夏曲等。发芽法如麦芽、谷芽的制备等。

## 目标检测

**A1 型题**（每道试题有 A、B、C、D、E 五个供选择的备选答案，从中选择一个最佳答案）

1. 历史悠久、产地适宜、品种优良、产量宏丰、炮制考究、疗效突出、带有地域特点的药材，传统被称为

    A. 特产药材　　　　　　B. 名牌药材　　　　　　C. 地道药材

    D. 稀有药材　　　　　　E. 贵重药材

2. "春宁宜早，秋宁宜晚"是指哪类药材的采集时节

    A. 叶类　　　　　　　　B. 花类　　　　　　　　C. 全草类

    D. 果实类　　　　　　　E. 根及根茎

3. 哪味药须在深秋或初冬经霜后采集

    A. 大青叶　　　　　　　B. 枇杷叶　　　　　　　C. 艾叶

    D. 紫苏叶　　　　　　　E. 桑叶

4. 天花粉的药用部分是

    A. 花粉　　　　　　　　B. 花蕾　　　　　　　　C. 根

    D. 茎　　　　　　　　　E. 果实

5. 借药物在水中的沉降性质将不溶于水的药物入水中研磨分取药材极细粉末的炮制方法为

    A. 润　　　　　　　　　B. 漂　　　　　　　　　C. 水飞

    D. 淬　　　　　　　　　E. 燀

6. 醋炙香附的目的是

    A. 增强疗效　　　　　　B. 减低毒性　　　　　　C. 改变药性

    D. 便于服用　　　　　　E. 有利贮藏

7. 生首乌制熟的目的是

    A. 减低毒性　　　　　　B. 改变药性　　　　　　C. 增强疗效

    D. 便于服用　　　　　　E. 有利贮藏

8. 将药物快速放入沸水中短暂潦过，立即取出的炮制方法，称为

    A. 煮法　　　　　　　　B. 蒸法　　　　　　　　C. 炖法

    D. 焯法　　　　　　　　E. 淬法

**B1 型题**（每组试题前有 A、B、C、D、E 五个供选择的备选答案，从中为每一道试题选择一个与其关系密切的答案）

    A. 地黄　　　　　　　　B. 黄芩　　　　　　　　C. 三七

    D. 乌头　　　　　　　　E. 茯苓

1. 四川产的地道药材有

2. 河南产的地道药材有

    A. 蜜炙　　　　　　　　B. 酒炙　　　　　　　　C. 醋炙

    D. 姜汁炙　　　　　　　E. 盐水炙

3. 可增强药物活血祛瘀功效的炮制方法是

4. 为增强药物润肺止咳的作用，宜采用的炮制方法是

    A. 炒　　　　　　　　　B. 炙　　　　　　　　　C. 煅

    D. 煨　　　　　　　　　E. 淬

5. 将药物煅烧红后迅速投入冷水或液体辅料中，使之酥脆的炮制方法称为

6. 将药物用猛火直接或间接煅烧的炮制方法称为

扫一扫，知答案

扫一扫，看课件

# 第 三 章

# 中药的性能

【学习目标】

1. 掌握四气、五味、升降浮沉、归经、毒性的概念及四气的作用、五味各自作用；熟悉四气、归经、毒性的临床意义及影响升降浮沉的因素。

2. 能运用中药性能理论解释中药治疗疾病的原理；并能以后在临床正确应用中药性能理论合理用药。

中药的性能是中药的药性理论。它是以阴阳、脏腑经络学说为依据，根据药物的各种性质及所表现出来的治疗作用总结出来的用药规律。徐洄溪总结说："凡药之用，或取其气，或取其味……或取其所生之时，或取其所生之地，各以其所偏胜而即资之疗疾，故能补偏救弊、调和脏腑。"其基本内容包括四气、五味、升降浮沉、归经、有毒无毒等。是学习、运用中药所必须掌握的基本理论知识。

## 第一节 四 气

四气，就是寒热温凉四种不同的药性，又称四性。它反映药物对人体阴阳盛衰、寒热变化的作用倾向，是说明药物作用的主要理论依据之一。四气之中寒凉属阴，温热属阳，而寒与凉、温与热之间则仅是程度上的不同，即"凉次于寒""温次于热"。从四性本质而言，只有寒热两性的区分。此外还有平性药，它是指寒热界限不很明显、药性平和的一类药。虽称平性但实际上也有偏温偏凉的不同，如甘草性平，生用性微凉，蜜炙用则性偏微温，未超出四性的范围，它不是绝对的平性，因此仍称四气。

药性的寒热温凉是由药物作用于人体所获得的不同疗效而总结出来的，它与所治疗疾病的性质是相对而言的。如病人表现为高热烦渴、面红目赤、脉洪数，这属于阳热证，用石膏、知母等药物治疗后，上述症状得以缓解或消除，说明它们的药性是寒凉的；反之，如病人表现为四肢厥冷、脘腹冷痛、脉微欲绝，这属于阴寒证，用附子、肉桂、干姜等药物治疗后，上述症状得以缓解或消除，说明它们的药性是温热的。

一般来讲，寒凉药分别具有清热泻火、凉血解毒、泻热通便、清心开窍、滋阴降火等作用；而温热药则分别具有温里散寒、补火助阳、温阳利水、温经通络等作用。

《素问·至真要大论》："寒者热之，热者寒之。"指出了如何掌握药物的四气理论以指导临床用药的原则。具体的来说，温热药多用治中寒腹痛、风寒痹证、血寒经闭、亡阳虚脱等一系列阴寒证；而寒凉药则主要用于实热烦渴、温毒发斑、火毒疮疡、热结便秘、热淋涩痛、痰热喘咳、高热神昏等一系列阳热证。总之，寒凉药用治阳热证，温热药用治阴寒证，这是临床必须遵循的用药原则。

由于寒与凉、热与温之间具有程度上的差异，因而在用药时也要注意。如当用热药而用温药、当用寒药而用凉药，则病重药轻达不到治愈疾病的目的；反之，当用温药而用热药则反伤其阴，当用凉药反用寒药则易伤其阳。一般是指在寒冬时无实热证，不宜使用寒药，以免损伤阳气，又在炎热夏季无寒证者不宜使用热药，以免伤津化燥。掌握四气理论，可根据季节不同来指导临床用药的规律。

# 第二节　五　味

五味是指药物有酸、苦、甘、辛、咸五种不同的味道，因而具有不同的治疗作用。有的还具有淡味或涩味。但五味是最基本的五种滋味，所以仍称五味。

五味的产生，首先是通过口尝，即用人的感觉器官辨别出来的，它是药物真实味道的反映。古代医家通过长期的临床实践观察，不同味道的药物作用于人体获得不同的治疗效果，从而总结归纳出五味的理论。也就是说，五味不仅仅是药物味道的真实反映，更重要的是对药物作用的高度概括。五味的"味"也就超出了味觉的范围，而是建立在功效的基础之上了。

《素问·藏气法时论》指出："辛散、酸收、甘缓、苦坚、咸软。"这是对五味作用的最早概括。后世在此基础上进一步补充，日臻完善，现将五味所代表药物的作用及主治病证分述如下：

1. 辛　"能散能行"，即具有解表发散、行气活血、辟秽去浊、悦脾化湿、通窍止痛、开窍醒神的作用。多用于治疗表证、气血阻滞证、湿浊中阻证、邪蒙心窍神昏证。如紫苏叶发散风寒，木香行气除胀，川芎活血化瘀，藿香、佩兰宣化湿浊，麝香、冰片芳香开窍。

2. 甘　"能补能和能缓"，即具有补益、和中、调和药性和缓急止痛的作用。甘味药多用于治疗正气虚弱、身体诸痛及调和药性等几个方面。如人参大补元气、熟地黄滋补精血、饴糖缓急止痛、甘草调和药性等。

3.酸 "能收能涩"，即具有收敛、固涩、固表止汗、敛肺止咳、涩肠止泻、固精缩尿、固崩止带的作用。多用于治疗体虚多汗、肺虚久咳、久泻久痢、遗精滑精、遗尿尿频、崩带不止等证。如五味子固表止汗，乌梅敛肺止咳、五倍子涩肠止泻、山茱萸涩精止遗以及赤石脂固崩止带等。

4.苦 "能泄、能燥、能坚"，即具有清泄火热、降泄气逆、通泄大便、清热燥湿、苦温燥湿、泻火存阴的药物多具有苦味。多用于治疗热证、火证、喘咳、呕恶、便秘、湿证、阴虚火旺等证。如黄芩、栀子清热泻火，苦杏仁降气平喘，半夏降逆止呕，大黄泻热通便，龙胆、黄连清热燥湿，苍术、厚朴苦温燥湿，知母、黄柏泻火存阴等。

5.咸 "能下、能软"，即具有泻下通便、软坚散结的作用。多用于治疗大便燥结、痰核、瘰疬、癥瘕痞块等证。如芒硝泻热通便，海藻、牡蛎消散瘰疬，鳖甲软坚消癥等。

6.淡 "能渗、能利"，即具有渗湿利小便的作用。多用于治疗水肿、脚气、小便不利之证。如薏苡仁、茯苓、猪苓、泽泻等。后世医家主张"淡附于甘"。

7.涩 涩味与酸味药的作用相似，多用于治疗虚汗、泄泻、尿频、遗精、滑精、出血等证。如莲子固精止带，禹余粮涩肠止泻，海螵蛸收涩止血等。常以酸味代表涩味功效，或与酸味并列标明药性。

由于每种药物都同时具有性和味，因此要性味合参，必须把四气和五味结合起来，才能准确地辨别药物的作用。一般来讲，同一类药物气味相同，作用相近，如辛温的药物多具有发散风寒的作用，甘温的药物多具有补气助阳的作用。有时气味相同、又有主次之别，如黄芪甘温，偏于味甘以补气；锁阳甘温，偏于性温以助阳。而气同味异，味同气异者其所代表药物的作用则各有不同，如麻黄、苦杏仁、大枣、乌梅同属温性，则麻黄辛温散寒解表、苦杏仁苦温下气止咳、大枣甘温补脾益气、乌梅酸温敛肺涩肠；再如桂枝、薄荷、附子、石膏均为辛味，又有桂枝辛温解表散寒、薄荷辛凉疏散风热、附子辛热补火助阳、石膏辛寒清热降火等不同作用。至于一药兼有数味，则标明味越多功效越多，如当归辛甘温，味甘以补血、味辛以活血行气、温以祛寒，故有补血、活血、行气止痛等作用，可用治血虚、血滞寒凝所引起的多种疾病。因此要熟悉四气五味的配合的规律，这样才能很好地掌握药性，指导临床用药。

# 第三节　升降浮沉

升降浮沉表明药物作用的趋向，也是通过药物作用于机体所产生的疗效而概括出来的用药理论。升，即上升提举；降，即下达降逆；浮，即向外发散；沉，向内收敛。其中，升与降，浮与沉是对立的，升与浮，沉与降又常相提并论。按阴阳属性区分，则升浮属阳，沉降属阴。升降浮沉是指药物对机体有向上、向下、向外、向内四种不同作用趋向，它是与疾病所表现的趋向性相对而言的。由于疾病在病势上常常表现出向上如呕吐、呃逆、喘息，向下如脱肛、崩漏，向外如自汗、盗汗，向内如表证未解而入里；在病位上有在表如外感表证，在里如里实便秘，在上如目赤肿痛，在下如腹水、尿闭等的不同，能够针对病情，改善或消除这些病症的药物，也就分别具有升降浮沉的作用趋向。

影响药物升降浮沉的因素主要与四气五味、药物质地轻重有密切关系，并受到炮制和配伍的影响。

**1.升降浮沉与气味的关系** 一般来讲，凡味属辛、甘，气属温、热的药物，大都是升浮药，如麻黄、升麻、黄芪等药；凡味属苦、酸、咸、性属寒、凉的药物，大都是沉降药，如大黄、芒硝等。

**2.升降浮沉与药物的质地轻重的关系** 一般来讲，花、叶、皮等质轻的药物大多为升浮药，如紫苏叶、菊花、蝉蜕等；而种子、果实、矿物、贝壳及质重者大多都是沉降药，如紫苏子、枳实、牡蛎、赭石等。某些药也有特殊性，有"诸花皆升，旋覆独降；诸子皆降，苍耳独升"之说。此外，部分药物本身就具有双向性，如川芎能上行头目、下行血海。

**3.升降浮沉与炮制的影响有关** 药物的炮制可以影响转变其升降浮沉的性能。如有些药物酒制则升，姜炒则散，醋炒收敛，盐炒下行。如大黄属于沉降药，经酒炒后，大黄则可清上焦火热，可治目赤头痛。

**4.升降浮沉与配伍的影响** 有关药物的升降浮沉通过配伍也可发生转化，一般来讲，升浮药在大队沉降药中能随之下降；反之，沉降药在大队升浮药中能随之上升。如牛膝引血下行为沉降药，与桔梗、柴胡、枳壳等升达清阳开胸行气药同用，也随之上升，主治胸中瘀血证。由此可见，药物的升降浮沉是受多种因素的影响，它在一定的条件下可相互转化，正如李时珍所说："升降在物，亦在人也。"

升降浮沉代表不同的药性，标示药物不同的作用趋向。一般升浮药，其性温热，属味辛、甘、淡，质地多为轻清之品，作用趋向多主上升、向外，分别具有疏散解表、宣毒透疹、解毒消疮、宣肺止咳、温里散寒、疏肝散结、温通经脉、通闭散结、行气开郁、活血消癥、开窍醒神、升阳举陷、涌吐等作用。一般沉降药，其性寒凉，属味酸、苦、咸，质地多为沉重坚实之品，作用趋向多主下行向内，分别具有清热泻火、泻下通便、利水渗湿、重镇安神、平肝潜阳、息风止痉、降逆平喘、止呕止逆、消积导滞、固表止汗、敛肺止咳、涩肠止泻、固崩止带、涩精止遗、收敛止血、收湿敛疮等作用。

药物具有升降浮沉的性能，可以作用于机体的不同部位，因势利导，驱邪外出，从而达到治愈疾病的目的。病变部位在上在表者宜升散不宜沉降，如外感风热则应选用薄荷、菊花等升浮药来疏散；病变部位在下在里者宜沉降不宜升散，如热结肠燥大便秘结者则应选用大黄、芒硝等沉降药来泻热通便；病势上逆者，宜降不宜升，如肝阳上亢头晕目眩则应选用代赭石、石决明等沉降药来平肝潜阳；病势下陷，宜升不宜降，如气虚下陷久泻脱肛，则应用黄芪、升麻、柴胡等升浮药来升阳举陷。总之，根据药物有升降浮沉的不同特性，恰当选用药物，这也是指导临床用药必须遵循的重要原则。

# 第四节 归 经

归经指药物对某些脏腑经络的选择性，即药物对某些脏腑经络的病变起着主要治疗作用。归经指明了药物治病的适应范围，也就是药效所在，包含了药物作用定向定位的概念，是阐明药物作用机理，指导临床用药的药性理论基本内容之一。

中药归经理论的形成是以脏腑经络学说为基础，以药物所治具体病证为依据进行归纳，经过长期临床实践总结出来的。由于发病所在脏腑及经络循行部位不同，临床上所表现的症状则各不相同。如心经病变多见心悸失眠；肺经病变常见胸闷喘咳；肝经病变每见胁痛抽搐等证。临床用朱砂、远志能治愈心悸失眠，说明它们归心经；用桔梗、紫苏子能治愈喘咳胸闷，说明它们归肺经；而选用白芍、钩藤能治愈胁痛抽搐则说明它们能归经。归经越多其治疗范围也越广。如麻黄归肺与膀胱经，它既能治疗外感风寒及咳喘之证，又能治疗风水水肿之证。可见归经理论是通过脏腑辨证用药，从临床疗效观察中总结出来的用药理论。此外，还有依据药物自身的特性，如磁石、代赭石重镇入肝；桑叶、菊花质轻入肺则是以药物的质地轻重作归经的依据。

临床上根据疾病的症状，通过辨证审因，诊断出病变所在脏腑经络部位，按照归经来选择适当药物进行治疗。如根据肺热、心火、胃火、肝火等的不同，治疗时若肺热咳喘，当用桑白皮、地骨皮等入肺经药来泻肺平喘；若胃火牙痛当用石膏、黄连等入胃经药来清泻胃火；若心火亢盛心悸失眠，当用朱砂、丹参等入心经药以清心安神；若肝热目赤，当用夏枯草、龙胆等入肝经药以清肝明目。可见归经理论为临床辨证用药提供了方便。

掌握归经理论还有助于区别功效相似的药物。如羌活、葛根、柴胡、吴茱萸、细辛同为治头痛之药，但羌活善治太阳经头痛、葛根善治阳明经头痛、柴胡善治少阳经头痛、吴茱萸善治厥阴经头痛、细辛善治少阴经头痛。因此，掌握药物的归经对相似药物的鉴别应用有十分重要的意义。归经理论能把药物的治疗作用与病变所在的脏腑经络部位有机地联系起来。事实证明，掌握好归经理论对于指导临床用药意义很大。

在运用归经理论指导药物临床应用时，还必须与四气五味、升降浮沉学说结合起来，才能做到全面准确。如同归肺经的药物，由于有四气的不同，其治疗作用也异。如紫苏发散肺经风寒、薄荷发散肺经风热、干姜性热温肺化饮、黄芩性寒清肺泻火。同归肺经的药物，由于五味的不同，作用亦殊。如乌梅酸收固涩、敛肺止咳，麻黄味辛以发表、宣肺平喘，党参味甘以补虚、补肺益气，陈皮味苦以下气、止咳化痰，蛤蚧味咸以补肾、益肺平喘。同归肺经的药物，因其升降浮沉之性不同，作用迥异。如桔梗、麻黄药性升散，故能开宣肺气、止咳平喘；苦杏仁、紫苏子药性沉降，故能降肺气止咳平喘。四气五味、升降浮沉、归经同是药性理论的重要组成部分，在应用时必须结合起来，全面分析，才能准确地指导临床用药。

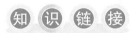

　　归经理论依据是用药后机体所发生的药效反应，而不单纯是药物成分在体内的分布。不能把中医的脏腑经络定位与现代医学的解剖部位混为一谈，两者的认知方法、涵义各不相同。

# 第五节　毒　性

## 一、毒性的含义

古代常常把药物毒性看作是一切药物的总称，是药物的偏性。故古代药物毒性的含义较广，认为毒药是药物的总称，毒性是药物的偏性，是广义的毒性。

现代药物的毒性一般系指药物对机体所产生的损害性。毒性对机体组织器官损害剧烈，可产生严重或不可逆的后果。所谓毒药一般系指能损害机体引起功能障碍疾病甚至死亡的物质。剧毒药系指中毒剂量与治疗剂量比较接近，或某些治疗量已达到中毒剂量的范围，因此治疗用药时安全系数小。现代药物的毒性是狭义的毒性，在中药学中强调狭义的毒性，表明少数药物为有毒之品，这对用药安全极为重要。

　　中药的毒性和副作用都属于中药的不良反应。中药的副作用有别于毒性。副作用是指在常用剂量时出现与治疗需要无关的不适反应，一般比较轻微，对机体危害不大，停药后可自行消失。如临床常见服用某些中药可引起恶心、呕吐、胃痛腹泻或皮肤瘙痒等不适反应。用药副作用的产生与药物自身特性、炮制、配伍、制剂等多种因素有关。

伴随临床用药经验的积累，对毒性研究的深入，中药毒性分级情况各不相同。如《本草纲目》将毒性分为"大毒""有毒""小毒""微毒"四类。当今《中华人民共和国药典》采用大毒、有毒、小毒三类分类方法，是目前通行的分类方法。

临床应用有毒中药要慎重，不可掉以轻心。既要尊重文献记载，更要注视临床经验，才能全面深刻准确地理解掌握中药的毒性，对保证安全用药是十分必要的。

### 二、产生中药毒性的主要原因

除药物本身的毒性外，还与剂量过大，或用药时间过长，误服伪品，炮制不当，制剂服法不当，配伍不当有关。此外，还有药不对证、自行服药、乳母用药及个体差异也是引起中毒的原因。

### 三、临床应用毒性药物注意事项

1.剂量适宜 在应用有毒药物时要针对患者体质的强弱、疾病部位的深浅，恰当选择药物并确定剂量，可从小剂量开始，逐渐加量，中病即止，不可过服，以防止过量和蓄积中毒。还要注意个体差异，适当增减用量，患者不可自行服药。

2.合理用药 根据中医"以毒攻毒"的原则，在保证用药安全的前提下，可采用某些毒药治疗某些疾病，如用雄黄治疗疔疮恶肿，轻粉治疗疥癣梅毒，砒霜治疗白血病等。但应杜绝乱用滥投，避免盲目使用毒性药物。

3.合理配伍 要注意配伍禁忌，凡两药合用能产生剧烈毒副作用的禁止配伍应用。

4.炮制适宜 严格毒药的炮制工艺，以降低毒性。半夏有毒用姜汁炒制，其毒性可减弱或消失。

5.剂型适宜 对某些毒药要采用适当的制剂形式给药。雄黄有毒只入丸散剂服用，不入汤剂。

6.有效救治 掌握药物的毒性及其中毒后的临床表现，便于诊断中毒原因，及时采取合理、有效的抢救治疗手段，对做好中药中毒抢救工作具有重要意义。

此外，要做好药物鉴别，防止伪品混用；注意保管好剧毒中药，确保用药安全，以避免中毒的发生。

### 目标检测

**A1 型题**（每道试题有 A、B、C、D、E 五个供选择的备选答案，从中选择一个最佳答案）

1.确定药物四气的依据是

　A.人体的感官感觉　　　B.神农氏尝百草　　　C.季节的不同变化

　D.药物作用于人体所发生的反应

　E.《内经》"寒者热之，热者寒之"

2.寒凉药的作用是

　A.暖肝散结　　　B.温里散寒　　　C.清热泻火

D. 补火助阳　　　　　　　　E. 回阳救逆

3. 下列哪项属于辛味药的作用

A. 燥湿降泄　　　　　　B. 软坚散结　　　　　　C. 收敛固涩

D. 行气活血　　　　　　E. 利水渗湿

4. 苦味药的作用是

A. 能和能缓　　　　　　B. 能燥能泄　　　　　　C. 能下能软

D. 能收能涩　　　　　　E. 能行能散

5. 下列哪项属于甘味药的作用

A. 补益缓急　　　　　　B. 收敛固涩　　　　　　C. 软坚散结

D. 活血祛瘀　　　　　　E. 行气止痛

6. 药物对于某些脏腑经络的选择性属中药的性能中哪项

A. 四气　　　　　　　　B. 五味　　　　　　　　C. 升降浮沉

D. 归经　　　　　　　　E. 毒性

7. 杏仁能治咳嗽气喘，有止咳平喘功效，其归经是

A. 归肝经　　　　　　　B. 归心经　　　　　　　C. 归肾经

D. 归胃经　　　　　　　E. 归肺经

8. 反映药物作用安全程度的中药性能是哪项

A. 四气　　　　　　　　B. 五味　　　　　　　　C. 升降浮沉

D. 归经　　　　　　　　E. 毒性

**B1 型题**（每组试题前有 A、B、C、D、E 五个供选择的备选答案，从中为每一道试题选择一个与其关系密切的答案）

A. 辛、甘、淡　　　　　B. 酸、苦、咸　　　　　C. 辛、甘、苦

D. 甘、淡、苦　　　　　E. 辛、苦、咸

1. 五味中阴阳属性属阳的是

2. 五味中阴阳属性属阴的是

A. 味辛、升浮类　　　　B. 味酸、升浮类　　　　C. 味辛、沉降类

D. 味甘、升浮类　　　　E. 味苦、沉降类

3. 患者，女，50 岁。体弱多病，形体消瘦，面色苍白，气短乏力，头晕心慌，嗳气腹胀应选

4. 患者，男，33 岁。心烦失眠，口舌生疮，面色红赤，小便黄赤，舌红脉数应选。

扫一扫，知答案

21

扫一扫，看课件

### 第四章

# 中药的应用

【学习目标】

1. 掌握配伍及配伍形式的含义、配伍禁忌及药物特殊煎服法；熟悉妊娠用药禁忌、剂量含义及确定剂量的依据、煎药方法。
2. 能运用中药应用知识正确开出处方、确定药量、煎煮中药等。
3. 具有严谨认真、一丝不苟的工作作风。

# 第一节　配　伍

按照病情的不同需要和药物的不同特点，有选择地将两种以上的药物合在一起应用，称配伍。

初期治疗疾病一般都是采用单味药物的形式，后来由于药物品种日趋增多，对药性特点不断明确，对疾病的认识逐渐深化，因而用药也就出现了多种药物配合应用的方法，并逐步积累了配伍用药的规律，从而既照顾到复杂病情，又增进了疗效，减少了毒副作用。《神农本草经·序例》将各种药物的配伍关系归纳为"七情"，除单行者外，都是药物配伍关系，分述如下：

1. **单行**　就是单用一味药来治疗某种病情单一的疾病。对病情比较单纯的病证，往往选择一种针对性较强的药物即可达到治疗目的。如独参汤单用一味人参，治疗大失血所引起元气虚脱的危重病证；再如夏枯草膏消瘿瘤；益母草膏调经止痛等，都是行之有效的治疗方法。

2. **相须**　就是两种功效类似的药物配合应用，可以增强原有药物的功效。如附子、干姜配合应用，以增强温阳守中，回阳救逆的功效。是中药配伍应用的主要形式之一。

3. **相使**　就是以一种药物为主，另一种药物为辅，两药合用，辅药可以提高主药的功效。如黄芪配茯苓治脾虚水肿，茯苓淡渗利湿，可增强黄芪益气利尿的作用；又石膏配牛膝治胃火牙痛，牛膝引火下行，可增强石膏清火止痛的作用。可见相使配伍药不必同类。一主一辅，相辅相成。

4. **相畏** 就是一种药物的毒副作用能被另一种药物消除或减轻。如半夏畏生姜，即生姜可以抑制半夏的毒副作用。

5. **相杀** 就是一种药物能够消除或减轻另一种药物的毒副作用。如生白蜜杀乌头毒。可见相畏和相杀没有质的区别，也就是同一配伍关系的两种不同提法。

6. **相恶** 就是一种药物能破坏另一种药物的功效。如人参恶莱菔子，莱菔子能削弱人参的补气作用。

7. **相反** 就是两种药物同用能产生剧烈的毒副作用。如甘草反甘遂；贝母反乌头等，详见用药禁忌"十八反""十九畏"中若干药物。

上述七情除单行外，相须、相使可以起到协同作用，能提高药效，是临床常用的配伍方法；相畏、相杀可以减轻或消除毒副作用，以保证安全用药，是使用毒副作用较强药物的配伍方法；相恶则是因为药物的拮抗作用，抵消或削弱其中一种药物的功效；相反则是药物相互作用，能产生毒性反应或强烈的副作用，故相恶、相反则是配伍用药的禁忌。

除七情所总结的用药规律外，两药合用，能产生与原有药物均不相同的功效，如桂枝配白芍以调和营卫，解肌发表；柴胡配黄芩以和解少阳；熟地黄配附子以阴中求阳，阴阳并调等等，都是七情用药的发展。

# 第二节 用药禁忌

为了确保疗效、避免毒副作用的产生，必须注意用药禁忌。中药的用药禁忌主要包括配伍禁忌、证候禁忌、妊娠禁忌和服药的饮食禁忌三个方面。

**配伍禁忌** 所谓配伍禁忌，就是指某些药物合用会产生剧烈的毒副作用或降低药效，因而应该避免配合应用。金元时期将相反药概括为"十八反""十九畏"，并编成歌诀，便于诵读。

"十八反歌"最早见于张子和《儒门事亲》："本草明言十八反，半蒌贝蔹及攻乌，藻戟遂芫俱战草，诸参辛芍叛藜芦。"共载相反中药十八种，即：川乌、草乌反贝母、瓜蒌、半夏、白及、白蔹；甘草反甘遂、大戟、海藻、芫花；藜芦反人参、丹参、玄参、沙参、细辛、芍药。

"十九畏"歌诀首见于明·刘纯《医经小学》："硫黄原是火中精，朴硝一见便相争，水银莫与砒霜见，狼毒最怕密陀僧，巴豆性烈最为上，偏与牵牛不顺情，丁香莫与郁金见，牙硝难合京三棱，川乌、草乌不顺犀，人参最怕五灵脂，官桂善能调冷气，若逢石脂便相欺，大凡修合看顺逆，炮爁炙煿莫相依。"指出了共 19 个相反的药物：硫黄畏朴硝，狼毒畏密陀僧。巴豆畏牵牛，丁香畏郁金，川乌、草乌畏犀角，牙硝畏三棱，官桂畏赤石脂，人参畏五灵脂。

相反药物能否同用，历代医家众说不一。一些医家认为相反药物同用会增强毒性、损害机体，因而强调不可同用。目前在尚未搞清相反药物是否能同用的情况下，临床用药应采取慎重态度，若无充分把握，最好不宜使用。

**妊娠禁忌**　是指妇女妊娠期治疗用药的禁忌。某些药物具有损害胎元以致堕胎的副作用，所以应作为妊娠禁忌的药物。一般可分为慎用与禁用二大类。慎用的药物包括桃仁、红花、牛膝、大黄、枳实、附子、肉桂、干姜、木通、冬葵子、瞿麦等；禁用的药物如巴豆、牵牛、京大戟、商陆、麝香、三棱、莪术、水蛭、斑蝥、雄黄、砒霜等。凡禁用的药物绝对不能使用，慎用的药物可以根据病情的需要斟酌使用。必须强调指出，慎用药除非必用时，一般应尽量避免使用，以防发生事故。

**服药饮食禁忌**　是指服药期间对某些食物的禁忌，又简称食忌、忌口。在服药期间，一般应忌食生冷、油腻、腥膻、有刺激性的食物。此外，根据病情的不同，饮食禁忌也有区别。如热性病，应忌食辛辣、油腻、煎炸性食物；寒性病，应忌食生冷食物、清凉饮料等；胸痹患者应忌食肥肉、脂肪、动物内脏及烟、酒等；肝阳上亢头晕目眩、肾病水肿应忌食盐、碱过多的和酸辣太过的刺激食品；疮疡、皮肤病患者，应忌食鱼、虾、蟹等腥膻发物及辛辣刺激性食品。此外，古代文献记载：丹参、茯苓、茯神忌醋；薄荷忌蟹肉以及蜜反生葱、柿反蟹等等，也应作为服药禁忌的参考。

# 第三节　剂　量

中药剂量主要是指每一味干燥后的中药饮片，在汤剂中成人一日的内服用量。

中药的计量单位有重量如市制：斤、两、钱、分、厘；公制：千克、克、毫克。自明清以来，我国普遍采用 16 进位制的"市制"计量方法，即 1 市斤 =16 两 =160 钱。自1979 年起我国对中药生产计量统一采用公制，即 1kg=1000g=1000000mg。为了处方和调剂计算方便，按规定以如下的近似值进行换算：1 市两（16 进位制）=30g；1 钱 =3g；1 分=0.3g；1 厘 =0.03g。

用量得当与否，也是直接影响临床疗效的重要因素之一。药量过小，起不到治疗作用，药量过大，伤耗正气。因此，对于中药剂量的使用应采取科学、谨慎的态度。除了剧毒药、峻烈药、精制药及某些贵重药外，一般中药常用内服剂量约 5～10g；部分常用量较大剂量为 15～30g；新鲜药物常用量 30～60g。

确定中药的剂量，还应考虑如下几方面的因素：

1. **药物性质与剂量的关系** 剧毒药或作用峻烈的药物，应严格控制剂量，逐渐加量，一旦病情好转后，应中病即止，防止蓄积中毒。此外，花叶皮及性味浓厚、作用较强的药物用量宜小；矿物介壳及性味淡薄，作用温和的药物用量宜大；鲜品用量宜大；干品用量当小；过于苦寒药也不宜久服过量，免伤脾胃。

2. **剂型、配伍与剂量的关系** 在一般情况下，同样的药物入汤剂比入丸、散剂的用量要大些；单味药使用比复方中应用剂量要大些；在复方配伍使用时，主要药物比辅助药物用量要大些。

3. **年龄、体质、病情与剂量的关系** 由于年龄、体质不同，对药物耐受程度不同，则药物用量也有差别。一般老人、小儿、妇女产后及体弱的病人，都要减少用量，成人及平素体质壮实的患者用量宜重。一般 5 岁以下的小儿用成人药量 1/4；5 岁以上儿童按成人用量减半用。一般病情轻、病势缓、病程长者用量宜小；病情重、病势急、病程短者用量宜大。

4. **季节变化与剂量的关系** 夏季发汗解表药及辛温大热药不宜多用；冬季发汗解表药及辛热大热药可以多用；夏季苦寒降火药用量宜重；冬季苦寒降火药则用量宜轻。

# 第四节 中药的用法

传统的中药剂型很多，以下所述中药的用法，主要指汤剂的煎煮及不同剂型的服用方法。

## 一、汤剂煎煮方法

1. **煎药用具** 以砂锅、砂罐等陶瓷器皿为好。忌用铁锅。

2. **煎药用水** 现在多用洁净的自来水。

3. **煎药火候** 有文、武火之分。文火，是指使温度上升及水液蒸发缓慢的火候；而武火，又称急火，是指使温度上升及水液蒸发迅速的火候。

4. **煎煮方法** 先将药材用水浸泡 30 ～ 50 分钟，用水量以高出药面 3 厘米为度。一般中药煎煮两次，第二煎加水量为第一煎的 1/3 ～ 1/2。早晚各服一次。煎煮的火候和时间，要根据药物性能而定。一般解表药、清热药煮沸后用文火煎 10 ～ 15 分钟即可；补养药需慢煎，煮沸后用文火再煎 30 ～ 40 分钟。

某些药物因其性能、临床用处及药材特性各异，煎煮方法比较特殊，处方上需加以注明，包括先煎、后下、包煎、另炖、烊化、泡服、冲服、煎汤代水等不同特殊煎煮法。

（1）先煎：一些有效成分难溶于水的一些矿物、介壳类药物，应打碎先煎，煮沸 20 ～ 30 分钟，再放其他药物同煎。如磁石、赭石、石膏、龙骨、牡蛎、海蛤壳、瓦楞子、珍珠母、石决明、龟板、鳖甲等。此外，附子、川乌、草乌等毒副作用较强，宜先煎60～90分钟后再放它药，称为久煎。久煎可降低毒性。

（2）后下：一些气味芳香的药物，其有效成分易于挥发而降低药效，须在其他药物煎沸10～15分钟后放入，如薄荷、青蒿、砂仁、豆蔻等。此外，有些药物久煎可破坏其有效成分，如钩藤、大黄等亦属后下之列。

（3）包煎：那些黏性强、粉末状及带有绒毛的药物，宜先用纱布袋装好，再与其他药物同煎，以防止药液混浊或刺激咽喉引起咳嗽及沉于锅底，加热时引起焦化或糊化。如滑石、旋覆花、车前子、蒲黄、灶心土等。

（4）另炖：指某些贵重药材，为了更好地煎出有效成分应单独另炖，煎液另服，如人参、西洋参、鹿茸等。

（5）烊化：又称溶化，指某些胶类药物及黏性大而易溶的药物，为避免入煎粘锅或黏附其他药物影响煎煮，可单用水或黄酒将此类药加热溶化即烊化后，用煎好的药液冲服，也可将此类药放入其他药物煎好的药液中加热烊化后服用、如阿胶、饴糖等。

（6）泡服：又叫焗服，某些有效成分易溶于水或久煎易破坏药效的药物，可用少量开水或药物的煎出液趁热浸泡，加盖闷润，半小时后去渣即可服用，如藏红花、番泻叶、胖大海等。

（7）冲服：某些贵重药，用量较轻，为防止散失，常需研成细末制成散剂用温开水或药物煎液冲服，如麝香、牛黄、珍珠、羚羊角等；某些药物，根据病情需要，也常研成散剂冲服，如止血的三七、白及、血余炭、棕榈炭及息风止痉的蜈蚣、全蝎、僵蚕、地龙等。此外，还有些液体药物如竹沥汁、姜汁、藕汁等也须冲服。

（8）煎汤代水：某些药物为了防上与其他药物同煎使煎液混浊，难于服用，宜先煎后取其上清液代水再煎煮它药，如灶心土等。此外，某些药物质轻量多体积大，吸水量大，如玉米须、丝瓜络、金钱草等也可煎汤代水用。

## 二、服药方法

服药方法是根据病情和药性决定的。服药方法是否得当，对临床疗效有着直接影响。

1.**服药时间** 汤剂一般每日一剂，煎二次分服，两次间隔时间为6～8小时左右。也可根据病情增减，如急性病、热性病，可每隔4小时服药1次，甚至可一日两剂。一般来讲，病在胸膈以上者如头痛、目疾、咽痛等宜饭后服；如病在胸腹以下，如肝、肾等疾患，则宜饭前服；某些对胃肠有刺激性的药物宜饭后服；补益药宜饭前服；安神药宜睡前。

2.**服药方法**

（1）汤剂：一般宜温服。寒证用热药宜热服，特别是辛温解表药用于外感风寒表实证不仅热服，服后还须盖好衣被或进热粥，以助汗出；至于治热证用寒药，一般仍以温服为宜。

（2）丸剂：颗粒较小者，可直接用温开水送服；大蜜丸者，可以分成小粒吞服；若水丸质硬者，可用开水溶化后服。

（3）散剂、粉剂：可用蜂蜜加以调和送服，或装入胶囊中吞服，避免直接吞服，刺激咽喉。

（4）膏剂：宜用开水冲服，避免直接倒入口中吞咽，以免黏喉引起呕吐。

（5）冲剂、糖浆剂：冲剂宜用开水冲服；糖浆剂可以直接吞服。

此外，危重病人宜少量频服；呕吐患者可以浓煎药汁，少量频服；对于神志不清者可采用鼻饲给药法。在应用发汗、泻下、清热药时，若药力较强，应中病即止，不必尽剂，以免损伤人体的正气。

## 目标检测

**A1 型题**（每道试题有 A、B、C、D、E 五个供选择的备选答案，从中选择一个最佳答案）

1. 性能功效相类似的药物配合应用增强了其原有疗效的配伍关系是
   A. 相须　　　　　　　　B. 相使　　　　　　　　C. 相畏
   D. 相杀　　　　　　　　E. 相恶

2. 一种药物的毒性或副作用，能被另一种药物减轻或消除的配伍关系是
   A. 相须　　　　　　　　B. 相使　　　　　　　　C. 相畏
   D. 相恶　　　　　　　　E. 相杀

3. 两种药物配伍后能产生毒性反应，这种配伍关系属于
   A. 相须　　　　　　　　B. 相使　　　　　　　　C. 相反
   D. 相杀　　　　　　　　E. 相恶

4. 相须、相使配伍可产生
   A. 协同作用，增进疗效　　B. 拮抗作用，降低疗效　　C. 减毒作用
   D. 毒副作用　　　　　　　E. 以上都不是

5. 除哪项外都与乌头相反
   A. 玄参　　　　　　　　B. 白及　　　　　　　　C. 贝母
   D. 瓜蒌　　　　　　　　E. 半夏

6. 属于十八反内容的是
   A. 海藻与甘草　　　　　B. 丁香与郁金　　　　　C. 人参与五灵脂

D. 三棱与莪术　　　　　　E. 川芎与牛膝

7. 属于十九畏内容的是

A. 川乌与草乌　　　　　B. 桃仁与红花　　　　　C. 肉桂与赤石脂

D. 乌头与贝母　　　　　E. 甘草与甘遂

8. 入汤剂需先煎的药物是

A. 薄荷　白豆蔻　　　　B. 蒲黄　海金沙　　　　C. 人参　阿胶

D. 磁石 牡蛎　　　　　E. 砂仁　车前子

9. 入汤剂须后下的药物是

A. 龙骨　牡蛎　　　　　B. 蒲黄　海金沙　　　　C. 薄荷　青蒿

D. 滑石　鹿茸　　　　　E. 芒硝　阿胶

10. 宜饭后服用的药是

A. 峻下逐水药　　　　　B. 对胃肠有刺激性的药　　C. 驱虫药

D. 安神药　　　　　　　E. 滋补药

**B1 型题**（每组试题前有 A、B、C、D、E 五个供选择的备选答案，从中为每一道试题选择一个与其关系密切的答案）

A. 相须　　　　　　　　B. 相使　　　　　　　　C. 相畏

D. 相恶　　　　　　　　E. 相杀

1. 黄芪与茯苓配伍，茯苓能增强黄芪补气利水的功效，这种配伍关系属于

2. 人参配莱菔子，莱菔子能削弱人参的补气作用，这种配伍关系属于

A. 先煎　　　　　　　　B. 后下　　　　　　　　C. 包煎

D. 另煎　　　　　　　　E. 烊化

3. 某些粉末状药物及细小的植物种子，煎煮时为避免其浮散而不便饮服宜

4. 质地胶粘类药物宜

A. 芒硝　　　　　　　　B. 龙骨　　　　　　　　C. 薄荷

D. 人参　　　　　　　　E. 阿胶

5. 宜另煎的药物有

6. 宜冲服的药物有

扫一扫，知答案

# 下篇　常用中药

扫一扫，看课件

第五章

# 解表药

【学习目标】

1. 掌握解表药定义、功效及应用、分类、注意事项；掌握发散风寒药麻黄、桂枝、紫苏、防风、荆芥、羌活、白芷、细辛与发散风热药薄荷、牛蒡子、桑叶、菊花、柴胡、升麻、葛根的性能、功效、应用、用法用量。

2. 熟悉香薷、生姜、藁本、苍耳子、蝉蜕、蔓荆子的功效、应用、用法用量。

3. 会比较相似药物异同以及具有在临床合理应用解表药的能力；并能熟练识别常用解表药饮片。

【定义】凡以发散表邪为主要功效，常用以治疗表证的药物，称为解表药。

【性能】本类药物大多辛散轻扬，主入肺、膀胱经，能促使发汗，使表邪随汗出而解，从而达到治疗表证的目的。即《内经》所谓："其在皮者，汗而发之。"

【功效及主治】解表药具有发散表邪作用，主要用治恶寒发热、头身疼痛、无汗或有汗不畅、脉浮之外感表证。部分解表药还兼有利水消肿、止咳平喘、止痛、透疹等作用，可用于水肿、咳喘、麻疹、风湿痹痛、疮疡初起等兼有表证者。

【分类】根据解表药的药性及功用差异，可分为发散风寒药及发散风热药两类。

【配伍应用】使用解表药时应针对风寒表证与风热表证不同，选择相应的发散风寒或发散风热的药物。由于冬季多风寒，春季多风热，夏季多夹暑湿，秋季多兼燥邪，故应根据四时气候变化的不同而恰当地配伍祛暑、化湿、润燥药。若虚人外感，正虚邪实，难以祛散表邪者，又应根据体质不同，分别与补虚药配伍，以扶正祛邪。温病初起，邪在卫分，除选用发散风热药物外，应同时配伍清热解毒药。

【注意事项】使用发汗力较强的解表药时，用量不宜过大，以免发汗太过，耗伤阳气，损及津液。表虚自汗、阴虚盗汗以及疮疡日久、淋证、失血患者应慎用解表药。同时，使用解表药还应注意因时因地而异，如春夏易出汗，用量宜轻；冬季不易汗出，用量宜重；北方用药宜重；南方用药宜轻。且解表药多为辛散轻扬之品，入汤剂不宜久煎。

# 第一节　发散风寒药

本类药物性味多属辛温，故以发散风寒为主要作用。主治风寒表证，症见恶寒发热，无汗或汗出不畅，头身疼痛，鼻塞流涕，口不渴，舌苔薄白，脉浮等。部分药物还兼有止咳平喘、利水消肿、祛风止痒、消疮等功效，又可用治咳喘、水肿、风湿痹证、风疹瘙痒以及疮疡初起等。

## 麻黄　Máhuáng
### 《神农本草经》

【来源】为麻黄科植物草麻黄 *Ephedra sinica* Stapf、中麻黄 *Ephedra intermedia Schrenk et* C.A.Mey. 或木贼麻黄 *Ephedra equisetina* Bge. 的地上草质茎。主产于山西、内蒙古、甘肃等地。秋季采割，切段。生用、蜜炙或捣绒用。

【性能】辛、微苦，温。归肺、膀胱经。

【功效】发汗散寒，宣肺平喘，利水消肿。

【应用】

1.用于风寒表实证　本品味辛发散，性温散寒，发汗力强，为发汗解表之要药。治疗外感风寒，腠理闭塞所致发热恶寒、无汗、头痛、脉浮紧等风寒表实证，每与桂枝相须为用，如麻黄汤；治阳虚外感的发热恶寒、头痛、无汗、脉反沉者，常配伍附子、细辛，如麻黄附子细辛汤。

2.用于咳喘实证　本品辛散苦泄，散邪宣肺以止咳平喘，为治疗肺气壅遏所致喘咳的要药，并常配以杏仁为辅助。治疗风寒外束，肺气壅遏的喘咳实证，如三拗汤。治疗肺有停饮，咳嗽气喘，痰多清稀者，常配伍细辛、干姜等，如小青龙汤。若肺热壅盛，高热喘急者，每与石膏配用，以清肺平喘，如麻杏甘石汤。

3.用于风水水肿　本品上宣肺气、发汗解表，并通调水道。治风邪袭表，肺失宣降的水肿、小便不利兼有表证者，每与白术等配伍，如越婢加术汤。

此外，取麻黄散寒通滞之功，也可用治阴疽、痰核。

【处方用名】麻黄、炙麻黄。

【用法用量】煎服，2～10g。生用，长于发汗解表；蜜炙用，长于平喘。

【使用注意】本品发汗宣肺力强，凡表虚自汗、阴虚盗汗及肺肾虚喘者均当慎用。

【知识拓展】

1.《本草纲目》："麻黄乃肺经专药，故治肺病多用之。张仲景治伤寒，无汗用麻黄，有汗用桂枝。"

2.本品主要成分为麻黄碱，并含少量伪麻黄碱、挥发油等。挥发油有发汗作用，挥发油乳剂有解热作用，麻黄碱和伪麻黄碱均有缓解支气管平滑肌痉挛的作用，伪麻黄碱有明显的利尿作用。

现代常用于感冒、上呼吸道感染、急慢性支气管哮喘、急性肾炎、过敏性鼻炎等。

## 桂枝 Guìzhī
### 《名医别录》

【来源】为樟科植物肉桂 *Cinnamomum cassia* Presl 的干燥嫩枝。主产于广东、广西、云南省。春、夏二季采收，切片晒干。生用。

【性能】辛、甘，温。归心、肺、膀胱经。

【功效】发汗解肌，温通经脉，助阳化气，平冲降逆。

【应用】

1.用于风寒表证　本品辛甘温煦，善于助阳实表，发汗解肌，发汗解表力较麻黄和缓。对于外感风寒，不论表实无汗、表虚有汗均宜使用。治疗外感风寒表实无汗者，常与麻黄相须为用，如麻黄汤；若外感风寒表虚的发热恶风、汗出、脉浮缓者，当与白芍同用，以调和营卫，发汗解肌，如桂枝汤。

2.用于寒凝血滞疼痛　本品辛散温通，具有温通经脉，散寒止痛之效。如胸阳不振，心脉瘀阻，胸痹心痛者，常与枳实、薤白同用，如枳实薤白桂枝汤；若中焦虚寒，脘腹冷痛，每与白芍、饴糖等同用，如小建中汤；若妇女寒凝血滞，月经不调，经闭痛经，产后腹痛，多与当归、吴茱萸同用，如温经汤；若风寒湿痹，肩臂疼痛，可与附子同用，如桂枝附子汤。

3.用于痰饮、蓄水证　本品甘温，温通阳气，化气行水，可温肾阳以助膀胱气化，为治疗痰饮、蓄水证的常用药。如脾阳不运，水湿内停所致的痰饮病眩晕、心悸，常与茯苓、白术同用，如苓桂术甘汤；若膀胱气化不行，水肿、小便不利者，每与茯苓、泽泻等同用，如五苓散。

4.用于心悸　本品辛甘性温，能助心阳，通血脉。如心阳不振，不能宣通血脉见心悸动、脉结代者，每与甘草、人参等同用，如炙甘草汤；若阴寒内盛，引动下焦寒气上逆于心胸的奔豚证，常重用本品，如桂枝加桂汤。

【用法用量】煎服，3～10g。

【使用注意】本品辛温助热，易伤阴动血，凡外感热病、阴虚火旺、血热妄行等证，均当忌用。孕妇及月经过多者慎用。

【知识拓展】

1.《本草备要》："温经通脉，发汗解肌。"

2. 本品含挥发油，其主要成分为桂皮醛等。桂枝水煎剂及桂皮醛有降温、解热作用；桂枝煎剂对金黄色葡萄球菌、白色葡萄球菌、流感病毒等均有抑制作用；挥发油有利尿、强心作用。现代常用于过敏性鼻炎、肺源性心脏病、低血压、神经性皮炎等。

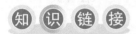

麻黄与桂枝虽都能发汗，但麻黄辛苦开泄，能开腠理而透毛窍，发汗作用较强，故治风寒表实证，且能宣肺平喘、利水消肿，麻黄以发散与宣肺为主，是发汗解表、止咳平喘的要药。桂枝辛甘温熙，能温通经脉，通达阳气而解表，发汗作用较为缓弱，治风寒表虚证，且能温通经脉，助阳化气，平冲降逆。

## 紫苏叶 Zǐsūyè
### 《名医别录》

【来源】为唇形科植物紫苏 *Perilla frutescens*（L.）Britt. 的干燥叶（或带嫩枝）。我国南北均产。夏季采收。晒干，生用。

【性能】辛，温。归肺、脾经。

【功效】解表散寒，行气和胃。

【应用】

1. 用于风寒表证　本品辛散性温，发汗解表散寒之力较为缓和。因其外能解表散寒，内能行气宽中，故风寒表证而兼气滞，胸脘满闷、恶心呕逆常配伍香附、陈皮等药，如香苏散。咳喘痰多者，每与杏仁、桔梗等药同用，如杏苏散。

2. 用于脾胃气滞，胸闷呕吐　本品味辛能行，能行气和胃，可用治脾胃气机郁滞之胸脘胀满，恶心呕吐。偏寒者，常与砂仁、丁香等同用；七情郁结，痰凝气滞之梅核气，常与半夏、厚朴等同用，如半夏厚朴汤；若胎气上逆，胸闷呕吐、胎动不安，常与砂仁、陈皮等药配伍。

此外，本品能解鱼蟹毒，对于进食鱼蟹而致腹痛吐泻者，可单用本品煎汤服，或配伍生姜同用。

【用法用量】煎服，5～10g，不宜久煎。紫苏叶宜于解表散寒；紫苏梗宜于理气宽中。

【知识拓展】

1.《本草纲目》："散风寒，行气宽中，消痰利肺。"

2. 本品含挥发油，主要为紫苏醛、左旋柠檬烯等。紫苏叶煎剂有缓和的解热作用；有促进消化液分泌，增进胃肠蠕动作用；对大肠杆菌、痢疾杆菌、葡萄球菌均有抑制作用。现代常用于感冒、咳嗽、腹泻、呕吐等。

**附药：紫苏梗**

为唇形科植物紫苏的干燥茎。辛，温。归肺、脾经。功效理气宽中，止痛，安胎。用于胸膈痞闷，嗳气呕吐及胎动不安。煎服，5～10g。

## 生姜　Shēngjiāng
### 《名医别录》

【来源】为姜科植物姜 *Zingiber officinale* Rosc. 的新鲜根茎。各地均产。秋冬二季采挖，切片，生用。

【性能】辛，微温。归肺、脾、胃经。

【功效】解表散寒，温中止呕，化痰止咳，解鱼蟹毒。

【应用】

1. 用于风寒表证　本品微温散寒，解表作用较弱，适用于风寒表证轻证，可单煎或配红糖煎服。常作为辅助之品，以增强发汗解表之力，如与桂枝同用。

2. 用于胃寒呕吐　本品能温胃降逆，有"呕家圣药"之称，可治疗多种呕吐。对胃寒呕吐最为适合，常配伍半夏；若胃热呕吐者，可配伍黄连、竹茹等药。某些止呕药用姜汁炙能增强止呕作用，如姜半夏、姜竹茹。

3. 用于肺寒咳嗽　本品辛温发散，能温肺散寒、化痰止咳。治风寒咳嗽，每与麻黄、杏仁同用；外无表邪痰多者，常与陈皮、半夏等药同用，如二陈汤。

4. 解鱼蟹毒　误食生半夏、生南星的喉舌发麻及食鱼蟹中毒吐泻者，可煎汤内服。

【用法用量】煎服，3～10g。

【知识拓展】

1.《药性论》："主痰水气满，下气；生与干并治嗽，疗时疾，止呕吐不下食。"

2. 本品含挥发油，主要为姜醇、姜烯、姜辣素等。生姜能促进消化液分泌，煎剂对胃黏膜有保护作用；具有抗炎、抗菌、镇痛、止吐作用。现代常用于感冒、腮腺炎、妊娠呕吐等。

**附药：生姜皮　生姜汁　煨生姜**

1. **生姜皮**　为生姜的外表皮。性味辛、微温。归脾、胃经。功能行水消肿，主要用于水肿，小便不利。煎服，3～10g。

2. **生姜汁**　为生姜捣汁入药。性味辛、温。归脾、胃经。功同生姜，偏于化痰止呕。治中风痰迷、呕吐不止及食天南星、半夏中毒，可取汁冲服，易于入喉。冲服，用量3～10滴。

3. **煨姜**　为生姜的煨制品。性味辛、温。归脾、胃经。偏于温中止呕。用于脾胃虚寒所致腹痛、呕吐等。煎服，用量3～10g。

## 香薷　Xiāngrú
### 《名医别录》

【来源】为唇形科植物石香薷 *Mosla chinensis* Maxim. 及江香薷 *Mosla chinensis* 'Jiangxiangru' 的干燥地上部分。前者主产于广西、湖南等地，系野生；后者主产于江西、安徽等地，为栽培品。夏、秋二季采割，晒干，切段，生用。

【性能】辛，微温。归肺、胃经。

【功效】发汗解表，化湿和中，利水消肿。

【应用】

1. **用于阴暑证**　本品辛香发散，能外解风寒、又内化湿浊。用于暑月贪凉饮冷，外感风寒，内伤湿邪的阴暑证，症见恶寒发热、头痛无汗、恶心呕吐、腹泻等，常配伍厚朴、扁豆，如香薷散。香薷有"乃夏月麻黄"之称。

2. **用于水肿脚气**　本品辛散温通，外能发越阳气，又能利水消肿，用于水肿、小便不利以及脚气浮肿者，可配伍白术等。

【用法用量】煎服，3～10g。不宜久煎；用于利水消肿，量稍大，须浓煎。

【使用注意】本品辛温发汗之力较强，表虚有汗及暑热证忌用。

【知识拓展】

1.《本草纲目》："盖香薷乃夏月解表之药，如冬月之用麻黄。"

2. 本品含挥发油香荆芥酚、百里香酚等成分。有发汗解热作用，能刺激消化腺分泌及胃肠蠕动。挥发油对金黄色葡萄球菌、伤寒杆菌等有较强的抑制作用。现代常用于胃肠型感冒、小儿夏季热、急性细菌性痢疾等。

## 荆芥　Jīngjiè
### 《神农本草经》

【来源】为唇形科植物荆芥 *Schizonepeta tenuifolia* Briq. 的干燥地上部分。主产于江苏、浙江、河北等地。夏、秋二季花开到顶、穗绿时采割，晒干，切段。生用或炒炭用。

【性能】辛，微温。归肺、肝经。

【功效】解表散风，透疹，消疮，止血。

【应用】

1. 用于外感表证　本品辛散气香，微温和缓。外感表证，无论风寒、风热均可应用。用治风寒表证，恶寒发热、头痛无汗者，常与防风、羌活等药同用，如荆防败毒散；治疗风热表证，发热头痛者，与金银花、连翘等配伍，如银翘散。

2. 用于麻疹不透、风疹瘙痒　本品轻扬透散，祛风止痒，宣散疹毒。用治麻疹初起、疹出不畅，常与蝉蜕、薄荷等药同用；治风疹瘙痒配伍苦参、防风等。

3. 用于疮疡初起兼有表证　本品能祛风透邪，宣通壅结而消疮，可用于疮疡初起而有表证者。偏风寒者，常配羌活、川芎等药；偏风热者，每与银花、连翘等药配伍。

4. 用于吐衄下血　本品炒炭苦涩平和，长于止血，可用于吐血、衄血、便血、崩漏等多种出血证。治血热吐血、衄血，常配伍生地黄、白茅根、侧柏叶等；治血热便血、痔疮出血，每与地榆、黄芩炭等同用；治崩漏下血，可配棕榈炭等。

【处方用名】荆芥、荆芥穗、荆芥炭、芥穗炭。

【用法用量】煎服，5～10g。荆芥穗解表散风力强，善散头面风邪；荆芥炭、芥穗炭长于收敛止血。

【知识拓展】

1.《滇南本草》："荆芥穗，上清头目诸风，止头痛，明目，解肺、肝、咽喉热痛，消肿，除诸毒，发散疮痈。治便血，止女子暴崩，消风热，通肺气鼻窍闭塞。"

2. 本品含挥发油，其主要成分为右旋薄荷酮、消旋薄荷酮及右旋柠檬烯。荆芥水煎剂可增强皮肤血液循环，增加汗腺分泌，有微弱解热作用；对金黄色葡萄球菌、白喉杆菌、伤寒杆菌有较强的抑制作用。荆芥炭则能使出血时间缩短。现代常用于感冒、小儿咳嗽、偏头痛等。

## 防风　Fángfēng
### 《神农本草经》

【来源】为伞形科植物防风 *Saposhnikovia divaricata*（Turcz.）Schischk. 的根。主产于东北、内蒙古、河北等地。春、秋采挖未抽花茎植株的根，晒干。切片，生用。

【性能】辛、甘，微温。归膀胱、肝、脾经。

【功效】祛风解表，胜湿止痛，止痉。

【应用】

1. 用于外感表证　本品气味俱升，以辛散祛风为主，又能胜湿、止痛，且微温甘缓不峻，为"风药之润剂"，又有"治风之通用药"之称，外感风寒、风湿、风热表证均可用。治风寒表证，常配以荆芥、羌活等药同用，如荆防败毒散；治外感风湿，头痛如裹、身重肢痛者，每与羌活、藁本等药同用，如羌活胜湿汤；治外感风邪，表里俱实，发热恶风、咽痛口苦，头痛便秘者，常配薄荷、大黄等药，如防风通圣散。

2. 用于风疹瘙痒 本品药性平和，以祛风见长，能祛风止痒。风邪所致瘙痒皆可用，常配伍苦参、蝉蜕等，如消风散。

3. 用于风湿痹证 本品祛风胜湿止痛，为治痹证常用药。治疗风寒湿痹，肢节疼痛者，可配伍羌活、独活等药，如蠲痹汤。

4. 用于破伤风 本品能辛散外风，又能息风止痉。用治破伤风，常与天麻、天南星等药同用，如玉真散。

此外，以其升清之性，亦可用于肝郁乘脾，肝脾不和，腹泻而痛者，常与白术、白芍同用，如痛泻要方。

【用法用量】煎服，5～10g。

【知识拓展】

1.《药类法象》："治风通用。泻肺实，散头目中滞气，除上焦风邪。"

2. 本品含挥发油、甘露醇、多糖类及有机酸等。有解热、抗炎、镇痛、抗惊厥、抗过敏作用。新鲜汁对绿脓杆菌和金黄色葡萄球菌有一定抗菌作用，煎剂对痢疾杆菌、溶血性链球菌等有不同程度的抑制作用。现代常用于感冒、皮肤瘙痒、风湿性关节炎、偏头痛等。

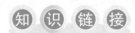

知 识 链 接

　　荆芥与防风均味辛性微温，温而不燥，长于祛风发表，对于外感表证，无论是风寒还是风热表证，两者均可使用。同时，两者也都可用于风疹瘙痒。但荆芥质轻透散，发汗之力较防风为强，风寒、风热表证均常选用，又能透疹、消疮、止血。防风质松而润，祛风之力较强，又能胜湿止痛、止痉，又可用于外感风湿，头痛如裹、身重肢痛及破伤风等。

**羌活** Qiānghuó

《神农本草经》

【来源】为伞形科植物羌活 *Notopterygium inchum* TncisumTing *ex* H.T. Chang 或宽叶羌活 *Notopterygium forbesii* H.de Boiss. 的干燥根茎及根。主产于四川、云南、甘肃等地。春、

秋二季采挖，晒干。切片，生用。

【性能】辛、苦，温。归膀胱、肾经。

【功效】解表散寒，祛风除湿，止痛。

【应用】

1. 用于风寒表证　本品辛温发散，气味雄烈，有较强的解表散寒作用，善散在表之风寒湿而止痛。外感风寒夹湿，恶寒发热、头痛项强、肢体酸痛较重者尤为适宜，常与防风、细辛等药同用，如九味羌活汤。若腰背酸重，一身尽痛者，可配伍独活、藁本等，如羌活胜湿汤。

2. 用于风寒湿痹　本品苦可燥湿、性温散寒，有较强的祛风湿，止痛作用。因其善入足太阳膀胱经，故上半身风寒湿痹、肩背肢节疼痛者尤为多用，常与防风、姜黄等药同用。

【用法用量】煎服，3～10g。

【使用注意】本品辛香温燥之性较烈，故阴血亏虚者慎用；用量过多，易致呕吐，脾胃虚弱者不宜服。

【知识拓展】

1.《珍珠囊》："太阳经头痛，去诸骨节疼痛。"

2. 本品含挥发油、β-谷甾醇及生物碱等。羌活注射液有镇痛及解热作用，并对皮肤真菌、布氏杆菌有抑制作用。挥发油亦有抗炎、镇痛、解热作用。现代常用于感冒、痛风性关节炎、偏头痛等。

## 白芷　Báizhǐ
### *《神农本草经》*

【来源】为伞形科植物白芷 *Angelica dahurica*（Fisch.ex Hoffm.）Benth.*et* Hook.f. 或杭白芷 *Angelica dahuriea*（Fisch.ex Hoffm.）Benth.et Hook. f.*var.formosana*（Boiss.）Shan et Yuan 的干燥根。主产于河南、河北、四川等地。夏、秋间采挖，晒干或低温干燥。切片，生用。

【性能】辛，温。归肺、胃、大肠经。

【功效】解表散寒，祛风止痛，宣通鼻窍，燥湿止带，消肿排脓。

【应用】

1. 用于风寒表证　本品祛风解表散寒之力较温和，且能止痛、燥湿，尤宜于外感风寒夹湿证，头痛头重、肢体酸楚，常与川芎、防风等同用，如九味羌活汤。

2. 用于头痛、牙痛、鼻渊、风湿痹痛　本品辛散温通，芳香上达，长于通窍止痛。善入阳明经，故阳明经前额疼痛、眉棱骨痛、牙痛尤为多用。治疗阳明头痛，眉棱骨痛，头风痛等症，属外感风寒者，可单用，即都梁丸，或与川芎、细辛等同用；属外感风热者，可配伍薄荷、蔓荆子等；治风冷牙痛，可与细辛、全蝎等同用；治风火牙痛，可配伍石膏、黄连等；治鼻渊，鼻塞不通，浊涕不止，每与苍耳子、辛夷等同用，如苍耳子散；若风寒湿痹，关节疼痛，屈伸不利者，可配伍苍术、川芎等药同用。

4. 用于带下　本品善温升清阳而燥湿止带。治寒湿下注，白带过多者，可与白术、山药等药同用；若湿热下注，带下黄赤者，宜与车前子、黄柏等药同用。

5. 用于疮痈肿毒　本品辛散温通，消肿排脓止痛。对于疮疡初起，红肿热痛者，每与金银花、天花粉等药配伍，如仙方活命饮。若脓成难溃者，常与黄芪、当归等药同用，共奏托毒排脓之功。

此外，本品祛风止痒，可用治皮肤瘙痒等。

【用法用量】煎服，3～10g。外用适量。

【知识拓展】

1.《本草纲目》："治鼻渊、鼻衄、齿痛、眉棱骨痛，大肠风秘，小便出血，妇人血风眩晕，翻胃吐食；解砒毒，蛇伤，刀箭金疮。"

2.本品主要含挥发油，并含香豆素类化合物。白芷水煎剂对大肠杆菌、痢疾杆菌、伤寒杆菌、绿脓杆菌、变形杆菌有一定抑制作用；有解热、抗炎、镇痛、解痉、抗癌作用。呋喃香豆素类化合物为"光活性物质"。现代常用于感冒、风湿性关节炎、白癜风、银屑病等。

## 细辛 Xìxīn
### 《神农本草经》

【来源】为马兜铃科植物北细辛 *Asarum heterotropoides* Fr.Schmidt var.*mandshuricum*（Maxim.）kitag.、汉城细辛 *Asarum sieboldii* Miq. Var. *seoulense* Nakai 或华细辛 *Asarum sieboldii* Miq. 的干燥根及根茎。前两种习称"辽细辛"，主产于东北地区；华细辛主产于陕西、河南等省。夏季果熟期或初秋采挖，阴干。切段，生用。

【性能】辛，温；有小毒。归肺、心、肾经。

【功效】解表散寒，祛风止痛，通窍，温肺化饮。

【应用】

1. 用于风寒表证及阳虚外感证　本品辛温透达，长于解表散寒，达表入里，既入肺经又入肾经。治外感风寒，头身疼痛较甚者，常与羌活、防风等药同用，如九味羌活汤；可治阳虚外感，恶寒发热、无汗脉沉者，配麻黄、附子，如麻黄附子细辛汤。

2. 用于鼻渊、头痛、牙痛、风湿痹痛　本品辛香宣泄，通利九窍，祛风散寒，止痛之力强，尤善治少阴头痛。治鼻渊之鼻塞、流涕、头痛者，宜与白芷、苍耳子等药配伍，为治鼻渊之良药；用治外感风邪，偏正头痛，常与川芎、白芷同用，如川芎茶调散；治风冷牙痛，可单用细辛或与白芷、荜茇煎汤含漱；若胃火牙痛者，又当配伍石膏、黄连等药；若龋齿牙痛者，可配蜂房煎汤含漱；治风寒湿痹，腰膝冷痛，常配伍独活、桑寄生等，如独活寄生汤。

3. 用于寒饮咳喘　本品外能发散风寒，内能温肺化饮，以治寒饮咳喘。外感风寒，水饮内停之恶寒发热，无汗，喘咳，痰多清稀者，常与麻黄、干姜等同用，如小青龙汤。若寒痰停饮射肺，咳嗽胸满，气逆喘急者，可配伍干姜、五味子等药，如苓甘五味姜辛汤。

【用法用量】煎服，1～3g。散剂每次服 0.5～1g。外用适量。

【使用注意】阴虚阳亢头痛，肺燥伤阴干咳者忌用。不宜与藜芦同用。

【知识拓展】

1.《本草汇言》："细辛，佐姜、桂能驱脏腑之寒，佐附子能散诸疾之冷，佐独活能除少阴头痛，佐荆、防能散诸经之风，佐芩、连、菊、薄，又能治风火齿痛而散解诸郁热最验也。"

2. 本品含甲基丁香油酚、细辛醚等挥发油，另含 N-异丁基十二碳四烯胺等。有解热、抗炎、镇静、抗惊厥及局麻作用；有强心、扩张血管、松弛平滑肌、增强脂代谢及升高血糖等作用。现代常用于头痛、牙痛、心动过缓、低血压等。

## 藁本　Gǎoběn
### 《神农本草经》

【来源】为伞形科植物藁本 *Ligusticum sinensis* Oliv. 或辽藁本 *Ligusticum jeholense* Nakai et Kitag. 的干燥根茎及根。主产于四川、河北、辽宁等省。秋季茎叶枯萎或次春出苗时采挖，晒干或烘干。切片，生用。

【性能】辛，温。归膀胱、肝经。

【功效】祛风，散寒，除湿，止痛。

【应用】

1. 用于风寒表证，巅顶疼痛　本品辛温香燥，以发散太阳经风寒湿之邪见长，善达巅顶而止痛。治外感风寒，症见头痛、鼻塞、巅顶痛甚者，每与羌活、苍术等同用，如神术散；若外感风寒湿，头身疼痛者，常配羌活、独活等药，如羌活胜湿汤。

2. 用于风寒湿痹　本品辛散温通，善除肌肉、经络、筋骨间寒湿之邪。治疗风寒湿痹，一身尽痛，每与羌活、防风等同用，如除风湿羌活汤。

【用法用量】煎服，3～10g。

【使用注意】本品辛温香燥，凡阴血亏虚、肝阳上亢、火热内盛之头痛者忌服。

【知识拓展】

1.《本草正义》："藁本味辛气温，上行升散，专主太阳太阴之寒风寒湿，而能疏达厥

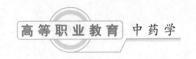

阴郁滞。"

2.本品含挥发油,其中主要成分是3-丁基苯肽,蛇床肽内脂等成分。有镇静、镇痛、解热及抗炎作用,降压作用,对常见致病性皮肤癣菌有抗菌作用。现代常用于感冒、头痛、神经性皮炎等。

### 苍耳子 Cāng'ěrzǐ
*《神农本草经》*

【来源】为菊科植物苍耳 *Xanthium sibiricum* Patr. 的干燥成熟带总苞的果实。全国各地均产。秋季果实成熟时采收,干燥。炒用去硬刺。

【性能】辛、苦,温;有毒。归肺经。

【功效】散风寒,通鼻窍,祛风湿。

【应用】

1. 用于鼻渊,风寒表证　本品温和疏达,味辛散风,善通鼻窍。治鼻渊头痛、不闻香臭、时流浊涕者,可内服亦宜外用,为治鼻渊之良药。尤宜于鼻渊而有外感风寒者,常与辛夷、白芷等药配伍,如苍耳子散;若鼻渊证属风热外袭或湿热内蕴者,又常与薄荷、黄芩等同用。

2. 用于风湿痹痛　本品辛散苦温,能祛风除湿止痛。治风湿痹证,关节疼痛,四肢拘挛,可单用,或与羌活、威灵仙等同用。

此外,本品与地肤子、蒺藜等同用,治风疹瘙痒。

【用法用量】煎服,3～10g。或入丸、散。

【使用注意】血虚头痛不宜服用。过量服用易致中毒。

【知识拓展】

1.《本草备要》:"善发汗,散风湿,上通脑顶,下行足膝,外达皮肤。治头痛,目暗,齿痛,鼻渊,去刺。"

2.本品含苍耳苷、生物碱、苍耳醇、蛋白质等。有镇咳作用。对金黄色葡萄球菌、乙型链球菌、肺炎双球菌有一定抑制作用,并有抗真菌作用。现代常用于鼻炎、鼻窦炎等。

（其他发散风寒药见表5-1）

## 第二节　发散风热药

本类药物性味多辛凉,以发散风热为主要作用,发汗作用较和缓。主要适用于外感风热以及温病初起邪在卫分,症见发热、微恶风寒、咽干口渴、头痛、苔薄黄、脉浮数等。某些药物还可用治风热目赤多泪、咽喉肿痛、麻疹不透以及风热咳嗽等证。

## 薄荷　Bóhe
### 《新修本草》

【来源】为唇形科植物薄荷 *Mentha haplocalyx* Briq. 的干燥地上部分。全国各地均产，江苏产者为优。夏、秋二季茎叶茂盛或花开至三轮时，选晴天，分次采割，晒干或阴干。切段，生用。

【性能】辛，凉。归肺、肝经。

【功效】疏散风热，清利头目，利咽，透疹，疏肝行气。

【应用】

1. 用于风热表证及温病初起　本品清轻凉散，其辛散之性较强，有一定发汗作用。治外感风热或温病初起，发热、微恶风寒、头痛咽痛等，常与金银花、连翘等配伍，如银翘散。

2. 用于头痛目赤，咽喉肿痛　本品轻扬芳香，善疏散上焦风热，清头目、利咽喉。治风热上攻之头痛，与川芎、蔓荆子等配伍。治风热上攻之目赤多泪，可与桑叶、菊花等同用；用治风热壅盛，咽喉肿痛，常配伍桔梗、甘草等。

3. 用于麻疹初起透发不畅，风疹瘙痒　本品宣散风热，透疹止痒。治风热束表，麻疹不透，常配伍蝉蜕、牛蒡子等，如竹叶柳蒡汤；治疗风疹瘙痒，可与荆芥、僵蚕等药同用。

4. 用于肝郁气滞　本品味辛，疏肝行气。治肝郁气滞，胸胁胀痛，月经不调，常配伍柴胡、白芍等，如逍遥散。

【用法用量】煎服，3～6g；宜后下。薄荷叶长于发散；薄荷梗长于行气。

【使用注意】本品发汗耗气，故体虚多汗者不宜使用。

【知识拓展】

1.《本草纲目》："利咽喉，口齿诸病。治瘰疬，疮疥，风瘙瘾疹。"

2. 本品主含薄荷醇、薄荷酮、薄荷脑等挥发油。有发汗解热作用。有明显的利胆作用。有祛痰作用，并有良好的止咳作用。有消炎、止痛、止痒、局部麻醉作用。现代常用于感冒、急性结膜炎、急性乳腺炎、荨麻疹等。

## 牛蒡子　Niúbàngzǐ
### 《名医别录》

【来源】为菊科植物牛蒡 *Arctium lappa* L. 的干燥成熟果实。主产于东北、浙江、河北等省。秋季果实成熟时采收果序，晒干，打下果实。生用或炒用。

【性能】辛、苦，寒。归肺、胃经。

【功效】疏散风热，宣肺透疹，解毒利咽。

【应用】

1. 用于风热表证及温病初起 本品辛散苦泄，寒能清热，升散之中具有清降之性，长于宣肺祛痰，清利咽喉，故常用于风热表证而见咽喉红肿疼痛，或咳嗽痰多不利者。用治温病初起，发热，咽喉肿痛等症，常配金银花、连翘等，如银翘散。

2. 用于麻疹初起疹发不透及风疹瘙痒 本品清泄透疹，为透疹要药。治麻疹透发不畅，常配薄荷、竹叶等，如竹叶柳蒡汤。若治风疹湿疹瘙痒，常配伍荆芥、蝉蜕等药，如消风散。

3. 用于咽喉肿痛、疮痈、痄腮 本品辛苦性寒，能外散风热，内解热毒，用治咽喉肿痛，不论风热或热毒较常用；用治疮痈兼有便秘者，常与大黄、芒硝等同用；治疗乳痈肿痛，尚未成脓者，可与金银花、瓜蒌等同用，如牛蒡子汤；用治痄腮，配伍玄参、板蓝根等，如普济消毒饮。

【处方用名】牛蒡子、炒牛蒡子。

【用法用量】煎服，6～12g。炒用可使其苦寒及滑肠之性略减。

【使用注意】本品性寒，滑肠通便，气虚便溏者慎用。

【知识拓展】

1.《本草正义》:"牛蒡之用，能疏散风热，起发痘疹，而善通大便，苟非热盛，或脾气不坚实者，投之辄有泄泻，则辛泄苦降，下行之力为多。"

2. 本品含牛蒡子苷、脂肪油、维生素及生物碱等。对肺炎双球菌有显著抗菌作用。有解热、利尿、降低血糖、抗肿瘤作用。现代常用于急性咽炎、小儿麻疹、荨麻疹、寻常型银屑病等。

## 蝉蜕 Chántuì
### 《名医别录》

【来源】为蝉科昆虫黑蚱 *Cryptotympana pustulata* Fabricius 的若虫羽化时脱落的皮壳。主产于山东、河北、河南等省。夏、秋二季收集，晒干。生用。

【性能】甘，寒。归肺、肝经。

【功效】疏散风热，利咽，透疹，明目退翳，解痉。

【应用】

1. 用于风热表证，咽痛音哑 本品甘寒轻清，宣肺利咽、开音疗哑，故风热表证见声音嘶哑或咽喉疼痛者尤为适宜。用治风热表证，发热恶风，头痛口渴者，常配伍薄荷、牛蒡子等；治风热火毒上攻之咽喉疼痛、声音嘶哑，与牛蒡子、金银花等同用，如蝉薄饮。

2. 用于麻疹不透，风疹瘙痒 本品宣透疏风，透疹止痒。治风热外束，疹出不畅，可与牛蒡子、升麻等同用，如竹叶柳蒡汤；治风湿浸淫肌肤血脉，皮肤瘙痒，常配荆芥、苦参等同用，如消风散。

3. 用于目赤翳障　本品善疏肝经风热，明目退翳。用治风热上攻或肝火上炎之目赤肿痛，翳膜遮睛，常与白蒺藜、决明子等同用，如蝉花散。

4. 用于急慢惊风，破伤风　本品甘寒，凉肝息风止痉。治疗小儿急惊风，可与天竺黄、僵蚕等药配伍，如天竺黄散；治疗小儿慢惊风，以本品配伍全蝎、天南星等，如蝉蝎散；用治破伤风牙关紧闭、手足抽搐、角弓反张，常配天麻、僵蚕等。此外还常用治小儿夜啼不安。

【用法用量】煎服，3～6g。或单味研末冲服。止痉需大剂量。

【使用注意】孕妇慎用。

【知识拓展】

1.《本草衍义》："治目昏翳。又水煎壳汁，治小儿疮疹出不快。"

2. 本品含大量甲壳质，并含异黄质蝶呤、赤蝶呤、蛋白质、氨基酸等成分。蝉蜕具有抗惊厥、镇静作用，尚有解热作用。现代常用于感冒、小儿夜啼、多种皮肤病等。

## 桑叶　Sāngyè
### 《神农本草经》

【来源】为桑科植物桑 *Morus alba* L. 的干燥叶。我国各地均产。初霜后采收，晒干。生用或蜜炙用。

【性能】甘、苦，寒。归肺、肝经。

【功效】疏散风热，清肺润燥，清肝明目。

【应用】

1. 用于风热表证，温病初起　本品轻清疏散，疏散风热较为缓和，又能清肺热、润肺燥。用治风热表证或温病初起，发热、咽痒、咳嗽等，常配伍菊花、薄荷等药，如桑菊饮。

2. 用于肺热咳嗽，燥热咳嗽　本品苦寒泄肺，甘寒凉润，清肺热，润肺燥。治热或燥热伤肺，咳嗽痰少、色黄而黏稠，或干咳少痰、咽痒等，可配苦杏仁、沙参等同用，如桑杏汤；重者可配石膏、麦冬等同用，如清燥救肺汤。

3. 用于肝阳上亢头痛眩晕及目赤昏花　本品苦甘寒，有平抑肝阳，清泄肝热，且甘润益阴以明目之效。治肝阳上亢，头痛眩晕、头重脚轻、烦躁易怒者，常与菊花、石决明等同用；治风热上攻、肝火上炎所致的目赤、涩痛多泪，可配伍菊花、夏枯草等；若肝肾精血不足，目失所养，眼目昏花、视物不清，常配伍黑芝麻等。

此外，本品尚能凉血止血，还可用治血热妄行之咳血、吐血、衄血。

【处方用名】桑叶、炙桑叶。

【用法用量】煎服，5～10g；或入丸、散。外用煎水洗眼。肺燥咳嗽多蜜炙。

【知识拓展】

1.《本草从新》："滋燥，凉血，止血。"

2.本品含脱皮固酮、芸香苷、桑苷等。对金黄色葡萄球菌、乙型溶血性链球菌等有抑制作用。有降糖作用。能促进蛋白质合成，排除体内胆固醇，降低血脂。现代常用于急慢性支气管炎、支气管扩张、糖尿病等。

## 菊花 Júhuā
### 《神农本草经》

【来源】为菊科植物菊 *Chrysanthemum morifolium* Ramat. 的干燥头状花序。主产于浙江、安徽、河北等地。药材按产地和加工方法不同，分为"亳菊""滁菊""贡菊""杭菊""怀菊"。9～11月花盛开时分批采收，阴干或焙干，或熏、蒸后晒干。

【性能】甘、苦，微寒。归肺、肝经。

【功效】散风清热，平肝明目，清热解毒。

【应用】

1.用于风热表证，温病初起　本品味辛疏散，体轻达表，气清上浮，微寒清热，疏散肺经风热，但发散表邪之力不强。治风热表证或温病初起，发热、头痛、咳嗽等，每与桑叶、薄荷等配伍，如桑菊饮。

2.用于肝阳上亢头痛眩晕　本品性寒，入肝经，能清肝热、平肝阳。治肝阳上亢，头痛眩晕，每与石决明、白芍等同用；若肝火上攻而眩晕、头痛以及肝经热盛、热极动风者，可与羚羊角、钩藤等同用，如羚角钩藤汤。

3.用于目赤昏花　本品辛散苦泄，微寒清热，入肝经，既能疏散肝经风热，又能清泄肝热，益阴明目。治肝经风热，常与蝉蜕、木贼等配伍；肝火上攻所致目赤肿痛，可与石决明、夏枯草等同用；若肝肾精血不足，目失所养，眼目昏花、视物不清，常配伍枸杞子、山茱萸等，如杞菊地黄丸。

4.用于疮痈肿毒　本品味苦性微寒，能清热解毒。治疮痈疔毒，常与金银花、生甘草同用，如甘菊汤。

【处方用名】菊花、黄菊花、白菊花。

【用法用量】煎服，5～10g。疏散风热宜用黄菊花（杭菊），平肝清肝明目宜用白菊花（滁菊）。

【知识拓展】

1.《本草纲目拾遗》："专入阳分。治诸风头眩，解酒毒疔肿。"

2.本品含龙脑、樟脑、菊油环酮等挥发油，此外，尚含有菊苷、维生素、氨基酸等。

对金黄色葡萄球菌、多种致病性杆菌及皮肤真菌均有一定抗菌作用。本品对流感病毒有抑制作用。菊花制剂有扩张冠状动脉，提高心肌耗氧量作用。现代常用于感冒、高血压、高血脂、白内障等。

知 识 链 接

桑叶与菊花皆能疏散风热，平抑肝阳，清肝明目，同可用治风热表证或温病初起，发热、微恶风寒、头痛；肝阳上亢，头痛眩晕；风热上攻或肝火上炎所致的目赤肿痛，以及肝肾精血不足，目暗昏花等证。但桑叶疏散风热之力较强，又能清肺润燥，凉血止血。菊花平肝、清肝明目之力较强，又能清热解毒。

### 柴胡 Cháihú
《神农本草经》

【来源】为伞形科植物柴胡 *Bupleurum chinensis* DC. 或狭叶柴胡 *Bupleurum scorzonerifolium* Willd. 的干燥根。按性状不同，分别习称"北柴胡"及"南柴胡"。北柴胡主产于河北、辽宁、陕西等地；南柴胡主产于湖北、四川、安徽等地。春、秋二季采挖，除去茎叶及泥沙，干燥。切段，生用或醋炙用。

【性能】辛、苦，微寒。归肝、胆、肺经。

【功效】疏散退热，疏肝解郁，升举阳气。

【应用】

1. 用于表证发热及少阳证　本品辛散苦泄，微寒退热。治外感风寒，郁而化热，发热、头痛无汗，可与葛根、黄芩等同用，如柴葛解肌汤；治风寒表证，恶寒发热、头身疼痛，常与防风、生姜等配伍；最宜治少阳证，寒热往来、胸胁苦满、口苦咽干，常与黄芩同用，共收和解少阳之功，如小柴胡汤。

2. 用于肝郁气滞　本品善条达肝气。治疗肝郁气滞的胸胁或少腹胀痛、情志抑郁、月经失调、痛经等，常与香附、白芍同用，如柴胡疏肝散。若肝郁血虚，脾失健运，月经不调、乳房胀痛、神疲食少者，常配伍当归、白芍等，如逍遥散。

3. 用于气虚下陷　本品能升举清阳，治中气不足，气虚下陷的脘腹胀满、食少倦怠、久泻脱肛等，常与黄芪、升麻等同用，如补中益气汤。

【处方用名】柴胡、北柴胡、南柴胡、醋柴胡。

【用法用量】煎服，3～10g。解表退热宜生用，量宜稍重；疏肝解郁宜醋炙，升阳可生用或酒制，其用量均宜稍轻。

【知识拓展】

1.《滇南本草》:"伤寒发汗解表要药,退六经邪热往来,痹痿,除肝家邪热、痨热,行肝经逆结之气,止左胁肝气疼痛,治妇人血热烧经,能调月经。"

2.主含 α–菠菜甾醇、春福寿草醇及柴胡皂苷,另含挥发油等。柴胡具有镇静、镇痛、解热等广泛的中枢抑制作用。有感冒病毒、抗炎、抗脂肪肝、抗肝损伤、利胆、兴奋肠平滑肌、抑制胃酸分泌、抗肿瘤及增强免疫等作用。现代常用于感冒、急慢性肝炎、乳腺增生等。

## 升麻 Shēngmá
《神农本草经》

【来源】为毛茛科植物大三叶升麻 *Cimicifuga heracleifolia* Kom.、兴安升麻 *Cimicifuga dahurica*(Turcz.)Maxim. 或升麻 *Cimicifuga foetida* L. 的干燥根茎。主产于辽宁、黑龙江、河北等省。秋季采挖,除去须根。晒干,切片。生用或蜜炙用。

【性能】辛、甘,微寒。归肺、脾、胃、大肠经。

【功效】发表透疹,清热解毒,升举阳气。

【应用】

1.用于风热头痛,麻疹不透 本品辛甘微寒,性善升散,有"阳明伤风之药"之称,又能发表退热,透发麻疹。治风热表证或温病初起,发热、头痛等,可与桑叶、菊花等同用;治外感风寒,渐入阳明,身热渐盛、头痛者,常配伍白芷、紫苏等;若外感风热夹湿之阳明经头痛,心烦痞满者,可与葛根、鲜荷叶等配伍;用治麻疹初起,透发不畅,常与葛根、白芍等同用,如升麻葛根汤。

2.用于齿痛口疮,咽喉肿痛,温毒发斑 本品尤善清解阳明热毒,治多种热毒证。治胃火炽盛,牙龈肿痛、口舌生疮,多与石膏、黄连等同用,如清胃散;治风热疫毒上攻之大头瘟,头面红肿、咽喉肿痛,常与黄芩、板蓝根等配伍,如普济消毒饮;治痄腮肿痛,可与黄连、连翘等配伍;用治温毒发斑,常与石膏、大青叶等同用。

3.用于气虚下陷,脏器脱垂,崩漏下血 本品善引脾胃之气上升,为升阳举陷的要药。治中气不足,气虚下陷的食少倦怠、久泻脱肛、子宫下垂等,多与黄芪、柴胡等同用,如补中益气汤;若胸中大气下陷,气短不足以息,又常配黄芪、桔梗等同用,如升陷汤;治气虚下陷,月经量多或崩漏者,则配伍人参、黄芪等,如举元煎。

【处方用名】升麻、炙升麻。

【用法用量】煎服,3 ~ 10g。发表透疹、清热解毒宜生用,升阳举陷宜炙用。

【使用注意】阴虚火旺、阴虚阳亢者,均当忌用。

【知识拓展】

1.《滇南本草》:"表小儿痘疹,解疮毒,咽喉(肿),喘咳音哑,肺热,止齿痛,乳蛾,疟腮。"

2. 本品含升麻碱、升麻苦味素、升麻醇、水杨酸、阿魏酸、鞣质等。升麻对结核杆菌、金黄色葡萄球菌和卡他球菌有中度抗菌作用。有解热、抗炎、镇痛、抗惊厥、升高白细胞等作用。现代常用于牙痛、鼻窦炎、多型红斑、胃下垂等。

## 葛根 Gěgēn
### 《神农本草经》

【来源】为豆科植物野葛 *Pueraria lobata*(Willd.)Ohwi 或甘葛藤 *Pueraria thomsonii* Benth. 的干燥根。野葛主产于湖南、河南、四川等地;甘葛藤主产于广西、广东等地。秋、冬二季采挖,野葛多趁鲜切成厚片或小块,干燥;甘葛藤习称"粉葛",多除去外皮,截段或再纵切两半,干燥。生用,或煨用。

【性能】甘、辛,凉。归脾、胃、肺经。

【功效】解肌退热,生津止渴,透疹,升阳止泻,通经活络,解酒毒。

【应用】

1. 用于表证发热,项背强痛  本品甘辛性凉,具发汗解表,解肌退热之功。治风热表证,发热、头痛等,可与薄荷、菊花等同用。若风寒表证,邪郁化热,发热重、恶寒轻、头痛无汗、苔薄黄等,常配伍柴胡、白芷等,如柴葛解肌汤;风寒外邪郁阻,经气不利,筋脉失养所致的表实无汗、恶寒、项背强痛者,常与麻黄、桂枝等同用,如葛根汤;若表虚汗出,恶风,项背强痛者,常与桂枝、白芍等配伍,如桂枝加葛根汤。

2. 用于麻疹不透  本品味辛性凉,有发散表邪,透发麻疹之功。治麻疹初起,疹出不畅,常与升麻、白芍等同用,如升麻葛根汤。

3. 用于热病口渴,消渴  本品甘凉,有生津止渴之功。治热病津伤口渴,常与天花粉、知母等同用;若内热消渴,气阴不足的口渴多饮、体瘦乏力者,又多配伍人参、麦冬等,如玉泉丸。

4. 用于热泄热痢,脾虚泄泻  本品味辛升发,能升发脾胃清阳之气而奏止泻痢之效。治表证未解,邪热入里,身热、下利臭秽、苔黄脉数或泻痢初起发热者,常与黄芩、黄连等同用,如葛根芩连汤;若脾虚泄泻,常配伍白术、木香等,如七味白术散。

5. 用于眩晕头痛,中风偏瘫,胸痹心痛  本品味辛,升发清阳畅气机,长于通经活络,濡润筋急,善治"诸痹"。治眩晕头痛,配伍川芎、钩藤等;治中风偏瘫,常配伍红花、地龙等水煎服;治胸痹心痛,配伍黄芪、丹参等。

6. 用于酒毒伤中  本品甘凉,善解酒毒,醒脾和胃。用于饮酒过度,头痛头昏、烦渴、呕吐、胸膈饱胀等。

【处方用名】葛根、粉葛、煨葛根。

【用法用量】煎服，10～15g。升阳止泻宜煨制用。

【知识拓展】

1.《名医别录》："疗伤寒中风头痛，解肌发表，出汗，开腠理，疗金疮，止痛，胁风痛。""生根汁，疗消渴，伤寒壮热。"

2.本品主要含黄酮类物质如大豆苷、葛根素等，还有葛根醇、异黄酮苷及淀粉。能扩张冠状动脉和脑血管。能直接扩张血管，使外周阻力下降，而有明显降压作用。葛根还具有明显解痉作用，并有轻微降血糖作用。现代常用于颈椎病、痛风性关节炎、糖尿病、冠心病等。

### 附药：葛花

为葛的未开放的花蕾。性味甘，平。功能解酒毒，醒脾和胃。主要用于饮酒过度，头痛头昏、烦渴、呕吐、胸膈饱胀等。常用量3～15g。

**知 识 链 接**

　　柴胡、升麻、葛根三者皆能发表、升阳，均可用治外感风热，发热、头痛以及清阳不升等。柴胡、升麻两者均能升阳举陷，用治气虚下陷，食少便溏、久泻脱肛、胃下垂等，柴胡长于疏散少阳之邪，退热，主升肝胆之气疏肝解郁，为治疗少阳证的要药，用于伤寒邪在少阳，外感发热，肝郁气滞等；升麻其升阳举陷之力较柴胡强，主升脾胃清阳之气，并善于清热解毒，又常用于多种热毒病证。升麻、葛根又能透疹，常用治麻疹初起、透发不畅，葛根主升脾胃清阳之气而达到生津止渴、止泻之功，常用于热病烦渴，阴虚消渴，热泄热痢，脾虚泄泻。同时，葛根解肌退热，对于外感表证，发热恶寒、头痛、项背强痛，无论风寒风热，均可使用，又长于通经活络，用于眩晕头痛，中风偏瘫，胸痹心痛等。

### 蔓荆子　Mànjīngzǐ
### 《神农本草经》

【来源】本品为马鞭草科植物单叶蔓荆 *Vitex trifolia* L.va r. *simplicifolia* Cham. 或蔓荆 *Vitex trifolia* L. 的干燥成熟果实。主产于山东、江西、广东等地。秋季果实成熟时采收，除去杂质，晒干。

【性能】辛、苦，微寒。归膀胱、肝、胃经。

【功效】疏散风热，清利头目。

【应用】

1. 用于风热表证，头昏头痛　本品辛能散风，微寒清热，轻浮上行，解表之力较弱，偏于清利头目、疏散头面之邪。故风热表证而头昏头痛者较为多用，常与薄荷、菊花等同用；若风邪上攻之偏头痛，常配伍川芎、白芷等。

2. 用于目赤肿痛，耳鸣耳聋　本品辛散苦泄微寒，能疏散风热，清利头目。治风热上攻，目赤肿痛、目昏多泪，常与菊花、蒺藜等同用；治中气不足，清阳不升，耳鸣耳聋，与黄芪、升麻等同用，如益气聪明汤。

此外，取本品祛风止痛之功，可用治风湿痹痛，每与羌活、防风等同用，如羌活胜湿汤。

【处方用名】蔓荆子、炒蔓荆子。

【用法用量】煎服，5～10g。炒后升降之性缓和。

【知识拓展】

1.《名医别录》："去长虫，主风头痛，脑鸣，目泪出。益气，令人光泽脂致。"

2. 本品含挥发油莰烯、蒎烯，并含蔓荆子黄素、生物碱等。蔓荆子有一定的镇静、止痛、退热作用。蔓荆子黄素有抗菌、抗病毒作用。现代常用于头痛、鼻窦炎、眶上神经痛等。

（其他发散风热药见表5-1）

表5-1　其他解表药

| 药名 | 来源 | 性能 | 功效 | 应用 | 用法用量 |
|------|------|------|------|------|---------|
| 辛夷 | 为木兰科望春花、玉兰的干燥花蕾 | 辛，温。归肺、胃经 | 散风寒，通鼻窍 | 1. 用于风寒头痛<br>2. 用于鼻渊 | 包煎，3～10g |
| 葱白 | 为百合科葱近根部的鳞茎 | 辛，温。归肺、胃经 | 发汗解表，散寒通阳 | 1. 用于风寒表证<br>2. 用于阴盛格阳 | 煎服，3～9g |
| 淡豆豉 | 为豆科大豆的成熟种子发酵加工品 | 苦、辛，凉。归肺、胃经 | 解表，除烦宣发郁热 | 1. 用于风热表证<br>2. 用于郁热烦闷 | 煎服，6～12g |
| 木贼 | 为木贼科木贼的干燥地上部分 | 甘、苦，平。归肺、肝经 | 疏散风热，明目退翳 | 1. 用于风热目赤、迎风流泪、目生翳障<br>2. 用于出血证 | 煎服，3～9g |

## 目标检测

**A1 型题**（每道试题有 A、B、C、D、E 五个供选择的备选答案，从中选择一个最佳答案）

1. 发散风寒药共同的性味是

　　A. 辛温　　　　　　　　B. 辛凉　　　　　　　　C. 甘寒

D. 苦寒　　　　　　　　　E. 酸温

2. 麻黄的功效是

   A. 发汗解表　行气和胃　温中止呕

   B. 发汗散寒　宣肺平喘　利水消肿

   C. 发汗解表　宣肺平喘　温通经脉

   D. 发汗解表　助阳化气　利水消肿

   E. 发汗解表　宣肺平喘　散寒止痛

3. 具有发汗解肌，温经通脉，助阳化气，平冲降逆功效的药物是

   A. 细辛　　　　　　　　B. 桂枝　　　　　　　　C. 生姜

   D. 白芷　　　　　　　　E. 羌活

4. 外感风寒，脾胃气滞胸闷不舒者应首选

   A. 紫苏　　　　　　　　B. 白芷　　　　　　　　C. 荆芥

   D. 生姜　　　　　　　　E. 羌活

5. 药性平和，既能用于风寒表证又能用于风热表证的药物是

   A. 麻黄　桂枝　　　　　B. 紫苏　生姜　　　　　C. 细辛　白芷

   D. 荆芥　防风　　　　　E. 羌活　独活

6. 细辛的功效是

   A. 发散风寒　祛风止痉

   B. 祛风除湿　通窍止痛

   C. 发散风寒　胜湿止痛

   D. 解表散寒　通窍止痛　消肿排脓

   E. 解表散寒　祛风止痛　通窍　温肺化饮

7. 入太阳经治上肢、颈项肩背疼痛的药是

   A. 羌活　　　　　　　　B. 生姜　　　　　　　　C. 白芷

   D. 香薷　　　　　　　　E. 苍耳子

8. 薄荷的功效是

   A. 疏散风热　息风止痉

   B. 疏散风热　利水消肿

   C. 疏散风热　升举阳气

   D. 疏散风热　清热解毒

   E. 疏散风热　清利头目　利咽透疹　疏肝行气

9. 治肝经风热目赤应首选

   A. 升麻　柴胡　　　　　B. 柴胡　葛根　　　　　C. 荆芥　防风

D. 桑叶　菊花　　　　　E. 白芷　细辛

10. 柴胡、升麻、葛根均有的功效

A. 疏肝解郁　　　　　B. 生津止渴　　　　　C. 透发麻疹

D. 升举阳气　　　　　E. 息风止痉

**A2 型题**（每个病例有 A、B、C、D、E 五个供选择的备选答案，从中选择一个最佳答案）

1. 患者，男，12 岁，症见发热头痛，汗出恶风，时有鼻塞干呕，头痛舌苔薄白，脉浮缓应首选

A. 麻黄　　　　　　　B. 细辛　　　　　　　C. 桂枝

D. 香薷　　　　　　　E. 羌活

2. 患者，男，7 岁，恶寒发热，咳喘，脸面浮肿，继则四肢及全身皆肿，小便不利，肢节酸楚，舌苔薄白，脉浮滑，宜首选

A. 麻黄配伍杏仁　　　B. 麻黄配伍白术　　　C. 紫苏配伍生姜

D. 桂枝配伍白术　　　E. 麻黄配伍连翘

3. 患者，女，35 岁，初起鼻塞头痛，微恶寒，身热，咽喉干痛，痰少不易咳出，舌苔薄黄，脉浮数宜选

A. 桑叶　　　　　　　B. 柴胡　　　　　　　C. 葛根

D. 香薷　　　　　　　E. 紫苏叶

**B1 型题**（每组试题前有 A、B、C、D、E 五个供选择的备选答案，从中为每一道试题选择一个与其关系密切的答案）

A. 白芷　　　　　　　B. 荆芥　　　　　　　C. 防风

D. 紫苏　　　　　　　E. 羌活

1. 具有解表散风，透疹，消疮之功，炒炭又能止血之效的药是

2. 既能祛风解表，又能胜湿止痛，止痉，有"治风之通用药"之称的药是

A. 升麻　　　　　　　B. 柴胡　　　　　　　C. 葛根

D. 桑叶　　　　　　　E. 蝉蜕

3. 具有疏散退热，疏肝解郁，升举阳气的药是

4. 具有解肌退热，生津止渴，透疹，升阳止泻，通经活络，解酒毒的药是

扫一扫，知答案

扫一扫，看课件

第 六 章

# 清热药

【学习目标】

1. 掌握解表药定义、功效及应用、分类、注意事项；掌握清热泻火药石膏、知母、芦根、天花粉、栀子；清热燥湿药黄芩、黄连、黄柏、龙胆；清热解毒药金银花、连翘、板蓝根、蒲公英、鱼腥草、射干、白头翁；清热凉血药生地黄、玄参、牡丹皮、赤芍；清虚热药青蒿、地骨皮的性能、功效、应用、特殊的用法用量及特殊的使用注意。

2. 熟悉淡竹叶、夏枯草、决明子、苦参、白鲜皮、秦皮、大青叶、青黛、紫花地丁、山豆根、漏芦、绵马贯众、穿心莲、重楼、败酱、大血藤、土茯苓、马勃、水牛角的功效、主治、特殊用法和使用注意。

3. 会比较功用相似药物的异同及具有在临床合理应用清热药的能力；并能熟练识别常用清热药饮片。

【定义】凡以清泄里热为主，常用于治疗里热证的药物，称为清热药。

【性能】本类药物药性寒凉，多为苦味，沉降入里，通过清热泻火、凉血解毒以及清虚热等作用，使里热得以清解，从而治疗里热证。即《本经》"疗寒以热药，疗热以寒药"。

【功效及主治】清热药具有清泄里热的功效，主治各种里热证，症见身热、面赤、口渴饮冷、尿赤、舌红苔黄、脉数等。部分药物还兼具有生津止渴、凉血止血等作用，还可用于津伤口渴及消渴、血热妄行的出血等。因导致里热证的因素、疾病所属阶段及热在脏腑、部位之不同，需选择相应的清热药进行治疗。

【分类】根据清热药性能和适应证的不同，分为清热泻火药、清热燥湿药、清热解毒药、清热凉血药、清虚热药五类。其中清热泻火药，能清气分热，用于气分实热证；清热燥湿药，能清热燥湿，用于湿热泻痢、黄疸等证；清热解毒药，能清解热毒，用于热毒炽盛之疮痈肿痛、泻痢、咽喉肿痛等证；清热凉血药，能清营血分之热，用于热入营血，高热神昏、吐衄发斑等证；清虚热药，能清虚热、退骨蒸，用于热邪伤阴、阴虚发热等虚热证。

【配伍应用】由于里热证的病因不同，病情变化不同，患者体质各异，使用清热药时，要注意辨证准确，需分清里热证的阶段、虚实、部位以及有无兼证，酌情配伍相应的药物。如里热兼有表证时，当先解表后清里，或与解表药同用，以表里双解。如气血两燔，应气血两清；若里热兼有积滞，宜配伍泻下药。若阳热过盛导致热极生风，出现高热惊厥、抽搐痉挛，则应配伍息风止痉药。

【注意事项】本类药药性寒凉，易伤脾胃，故脾胃虚弱、食少便溏者慎用；苦味药物苦燥易伤阴，阴虚者慎用，或配伍养阴生津药；中病即止，避免克伐太过，正气受损；禁用于阴盛格阳或真寒假热证。

# 第一节 清热泻火药

本类药物性味多属苦寒或甘寒，以清泄气分邪热为主要作用。主治温热病邪在气分之实热证，症见高热、口渴、汗出、烦躁，甚则神昏谵语，脉洪大等。还可用于肺热、胃热、心火、肝火等脏腑热证。体虚有里热证时，应注意顾护正气，宜配伍补虚药，以扶正祛邪。

## 石膏 Shígāo
### 《神农本草经》

【来源】为硫酸盐类矿物硬石膏族 Gypsum 石膏，主含含水硫酸钙（$CaSO_4 \cdot 2H_2O$）。主产于湖北、甘肃、安徽等地。全年可采，除去泥沙及杂石。打碎生用或煅用。

【性能】甘、辛，大寒。归肺、胃经。

【功效】清热泻火，除烦止渴，收敛生肌。

【应用】

1. 用于气分实热证　本品大辛大寒，善清解气分实热，除烦止渴，为清泻肺胃气分实热之要药。治温病邪在气分之壮热、烦渴、脉洪大，常与知母相须为用，如白虎汤；治温邪入血分，气血两燔之高热不退、发斑发疹，常配玄参、牡丹皮等，如清瘟败毒饮；治暑热初起，耗气伤阴或热病后期，余热未尽，气津两亏，可配竹叶、人参等，如竹叶石膏汤。

2. 用于肺热喘咳　本品性寒入肺，能清泄肺热。治邪热袭肺之气急喘促，发热咳嗽、鼻煽者，常配麻黄、杏仁，如麻杏石甘汤。

3. 用于胃火牙痛　本品性寒入阳明胃经，能清泻胃火。治胃热上攻之牙龈肿痛，常配升麻、黄连等，如清胃散；治胃热阴虚，牙痛烦渴，常与地黄、麦冬等同用，如玉女煎。

4. 用于溃疡不敛，湿疹瘙痒，水火烫伤　本品煅后能清热收湿、敛疮生肌。治疮疡溃后不敛，常与升药配伍，如九一丹；治湿疮，常与黄柏研末外敷，如石黄散；治水火烫伤，常配青黛，如牡蛎散。

【处方用名】石膏、煅石膏。

【用法用量】先煎，15～60g。外用适量，研末外敷患处。清热泻火、除烦止渴宜生用；收敛生肌宜煅用。

【使用注意】脾胃虚寒及阴虚内热者慎用。

【知识拓展】

1.《本草纲目》："主治中风寒热，有解肌发汗，除口干舌焦，头痛牙疼。"

2. 本品主含含水硫酸钙（$CaSO_4 \cdot 2H_2O$），尚含有机物、硫化物等。主要有解热、促进吞噬细胞成熟、缩短凝血时间、促进胆汁排泄、利尿及降血糖等作用。现代用于病毒性肺炎、急性胃炎、阑尾炎、接触性皮炎、唇疱疹等。

## 知母　Zhīmǔ
### 《神农本草经》

【来源】为百合科植物知母 *Anemarrhena asphodeloides* Bge. 的干燥根茎。主产于河北、陕西、山西。春、秋二季采挖，除去须根和泥土，晒干，习称"毛知母"；趁新鲜剥去外皮，晒干，习称"知母肉"。切片入药，生用或盐水炙用。

【性能】苦、甘，寒。归肺、胃、肾经。

【功效】清热泻火，滋阴润燥。

【应用】

1. 用于气分实热证　本品苦寒，能清热泻火除烦，生津止渴。治温热病邪邪在气分之壮热、烦渴、脉洪大，常与石膏相须为用，如白虎汤。

2. 用于肺热咳嗽，阴虚燥咳　本品甘寒养阴，既能清肺热又能润肺燥。治肺热咳嗽，咯痰色黄，常配黄芩、栀子等，如二母宁嗽丸；治肺阴虚，燥咳无痰，常配伍贝母，如二母散。

3. 用于阴虚消渴　本品能滋阴润燥、生津止渴。治内热伤津、口渴引饮，可配天花粉、葛根等，如玉液汤。

4. 用于骨蒸潮热　本品能滋肾阴、泻肾火、退骨蒸。治肾阴虚火旺，骨蒸潮热，盗汗，常与黄柏、地黄等同用，如知柏地黄丸。

【处方用名】知母、盐知母。

【用法用量】煎服，6～12g。清热泻火宜生用；写肾中虚火宜盐水炙用。

【使用注意】本品有滑肠之弊，脾虚便溏者慎用。

【知识拓展】

1.《本草纲目》："辛苦寒凉，下则润肾燥，上则清肺金而泻火，乃二经气分药也。"

2.本品主含皂苷，主要为知母皂苷 A-I、A-II 等。药理研究表明其具有解热、抗炎、抗菌、利尿、祛痰、降低血糖、抗癌等作用。现代常用于治疗慢性前列腺炎、急性肾炎、急性痛风性关节炎、围绝经期综合征等疾患。

## 芦根 Lúgēn
### 《名医别录》

【来源】为禾本科植物芦苇 *Phragmites communis* Trin. 的新鲜或干燥根茎。全国大部地方均产。全年均可采挖。鲜用或晒干用。

【性能】甘，寒。归肺、胃经。

【功效】清热泻火，生津止渴，除烦，止呕，利尿。

【应用】

1.用于热病烦渴　本品甘寒质轻，能清泄肺胃气分实热，又能养阴生津，止渴除烦。治热病伤津，烦热口渴，常配天花粉、石膏等。

2.用于胃热呕吐　本品能清胃热、止呕吐。可单味煎汁饮服，或配伍竹茹、姜汁等同用，如芦根饮子。

3.用于肺热咳嗽，肺痈吐脓　本品能清泄肺热、祛痰排脓。治肺热咳嗽，痰稠色黄，常配黄芩、瓜蒌等；治肺痈咳吐脓血，常配薏苡仁、冬瓜仁等，如苇茎汤。

4.用于热淋涩痛　本品能清热利尿。治热淋涩痛，小便短赤，常与白茅根、车前草等同用。

【处方用名】芦根、苇茎。

【用法用量】煎服，15～30g。鲜品用量加倍。

【知识拓展】

1.《药性论》："能解大热，开胃。治噎哕不止。"

2.本品主要含多量的维生素 B1、B2、C，以及蛋白质，脂肪，碳水化合物，天冬酰胺、多糖、甾醇等。所含多糖有免疫增强作用、抗癌活性，对溶血性链球菌有抑制作用，还有镇静镇吐、溶解胆结石等作用。现代用于大叶性肺炎、猩红热、咽喉肿痛、胃癌等疾患。

## 天花粉　Tiānhuāfěn
### 《神农本草经》

【来源】为葫芦科植物栝楼 *Trichosanthes kirilowii* Maxm. 或双边栝楼 *Trichosanthes rosthornii* Harms 的干燥根。主产于山东、河南、安徽等地。秋、冬二季采挖。切厚片，生用。

【性能】甘、微苦，微寒。归肺、胃经。

【功效】清热泻火，生津止渴，消肿排脓。

【应用】

1. 用于热病烦渴，内热消渴　本品甘寒，善清热而养胃阴，能清肺胃实热，生津止渴。治热病津液伤口渴烦躁，常与芦根、麦冬等同用；治阴虚内热，消渴多饮，常与葛根、知母等配伍，如玉液汤。

2. 用于肺热燥咳　本品能清肺热、润肺燥。治燥热伤肺，干咳少痰、痰中带血者，可与天冬、麦冬等同用，如滋燥饮；治肺热咳痰黄稠，咽喉不利，常配射干、马兜铃等，如射干兜铃汤。

3. 用于痈肿疮疡　本品能泻火解毒兼消肿排脓。治疮疡初起之红肿热痛，或脓成未溃者，常配金银花、白芷等，如仙方活命饮。

【用法用量】煎服，10～15g。

【使用注意】脾胃虚寒便溏者及孕妇忌慎用；不宜与川乌、制川乌、草乌、制草乌、附子等同用。

【知识拓展】

1.《本草正义》："药肆之所谓天花粉者，即以蒌根切片用之，有粉之名，无粉之实。其捣细澄粉之法，《千金方》已言之。"

2. 本品主要成分为天花粉蛋白。具有抗早孕、致流产、抑制蛋白质生物合成、降血糖、抗菌等作用。现代用于妊娠中期引产、恶性滋养细胞肿瘤、葡萄胎、绒毛膜上皮癌等疾患。

## 栀子　Zhīzǐ
### 《神农本草经》

【来源】为茜草科植物栀子 *Gardenia jasminoides* Ellis 的干燥成熟果实。主产于江西、湖南、江西等地。9～11 月采收。蒸制至上气或置沸水中略烫，取出，干燥。生用或炒焦用。

【性能】苦，寒。归心、肺、三焦经。

【功效】泻火除烦，清热利湿，凉血解毒。

【应用】

1. 用于热病烦闷　本品苦寒清降，善清泻三焦火邪，能清心除烦。治外感心烦郁闷，躁扰不宁，常配伍淡豆豉，如栀子豉汤；治热病高热烦躁，神昏谵语，常配黄芩、黄连等，如黄连解毒汤。

2. 用于湿热黄疸　本品苦寒，入肝胆，能清利肝胆湿热。治湿热黄疸，常配茵陈、大黄等，如茵陈蒿汤。

3. 用于血热妄行的出血　本品性寒入血分，能清热凉血。治血热妄行之吐血、衄血、尿血等，可配白茅根、地黄等。

4. 用于热毒疮疡　本品能泻火凉血解毒。治疮疡红肿热痛，常配金银花、连翘等。

此外，本品外用能消肿止痛。生栀子粉用黄酒调成糊状，外敷患处，治跌打损伤之肿痛。

【处方用名】栀子、炒栀子、焦栀子。

【用法用量】煎服，3～10g。外用生品适量，研末调敷。生用清热泻火，炒焦凉血止血。

【使用注意】本品苦寒伤胃，脾虚便溏者慎用。

【知识拓展】

1.《丹溪心法》："治妇人子肿湿多，炒山栀子一合。为末，米饮吞下，或丸服。"

2. 本品含环烯醚萜苷类，主要为栀子苷、羟异栀子苷、栀子素等。尚含绿原酸、熊果酸等。主要有抗炎、抗菌、镇静、抗惊厥、促进胆汁分泌、降压、保肝等作用。现代用于急性上呼吸道感染、扁桃体炎、病毒性心肌炎、黄疸型病毒性肝炎等疾患。

## 淡竹叶　Dànzhúyè
### 《本草纲目》

【来源】为禾本科植物淡竹叶 *Lophatherum gracile* Brongn. 的干燥茎叶。主产于浙江、江苏、安徽等地，以浙江产量大、质量优。夏末抽花穗前采收，除去杂质。切段，生用。

【性能】甘、淡，寒。归心、胃、小肠经。

【功效】清热泻火，除烦止渴，利尿通淋。

【应用】

1. 用于热病烦渴　本品甘寒，能泻心火除烦热，清胃热而止渴。治热病津伤、心烦口渴，常配石膏、知母等，或与知母、黄芩等同用，如淡竹叶汤。

2. 用于口舌生疮，尿赤淋浊　本品甘淡性寒，能清心降火、渗湿利尿。治心火上炎之口舌生疮或热下移小肠之小便短赤涩痛，常配木通、滑石等；治湿热蕴结膀胱之淋浊涩痛，多与车前子、海金沙等同用。

【用法用量】煎服，6～10g。

【知识拓展】

1.《本草纲目》："去烦热，利小便，除烦止渴，小儿痘毒，外症恶毒。"

2. 本品茎、叶主要含三萜化合物，其主要成分为芦竹素、印白茅素、蒲公英赛醇和无羁萜。主要有解热、利尿及催产作用。现代用于口腔溃疡、感冒发热、咽喉疼痛、病毒性心肌炎等疾患。

## 夏枯草　Xiàkūcǎo
### 《神农本草经》

【来源】为唇形科植物夏枯草 *Prunella vulgaris* L. 的干燥果穗。主产于浙江、江苏、安徽等地。夏季果穗呈棕红色时采收。晒干。生用。

【性能】辛、苦，寒。归肝、胆经。

【功效】清肝泻火，明目，散结消肿。

【应用】

1. 用于目赤肿痛、头痛眩晕，目珠疼痛　本品苦寒，入肝经，善清肝火而明目。治肝火上炎之目赤肿痛、头痛眩晕，常配菊花、决明子等；治肝虚目珠疼痛，入夜加剧者，宜与当归、地黄等同用。

2. 用于瘰疬瘿瘤　本品辛散苦泄，能散肝经郁火而清热散结。治瘰疬，常与贝母、香附等配伍，如夏枯草汤；治瘿瘤，常配昆布、玄参等，如夏枯草膏。

【用法用量】煎服，9～15g。或熬膏服。

【知识拓展】

1.《本草纲目》："夏枯草治目疼，用砂糖水浸一夜用，取其能解内热，缓肝火也。楼全善云，夏枯草治目珠疼至夜则甚者，神效，或用苦寒药点之反甚者，亦神效。"

2. 本品含有机酸，齐墩果酸、熊果酸等三萜类成分。主要有降压、抗心律失常、免疫抑制、抗菌、抗炎等作用。现代用于腮腺炎、渗出性胸膜炎、高血压病、慢性乙型肝炎等疾患。

## 决明子　Juémíngzǐ
### 《神农本草经》

【来源】为豆科植物决明 *Cassia obtusifolia* L. 或小决明 *Cassia tora* L. 的干燥成熟种子。主产于安徽、广西、四川等地。秋季采收。晒干，打下种子。生用或炒用。用时捣碎。

【性能】甘、苦、咸，微寒。归肝、大肠经。

【功效】清肝明目，润肠通便。

【应用】

1. 用于目赤肿痛，目暗不明　本品甘润苦泻，主入肝经，善清肝火，又益肝阴而明目。治风热上攻之头痛目赤，常配伍菊花、青葙子等；治肝火上炎之目赤肿痛、羞明多泪，常与黄芩、赤芍等同用，如决明子散；治肝肾阴亏，目暗不明，可与山茱萸、地黄等同用，如决明散。

2. 用于头痛眩晕　本品能泻肝火、平肝阳。治肝火上攻或肝阳上亢之头痛眩晕，常配菊花、钩藤等，亦可单味炒后水煎代茶。

3. 用于肠燥便秘　本品质润滑利，入大肠，能润肠通便。治内热肠燥、大便秘结，常与火麻仁、瓜蒌仁等同用。

【处方用名】决明子、炒决明子。

【用法用量】煎服，9 ～ 15g。炒用缓和寒泻之性。

【使用注意】脾虚便溏者慎用。

【知识拓展】

1.《神农本草经》："治青盲，目淫肤赤白膜，眼赤痛，泪出，久服益精光。"

2. 本品主要含蒽醌类，其主要成分为决明素、决明子素等。主要有降压、降脂、利尿、抗菌作用。现代用于高血压病、高脂血症、脂肪肝、单纯性肥胖、慢性肝炎等。

（其他清热泻火药见表6-1）

# 第二节　清热燥湿药

本类药物性味苦寒，苦能燥湿，寒能清热，故有清热燥湿之功，并能清热泻火。主要用于湿热证及火热证。如湿温或暑温夹湿的身热不扬、胸膈痞闷、小便短赤；脾胃湿热内蕴所致的恶心、呕吐；肝胆湿热引起的黄疸、耳肿流脓；湿热下注之带下腥臭，或湿热蕴结膀胱之热淋涩痛，或湿热滞于大肠的泻痢，里急后重；湿热流注关节之关节红肿疼痛等；湿热浸淫肌肤之湿疹、湿疮等。本类药物还能泻火解毒，可用于火盛热毒之证。

因本类药物苦寒燥湿力强，凡脾胃虚寒或津伤阴亏者当慎用，或配伍健脾益胃、养阴生津药同用。

## 黄芩　Huángqín
### 《神农本草经》

【来源】为唇形科植物黄芩 *Scutellaria baicalensis* Georgi. 的干燥根。主产于河北、山西、河南等地。春、秋二季采挖。晒干。生用、炒用或酒制用。

【性能】苦，寒。归肺、胆、脾、大肠、小肠经。

【功效】清热燥湿，泻火解毒，止血，安胎。

【应用】

1. 用于湿热证　本品性味苦寒，苦能燥湿，寒能清热，善清中上二焦湿热。治湿温、暑湿之胸脘痞闷、身热不扬、恶心呕吐，常与滑石、豆蔻等配伍，如黄芩滑石汤；治湿热蕴结大肠之泻痢腹痛，里急后重，常与葛根、黄连等配伍，如葛根芩连汤；治湿热下注膀胱之热淋涩痛，可配白茅根、车前子等同用；治湿热黄疸，配伍茵陈、栀子等同用。

2. 用于肺热咳嗽，热病烦渴　本品苦寒，直折火邪，善清肺热，为治肺热咳嗽之要药，可单用，如清金丸，或配胆南星、瓜蒌等，如清气化痰丸；治外感热病，邪郁于内之壮热烦渴，溲赤便秘，常与连翘、栀子等同用，如凉膈散；本品亦能清少阳半表半里之邪，常与柴胡同用，治伤寒少阳，寒热往来，如小柴胡汤。

3. 用于痈肿疮毒，咽喉肿痛　本品能泻火解毒、清热消肿。治痈肿疮毒，常与黄连、黄柏等配伍，如黄连解毒汤；治热盛咽痛，常与金银花、连翘等配伍。

4. 用于血热妄行的出血证　本品炒炭能泻火凉血止血。治血热妄行之吐血、衄血、便血、崩漏等，常与地黄、白茅根等同用。

5. 用于胎动不安　本品有清热安胎之效。治胎热胎动不安，常配当归、白术等同用，如当归散。

【处方用名】黄芩、酒黄芩、炒黄芩、黄芩炭。

【用法用量】煎服，3～10g。清热泻火解毒宜生用，安胎宜炒用，清上焦热酒炒，止血炒炭。

【使用注意】脾胃虚寒者慎用。

【知识拓展】

1.《本草经疏》："黄芩，其性清肃，所以除邪：味苦所以燥湿；阴寒所以胜热，故主诸热。"

2. 本品含黄酮类成分，其主要成分为黄芩苷、黄芩苷元、汉黄芩苷、黄芩新素等。主要有抗菌、抑制流感病毒、镇静、降压、降血脂、保肝、利胆、抗凝血和抗血栓形成、抗肿瘤等作用。现代用于小儿病毒性肺炎、病毒肝炎、胆囊炎、睑腺炎、高血压等疾患。

知 识 链 接

　　黄芩分枯芩与子芩。枯芩为生长年久的宿根，中空而枯，体轻主浮，善清上焦肺火，主治肺热咳嗽；子芩为生长年少的子根，体实而坚，质重主降，善泻大肠湿热，主治湿热泻痢腹痛。

## 黄连 Huánglián

*《神农本草经》*

【来源】为毛茛科植物黄连 *Coptis chinensis* Franch.、三角叶黄连 *Coptis deltoidea* C.Y. Cheng et Hsiao 或云连 *Coptis teeta* Wall. 的干燥根茎。以上三种分别习称"味连""雅连""云连"。主产于四川、云南、湖北等地。秋季采挖。干燥。生用、炒用或炙用。

【性能】苦，寒。归心、脾、胃、肝、胆、大肠经。

【功效】清热燥湿，泻火解毒。

【应用】

1. 用于湿热证　本品大苦大寒，清热燥湿作用显著。广泛用于多种湿热证，因主入中焦，长于清胃肠湿热，故多用于中焦湿热，为治疗湿热泻痢的要药。治湿热泻痢，轻者单用有效；若泻痢伴有腹痛，常与木香同用，如香连丸；若身热不解，泄泻下痢泻痢者，常与黄芩、葛根等，如葛根芩连汤；湿热中阻，气机失常，脘腹痞满、恶心呕吐，常配半夏、干姜等配伍，如半夏泻心汤。

2. 用于火热证　本品清热泻火之力着，可用于多种火热证，主入心、胃经，尤善清心火。治三焦热盛，高热烦躁，神昏谵语，每与黄芩、黄柏等配伍，如黄连解毒汤；治心火偏亢心烦失眠，常配朱砂、生地同用，如朱砂安神丸；若是心肾不交，夜不能寐者，每与肉桂同用，如交泰丸；治胃热呕吐，常配半夏、竹茹等，如黄连橘皮竹茹汤；治肝火犯胃，呕吐吞酸，常与吴茱萸配伍，如左金丸；胃火牙龈肿痛，常与升麻、生地同用，如清胃散。

3. 用于痈肿疮毒，湿疹湿疮，耳目肿痛　本品能泻火解毒、清热疗疮。治痈肿疔毒，常配黄芩、黄柏等，如黄连解毒汤；治皮肤湿疮，可用黄连制膏外用；治目赤肿痛，可与淡竹叶同用，如黄连汤。

4. 用于血热吐衄　本品善泻火凉血解毒。治热迫血行之吐血、衄血等，常与大黄、黄芩配伍，如泻心汤。

【处方用名】黄连、酒黄连、姜黄连、萸黄连。

【用法用量】煎服，2～5g。外用适量。黄连生用清热燥湿，泻火解毒；酒黄连善清上焦火热，用于目赤，口疮；姜黄连清胃和胃止呕，用于寒热互结，湿热中阻，痞满呕吐；萸黄连疏肝和胃止呕，用于肝胃不和，呕吐吞酸。

【使用注意】本品大苦大寒，脾胃虚弱者忌用。苦燥伤阴，阴虚津伤者慎用。

【知识拓展】

1.《新修本草》载："蜀道者粗大节平，味极浓苦，疗渴为最；江东者节如连珠，疗痢大善。"

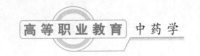

2. 本品主要含生物碱，主要成分为小檗碱、黄连碱、甲基黄连碱等。主要有抗菌、解热、抗炎、降血压、降血糖、抗肿瘤、利胆、抗胃溃疡等作用。现代用于病毒性心肌炎、萎缩性胃炎、消化性溃疡、糖尿病等疾患。

## 黄柏　Huángbó
### 《神农本草经》

【来源】为芸香科植物黄檗 *Phellodendron amurense* Rupr.、黄皮树 *Phellodendron chinense* Schneid. 的干燥树皮。前者习称"关黄柏"，后者习称"川黄柏"。关黄柏主产于辽宁、吉林、黑龙江等地。川黄柏主产于四川、贵州等地。剥取树皮，除去粗皮。晒干压平。生用或炙用、炒炭。

【性能】苦，寒。归肾、膀胱经。

【功效】清热燥湿，泻火解毒，除骨蒸。

【应用】

1. 用于下焦湿热诸证　本品味苦性寒，沉降，善清下焦湿热。治湿热泻痢腹痛，可与白头翁、黄连等同用，如白头翁汤；治湿热黄疸，与栀子、甘草配伍，如栀子柏皮汤；治湿热下注膀胱，小便短赤涩痛，常配滑石、木通等；治湿热下注，带下腥臭，常配芡实、莲子等，如易黄汤；治湿热所致足膝肿痛，多与牛膝、苍术配伍，如三妙丸。

2. 用于疮疡肿毒，湿疹湿疮　本品能清热燥湿、泻火解毒。治热毒疮疡，常与黄连、黄芩等配伍，外用可将本品研细末，加猪胆汁调敷；治湿疹湿疮，常配荆芥、苦参等，或用煎汁洗患处。

3. 用于骨蒸劳热，盗汗遗精　本品能泻相火、退虚热。治阴虚火旺、骨蒸潮热、遗精盗汗等，常配知母、地黄等，如知柏地黄丸，或配地黄、龟甲，如大补阴丸。

【处方用名】黄柏、盐黄柏、黄柏炭。

【用法用量】煎服，3～12g。外用适量。清热燥湿、泻火解毒宜生用，滋阴降火宜盐制用。

【使用注意】脾胃虚寒者慎用。

【知识拓展】

1.《本草衍义补遗》："檗皮，走手厥阴，而有泻火补阴之功。配细辛，治口疮有奇功。"

2. 本品主要含小檗碱及少量木兰碱、黄柏碱、掌叶防己碱等。主要有抗菌、利胆、利尿、降压、解热、降血糖等作用。现代用于黄疸性肝炎、急性胆囊炎、急慢性肠炎、尿路感染、糖尿病等疾患。

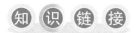

三黄（黄柏、黄芩、黄连），均为苦寒之品，以黄连为苦寒之最。均能清热燥湿、泻火解毒，用治湿热内盛或热毒炽盛之证。其中黄芩偏清上焦热，肺热咳嗽者多用，且能止血安胎；黄连偏泻心火而除烦，善止呕逆，中焦湿热、呕逆及心火亢旺、高热心烦者多用；黄柏偏泻肾火而除骨蒸，湿热下注诸证及骨蒸劳热者多用。

### 龙胆 Lóngdǎn
《神农本草经》

【来源】为龙胆科植物条叶龙胆 *Gentiana manshurica* Kitag.、龙胆 *Gentiana scabra* Bge.、三花龙胆 *Gentiana triflora* Pall. 或滇龙胆 *Gentiana rigescens* Franch. 的干燥根及根茎。前三种习称"龙胆"，主产于东北地区；后一种习称"坚龙胆"，主产于云南、四川等地。春、秋二季采挖。晒干。切段，生用。

【性能】苦，寒。归肝、胆经。

【功效】清热燥湿，泻肝胆火。

【应用】

1. 用于湿热黄疸，带下，湿疹瘙痒　本品苦能燥湿，寒能清热清火，主入肝胆，善清肝胆湿热及下焦湿热。治湿热黄疸，身黄尿赤，常配苦参，如苦参丸；治湿热下注，阴肿阴痒，带下腥臭，男子阴囊肿痛，湿疹瘙痒等，常配伍木通、泽泻等，如龙胆泻肝汤。

2. 用于肝火头痛，目赤肿痛，惊风抽搐　本品善泻肝火。治肝火头痛、目赤肿痛、口苦耳聋，常配柴胡、黄芩，如龙胆泻肝汤；治肝经热盛，热极生风之高热惊风、手足抽搐，常与牛黄、钩藤等配伍，如凉惊丸。

【用法用量】煎服，3～6g。外用适量。

【使用注意】脾胃虚寒者忌用；津伤阴亏者慎用。

【知识拓展】

1.《本草图经》："古方治疳多用之。"

2. 本品主要含环烯醚萜苷，主要成分为龙胆苦苷、樟芽菜苦苷等。主要有降血压、保肝、降低谷丙转氨酶、利胆、抗炎、抑杀疟原虫等作用。现代用于慢性乙型肝炎、高血压病、慢性前列腺炎、流行性乙型脑炎、带状疱疹等疾患。

## 苦参 Kǔshēn
### 《神农本草经》

【来源】为豆科植物苦参 *Sophora flavescens* Ait. 的干燥根。我国大部分地区均产。春、秋二季采挖。晒干。切厚片，生用。

【性能】苦，寒。归心、肝、胃、大肠、膀胱经。

【功效】清热燥湿，杀虫止痒，利尿。

【应用】

1. 用于湿热泻痢、黄疸、带下　本品苦寒，能清热燥湿，可用治多种湿热证，尤善清下焦湿热。治湿热蕴结肠胃，下痢腹痛泄泻，可单味应用，或配木香、甘草，如香参丸；治湿热下注、灼伤肠络，肠风便血、痔漏下血，常与地黄配伍，如苦参地黄丸；治湿热黄疸，多与茵陈、栀子等同用；治湿热带下，阴痒，可配黄柏、蛇床子等，内服或外洗。

2. 用于皮肤瘙痒，疥癣　本品能祛风杀虫，燥湿止痒。既可内服，又可外用，为皮肤病之常用药。治皮肤瘙痒，常配防风、荆芥内服，或配川椒、百部煎汤外洗；治疥癣瘙痒，单用苦参煎洗，或配蛇床子、黄柏等煎洗，如苦参汤，或配枯矾、硫黄制膏外涂。

3. 用于湿热淋痛，小便不通　本品能清热利尿。治湿热蕴结膀胱之小便不利，常与车前子、石韦等同用。

【用法用量】煎服，4.5～9g。外用适量。煎汤洗患处。

【使用注意】脾胃虚寒者慎用。不宜与藜芦同用。

【知识拓展】

1. 《神农本草经》："主心腹结气，癥瘕积聚，黄疸，溺有余沥，逐水，除痈肿，补中，明目止泪。"

2. 本品主要含多种生物碱，其主要成分为苦参碱、氧化苦参碱等。其煎剂、醇提物有不同程度的抑制肿瘤作用。对阴道滴虫、鞭毛虫有一定抑制作用。有抗炎作用。氧化苦参碱有抗过敏作用。现代用于滴虫性阴道炎、宫颈炎、中耳炎、蛲虫病等。

## 白鲜皮 Báixiānpí
### 《名医别录》

【来源】为芸香科植物白鲜 *Dictamnus dasycarpus* Turcz. 的干燥根皮。主产于辽宁、河北、四川等地。春、秋二季采挖根部，除去泥沙及粗皮，剥取根皮，切片，干燥。生用。

【性能】苦，寒。归脾、胃、膀胱经。

【功效】清热燥湿，祛风解毒。

【应用】

1. 用于湿热疮毒，湿疹，疥癣　本品苦寒，清热燥湿，祛风解毒而止痒。治疗湿热或热毒疮痈，带下等，常配伍黄柏、苦参等，内服、外洗均可；治湿疹、疥癣，皮肤瘙痒，常配苦参、地肤子等。

2. 用于湿热黄疸　本品燥湿，利胆退黄，常与茵陈同用治疗湿热黄疸。

3. 用于风湿热痹　本品清热燥湿，祛风除痹，可治疗风湿热痹，关节红肿热痛，常配伍防己、忍冬藤等。

【用法用量】煎服，5～10g。外用适量。

【使用注意】脾胃虚寒者慎用。

【知识拓展】

1.《本经》："主头风，黄疸，咳逆，淋沥，女子阴中肿痛，湿痹死肌，不可屈伸、起止、行步。"

2. 本品主含白鲜碱、葫芦巴碱、胆碱、白鲜内酯、白鲜醇、秦皮酮等。白鲜皮水浸液对多种致病真菌有抑制作用。白鲜碱小剂量有强心作用。水提物有抗炎作用。现代用于疥癣，皮肤痒疹，风湿痹痛，肝炎等疾患。

## 秦皮　Qínpí
### 《神农本草经》

【来源】为木犀科植物苦枥白蜡树 *Fraxinus rhynchophylla* Hance、白蜡树 *Fraxinus chinensis* Roxb.尖叶白蜡树 *Fraxinus szaboama* Lingelsh. 或宿柱白蜡树 *Fraxinus stylosa* Lingelsh. 的干燥枝皮或干皮。主产于辽宁、吉林、河北等地。春秋二季剥取。晒干。切丝。生用。

【性能】味苦、涩，寒。归肝、胆、大肠经。

【功效】清热燥湿，清肝明目，收涩止痢，止带。

【应用】

1. 用于热毒泻痢，湿热带下　本品苦寒，味涩收敛，能清热燥湿解毒，还能收敛涩肠止泻。治疗热毒泻痢，里急后重，可单用煎服或配伍黄连、黄柏等；治湿热下注，赤白带下，可配椿白皮、黄柏等同用。

2. 用于肝热目赤肿痛，目生翳膜　本品苦寒入肝经，善清肝火而明目，可煎水外洗，也可配伍夏枯草、菊花煎汤内服。

【用法用量】煎服，6～12g。或入丸剂；外用适量煎水洗。

【使用注意】脾胃虚寒者忌用。

【知识拓展】

1.《神农本草经》："除热，目中青翳白膜。"

2. 本品含马栗树皮素、秦皮素、生物碱等。秦皮煎剂对葡萄球菌、大肠杆菌、痢疾杆菌等有抑制作用；对甲型流感病毒、钩端螺旋体有抑制作用。现代用于细菌性痢疾、慢性支气管炎、百日咳、急性肝炎等疾患。

其他清热燥湿药见表6-1

# 第三节　清热解毒药

本类药物性味多属苦寒，能清解热毒或火毒。主要用于多种热毒证，如痈肿疔毒、丹毒、痄腮、热毒下痢、咽喉肿痛、虫蛇咬伤、癌肿、烧烫伤以及温热病等。因本类药物功效各异，应根据临床各种证候的不同表现及兼证，有针对性地选择药物。

本类药物药性寒凉，过量或久用易伤脾胃，宜中病即止。

## 金银花　Jīnyínhuā
### 《救荒本草》

【来源】为忍冬科植物忍冬 *Lonicera japonica* Thunb. 的干燥花蕾或带初开的花。主产于河南、山东、江西等地。夏初花开放前采摘。阴干。生用或炒炭用。

【性能】甘，寒。归肺、心、胃经。

【功效】清热解毒，疏散风热。

【应用】

1. 用于疮痈疔肿　本品性寒，能清热解毒、消散痈肿，为治各种热毒疮痈之要药。治疮痈初起，红肿热痛，可单用煎服，或配白芷、天花粉等同用，如仙方活命饮；治疗疮肿毒，坚硬根深者，常与野菊花、蒲公英等配伍，如五味消毒饮；治脱疽热毒内蕴，溃烂脓水淋漓，常配玄参、当归同用，如四妙勇安汤；治肠痈腹痛，常与地榆、玄参等同用，如清肠饮；治肺痈咳吐脓血，常配天花粉、鱼腥草等。

2. 用于外感风热，温病初起　本品轻扬透散，既能疏散肺经风热，又能清泄热毒。治外感风热或温病初起，常配伍连翘、薄荷等，如银翘散；治热入营血，神烦少寐，可与地黄、麦冬等配伍，如清营汤；本品亦能清解暑热，煎汤代茶饮，或用金银花露，或与鲜扁豆花、鲜荷叶等同用，如清络饮。

3. 用于热毒血痢　本品能清热解毒、凉血止痢。治热毒血痢，下痢脓血者，可单用或配伍白头翁、秦皮等同用。

【用法用量】煎服，6～15g。

【使用注意】脾胃虚寒或气虚疮疡脓稀者慎用。

【知识拓展】

1.《苏沈内翰良方》称:"可移根庭栏间,以备急。"

2. 本品含氯原酸、异氯原酸、木犀草素、忍冬苷等。主要有抗菌、抗内毒素、促进白细胞吞噬、提高淋巴细胞转化率、降血脂、抗早孕等作用。现代常用于流感、肺炎、细菌性痢疾等疾患。

**附药:忍冬藤**

为忍冬科植物忍冬干燥茎枝。性味甘,寒。归肺、胃经。功效清热解毒,疏风通络。善通利经络。用于热毒血痢,痈肿疮疡,风湿热痹,关节红肿热痛。煎服,9 ~ 30g。

## 连翘 Liánqiào
### 《神农本草经》

【来源】为木犀科植物连翘 *Forsythia suspensa*(Thunb.)Vahl 的干燥果实。主产于山西、河南等地。秋季果实初熟尚带绿色时采收,除去杂质,蒸熟,晒干,习称"青翘";果实熟透时采收,晒干,除去杂质,习称"老翘"。筛去种子作连翘心用。晒干,生用。

【性能】苦,微寒。归肺、心、小肠经。

【功效】清热解毒,消肿散结,疏散风热。

【应用】

1. 用于疮痈肿毒,瘰疬结核　本品苦寒,能清热解毒、消肿散结,善治热毒疮疡,被称为"疮家圣药"。治疮痈初起,红肿未溃,常与蒲公英、皂角刺等同用,如加减消毒饮;治疮疡溃烂,红肿脓出不畅,常与天花粉、牡丹皮同用;治瘰疬痰核,多与夏枯草、玄参等同用。

2. 用于外感风热,温病初起　本品内清热毒,外散风热。治外感风热、温病初起的发热、咽痛口渴,常与金银花、薄荷等配伍,如银翘散;治热入营血,神昏舌绛,则与黄连、地黄等同用,如清营汤;治热陷心包,高热、神昏谵语,常与莲子心等配伍。

3. 用于热淋涩痛　本品还能清心利尿通淋。治湿热蕴结之小便不利,常配车前子、竹叶等。

【用法用量】煎服,6 ~ 15g。

【使用注意】脾胃虚寒或气虚疮疡脓稀者慎用。

【知识拓展】

1.《本草经疏》:"痈疽已溃勿服,大热由于虚者勿服,脾胃薄弱易于作泄者勿服。"

2. 本品含挥发油,其主要成分为 β - 蒎烯、α - 蒎烯等。主要有抗菌、抑制炎性渗出、解热、镇吐、利尿等作用。现代用于神经性呕吐、口腔溃疡、急性传染性肝炎、过敏性紫癜、便秘等疾患。

知识链接

金银花与连翘,两者皆为性寒之品,都既能清热解毒而清里热,又能透热达表而透表热,以及解疮毒之功。故两者相须,常同用于温热病的卫气营血各个阶段,以及疮痈疖肿等热毒壅盛的病证。金银花凉散风热优于连翘,连翘解毒消痈优于金银花,素有"疮家圣药"之称。

## 板蓝根 Bǎnlángēn
《本草纲目》

【来源】为十字花科植物菘蓝 *Isatis indigotica* Fort. 的干燥根。主产于河北、江苏、浙江等地。秋季采挖。晒干。切厚片,生用。

【性能】苦,寒。归心、胃经。

【功效】清热解毒,凉血利咽。

【应用】

1. 用于外感发热,温病初起,咽喉肿痛  本品苦寒,善解毒散结、凉血利咽。治外感发热或温病初起,头痛咽痛,常与金银花、石膏等同用。

2. 用于大头瘟疫,丹毒痄腮  本品能清热解毒之力甚强。治大头瘟疫,头面红肿、咽喉不利,丹毒痄腮,每与黄连、黄芩等配伍为用,如普济消毒饮。

【用法用量】煎服,9～15g。

【使用注意】脾胃虚寒者忌用。

【知识拓展】

1.《本草便读》:"板蓝根即靛青根,其功用性味与靛青叶同,能入肝胃血分,不过清热、解毒、辟疫、杀虫四者而已。但叶主散,根主降,此又同中之异耳。"

2. 本品含靛蓝、靛玉红、板蓝根乙素及丙素与丁素等。主要有抗菌、抗流感病毒、增强免疫功能等作用。现代用于传染性肝炎、流行性乙型脑炎、传染性单核细胞增多症、带状疱疹等疾患。

## 大青叶 Dàqīngyè
《唐本草》

【来源】为十字花科草本菘蓝 *Isatis indigodica* Fort. 的干燥叶。主产于江苏、安徽、河北、浙江等地。夏、秋二季采收。晒干。生用或鲜用。

【性能】苦,寒。入心、胃经。

【功效】清热解毒，凉血消斑。

【应用】

1. 用于温毒发斑　本品苦寒，既走气分又入血分，为气血两清之品。治温病热入营血的高热神昏发斑，常配伍地黄、栀子同用；治疗风热表证或温病初起的发热头疼，咽痛口渴，常配伍金银花、牛蒡子等。

2. 用于丹毒，咽喉肿痛，口疮，肿毒等　本品苦寒，入心、胃经，既清心、胃实火，又解瘟疫时毒，有解毒利咽、凉血消肿之功。治心、胃火盛，疫毒上攻的咽喉肿痛、口疮、喉痹，常配栀子、大黄同用；治丹毒，可鲜品捣烂外敷，或配紫花地丁、蒲公英等煎汤内服。

【用法用量】煎服，9～15g。外用适量。

【知识拓展】

1.《别录》："疗时气头痛，大热，口疮。蓝叶汁，杀百药毒，解狼毒，射罔毒。"

2. 本品主含靛蓝、靛玉红、菘蓝苷等。有广泛的抗病原微生物作用，煎剂对金黄色葡萄球菌、肺炎球菌、大肠杆菌、流感杆菌等多种致病菌有抑制作用；对流感病毒、腮腺炎病毒等也有抑制作用。现代用于流感、肺炎、流行性乙型脑炎等疾患。

## 青黛　Qīngdài
### 《本草纲目》

【来源】为十字花科植物松蓝 *Isatis indigotica* Fort.、爵床科植物马蓝 *Baphicacanthus cusia*（Nees）Bremek.、蓼科植物蓼蓝 *Polygonum tinctorium* Ait. 等叶或茎叶经加工制得的干燥粉末或团块。主产于福建、浙江、江苏等地。福建所产品质最优，称"建青黛"。夏秋季采收以上植物的茎叶，加水浸泡，至叶腐烂，叶落脱皮时，捞去茎叶，加适量石灰乳充分搅拌，至浸液色转为深红色时，捞取液面泡沫状物，晒干。研细用。

【性能】咸，寒。归肝经。

【功效】清热泻火，凉血解毒，定惊

【应用】

1. 用于痄腮喉痹，疮痈丹毒　本品能泻火凉血解毒。治痄腮喉痹，配伍冰片少许调敷，或配黄芩、板蓝根等煎汤内服；治热毒疮痈丹毒，常配蒲公英、紫花地丁等。

2. 用于温毒发斑，血热吐衄　本品咸寒，入肝经血分，能凉血解毒，治温毒发斑，常配石膏、生地黄等同用，如青黛石膏汤；血热吐血衄血，常与生地黄、白茅根等配伍。

3. 用于痰热咳血　本品有清肝泻肺之功。治肝火犯肺，咳嗽胸痛，痰中带血，轻者与海蛤粉同用，如黛蛤散；重者可配瓜蒌、牡丹皮等同用。

4. 用于高热惊风　本品能清肝火，定惊痫。常配钩藤、牛黄等同用，如凉惊丸。

【用法用量】入丸、散，1.5～3g。外用适量。

【使用注意】胃寒者慎用。

【知识拓展】

1.《本草纲目》："去热烦，吐血，咯血，斑疮，阴疮，杀恶虫。"

2.本品主含靛玉红，靛蓝，色氨酮，青黛酮，靛红等。煎剂对金色葡萄球菌、痢疾杆菌等有抗菌作用。靛玉红有抗肿瘤作用；靛蓝可增强干细胞的抗损伤作用。现代用于慢性粒细胞学白血病、腮腺炎、传染性肝炎、小儿肺炎等疾患。

## 绵马贯众　Miánmǎguànzhóng
### 《神农本草经》

【来源】为鳞毛蕨科植物粗茎鳞毛蕨 *Dryopteris crassirhizoma* Nakai 的带叶柄基部的干燥根茎。主产于辽宁、吉林、黑龙江等地。秋季采挖。晒干。生用或炒炭用。

【性能】苦，微寒；有小毒。归肝、胃经。

【功效】清热解毒，杀虫。

【应用】

1.用于风热表证，温毒发斑，痄腮　本品清气分邪热，又清血分之热毒。治风热感冒、斑疹、痄腮等，可单用，或与金银花、板蓝根等配伍为用。

2.用于虫积腹痛　本品能杀虫，可治多种肠道寄生虫病如绦虫，常配槟榔、雷丸等同用；治蛔虫腹痛，常与使君子、苦楝皮等配伍；治钩虫，常配榧子、槟榔等同用；治蛲虫，以本品煎汁清洗肛门周围，临睡前用效佳。

【处方用名】贯众、贯众炭。

【用法用量】煎服，4.5～9g。清热解毒及杀虫宜生用；止血宜炒炭用。

【使用注意】有小毒，不可过量。脾胃虚寒者及孕妇慎用。服用本品时忌油腻。

【知识拓展】

1.《神农本草经》："此草叶似凤尾，其根一本而众枝贯之，故草名凤尾草，根名贯众。"

2.本品主含绵马酸类、黄绵马酸类等。对各型流感病毒有不同程度的抑制作用，有一定抑菌作用。有较强驱虫作用，尤对绦虫有强烈毒性，可使绦虫麻痹而排出。能明显收缩子宫。还有止血、保肝、抗早孕、抗肿瘤等作用。现代用于流感、绦虫、子宫功能性出血、麻疹等。

## 蒲公英　Púgōngyīng
### 《新修本草》

【来源】为菊科植物蒲公英 *Taraxacum mongolicum* Hand. Mazz.、碱地蒲公英 *Taraxacum*

*Sinicum* Kitag. 或同属数种植物的干燥全草。全国各地均产。夏至秋季花初开时采收。晒干生用。

【性能】苦、甘，寒。归肝、胃经。

【功效】清热解毒，消肿散结，利尿通淋。

【应用】

1. 用于疮痈，乳痈，内痈　本品苦寒，善清解热毒、消痈散结。入肝经，能通乳络，善治乳痈，为治疗乳痈的要药。可捣烂外敷，或配伍瓜蒌、连翘等煎汤内服；治热毒疮痈，常与金银花、紫花地丁等配伍，如五味消毒饮；治肠痈腹痛，常配大黄、牡丹皮等；治肺痈吐脓，常与鱼腥草、芦根等同用。

2. 用于热淋，黄疸　本品能清利湿热，利尿通淋。治热淋涩痛，常与金钱草、车前子等同用；治湿热黄疸，常与茵陈、大黄等同用。

此外，本品还有清肝明目的作用，用治肝火上炎之目赤肿痛。可单用取汁点眼，或浓煎内服，亦可与夏枯草、菊花等同用。

【用法用量】煎服，10～15g。外用适量。

【使用注意】大量可致缓泻。

【知识拓展】

1.《唐本草》:"主妇人乳痈肿。"

2. 本品全草主含蒲公英甾醇、胆碱、菊糖、果胶等成分。主要有利尿、缓泻、退黄疸、利胆等作用。现代用于急性乳腺炎、淋巴腺炎、急性结膜炎、胃炎、肝炎、胆囊炎、尿路感染等。

### 紫花地丁　Zǐhuādìdīng
#### 《本草纲目》

【来源】为堇菜科植物紫花地丁 *Viold yedoensis* Makino 的干燥全草。主产于江苏、浙江、安徽等地。春、秋二季采收。鲜用，或晒干生用。

【性能】苦、辛，寒。归心、肝经。

【功效】清热解毒，凉血消肿。

【应用】

1. 用于疮痈疔肿，乳痈，肠痈　本品苦寒，能清热解毒，凉血消肿，消痈散结，为治痈肿疔毒之常用药。治热毒疮痈肿毒，可配金银花、紫花地丁等，如五味消毒饮；治乳痈，常与蒲公英等配伍，内服外敷均可；治肠痈，可与大血藤、白花蛇舌草等同用。

2. 用于毒蛇咬伤　本品能解蛇毒。治毒蛇咬伤，常用鲜品捣汁内服，或与鲜半边莲、鲜野菊花等，捣烂外敷。

【用法用量】煎服，15～30g。外用适量。

【使用注意】体质虚寒者忌服。

【知识拓展】

1.《普济方》："乡村篱落生者，夏秋开小白花，如铃儿倒垂，叶微似木香花之叶。此与紫花者相戾，恐别一种也。"

2. 本品主含甙类、黄酮类等。主要有抗病毒，还有消肿消炎等作用。现代用于急性扁桃体炎、肺炎等。

## 穿心莲 Chuānxīnlián
### 《岭南采药录》

【来源】为爵床科植物穿心莲 *Andrographis paniculata*（Burm. f.）Nees 的干燥地上部分。主产于广东、广西、福建等地。秋初茎叶茂盛时采收。晒干。切段，生用。

【性能】苦，寒。归心、肺、大肠、膀胱经。

【功效】清热解毒，凉血，消肿。

【应用】

1. 用于温病初起，肺热咳嗽，肺痈等　本品苦寒，善清热解毒，长于清肺热。治温病初起或外感风热，可单用，如穿心莲片，或与金银花、连翘等同用；治肺热咳嗽，常配伍黄芩、瓜蒌等同用；治肺痈咳吐脓血，常与鱼腥草、芦根等配伍；治咽喉肿痛，口舌生疮，可单味应用，亦可配伍板蓝根、牛蒡子等同用。

2. 用于痈肿疮毒，毒蛇咬伤　本品能消散痈肿，解蛇毒。治热毒疮痈，常与野菊花、紫花地丁等配伍；治蛇虫咬伤，可捣烂外敷，或与白花蛇舌草、半边莲等水煎服。

3. 用于湿热泻痢，湿疹瘙痒，热淋　本品味苦燥湿，性寒清热，能清热燥湿止痢。治湿热泻痢，常配伍马齿苋、黄连等；治湿疹瘙痒，可用研末，甘油调外敷；治膀胱湿热之小便淋漓涩痛，常与车前子、白茅根等配伍。

【用法用量】煎服，6～9g。煎剂易致呕吐，故多作丸、散、片剂服用。外用适量。

【使用注意】不宜多服久服，脾胃虚寒者不宜用。

【知识拓展】

1.《岭南采药录》："能解蛇毒，又能理内伤咳嗽。"

2. 本品主含二萜内酯化合物、穿心莲内酯、14- 脱氧 -11- 氧化穿心莲内酯、14- 脱氧 -11，12- 二去氢穿心莲内酯类。具有护肝、利胆、抑制 DNA 合成、抑制细胞增殖、抗肿瘤等多种作用。现代用于治急性菌痢，胃肠炎，胆囊炎，肝癌等疾患。

## 重楼　Chónglóu
### 《神农本草经》

【来源】本品为百合科草本植物云南重楼 *Paris polyphylla* Smith var.yunnanensis（Franch.）Hand.–Mazz. 或七叶一枝花 *Paris polyphylla* Smith var,chinensis（Franch.）Hara 的干燥根茎。主产地四川、云南、贵州等地。秋季采挖，除去须根，洗净，晒干。

【性能】苦，微寒；有小毒。归肝经。

【功效】清热解毒，消肿止痛，凉肝定惊。

【应用】

1. 用于痈肿疔疮，咽喉肿痛，毒蛇咬伤　本品苦寒，有清热解毒之功，为治痈肿疔毒，毒蛇咬伤之要药。治痈肿疔毒，可单用研末，醋调外敷，也可配黄连、金银花等同用，如夺命丹；治咽喉肿痛，痄腮，喉痹等，常与连翘、板蓝根同用；治毒蛇咬伤，常与半边莲等配伍，煎汤内服，鲜品捣烂外敷。

2. 用于跌打损伤，瘀血肿痛　可单用研末冲服，或配伍三七、自然铜等同用。

3. 用于小儿惊风抽搐　本品苦泄清肝，息风定惊。治疗小儿惊风抽搐，常与钩藤、蝉蜕等同用。

【用法用量】煎服，3～9g。外用适量，捣敷或研末调涂患处。

【使用注意】有小毒，用量不宜过大。体虚、无实热火毒者、孕妇及阴证疮疡忌用。

【知识拓展】

1.《本草纲目》："蛇虫之毒，得此治之即休，故有蚤休、螫休诸名。重台、三层，因其叶状也。金线重楼，因其花状也。"

2. 本品主含多种皂苷，如薯蓣皂苷、蚤休皂苷、七叶一枝花皂苷，另含 β-蜕皮激素、胡萝卜甙等。有广谱抗菌作用，对痢疾杆菌、伤寒杆菌、大肠杆菌、金黄色葡萄球菌脑膜炎双球菌等有抑制作用，对流感病毒有较强抑制作用，还有抗蛇毒、镇静镇痛、止血、抗肿瘤等作用。现代用于流行性腮腺炎、急性扁桃体炎、子宫出血、肿瘤等疾患。

## 漏芦　Lóulú
### 《神农本草经》

【来源】为菊科植物祁州漏芦 *Rhaponticum uniflorum*（L.）DC. 的干燥根。主产河北、辽宁、山西等地。春，秋季采挖，除去残茎及须根，洗净泥土，润透，切厚片，晒干，置通风干燥处。

【性能】苦，寒。归胃经。

【功效】清热解毒，消痈，下乳，舒筋通脉

【应用】

1. 用于乳痈肿痛，瘰疬疮毒　本品苦寒，善清热解毒，消痈散结，又能通经下乳，为治乳痈之要药。治乳痈，常与瓜蒌、蒲公英等同用，如漏芦散；若疮痈初起，红肿热痛，常配连翘、大黄等同用；痰火郁结，瘰疬欲破者，可与海藻、玄参等同用。

2. 用于乳房胀痛，乳汁不下　本品又能通经下乳，为产后乳汁不通的常用药。常与穿山甲、王不留行等配伍。

3. 用于湿痹手足拘挛　本品性善通利，有舒筋通脉活络之功，常与地龙配伍，如古圣散。

【用法用量】煎服，5～9g。外用，研末调敷或煎水洗。

【使用注意】正虚体弱、疮面平塌者及孕妇慎用或忌用。

【知识拓展】

1.《神农本草经》："主治皮肤热毒，恶疮疽痔，湿痹，下乳汁。"

2. 本品主含漏芦甾酮、蜕皮甾酮等。有降血脂、抗动脉粥样硬化的作用，对多种真菌有不同程度抑制作用。现代用于乳汁不通、蛋白尿乳腺囊性增生等疾患。

## 土茯苓　Tǔfúlíng
### 《滇南本草》

【来源】为百合科多年生光叶菝葜 *Smilax glabra* Roxb. 的干燥根茎。长江流域以南各省均有分布。夏、秋季采挖。晒干。切薄片，生用。

【性能】甘、淡，平。入肝、胃经。

【功效】解毒，除湿，通利关节。

【应用】

1. 用于梅毒　本品解毒利湿，通利关节，解汞毒，尤适合梅毒或梅毒因服汞剂中毒而致肢体拘挛，为治梅毒要药。梅毒初起，可单味大剂量煎服；若肢体拘挛，配伍薏苡仁、木瓜等同用。

2. 用于淋浊带下，湿疹瘙痒　本品甘淡渗利，能除湿热，解蕴毒。治热淋，常与木通、车前子等配伍；湿热带下，常配伍黄柏、苦参等同用；湿疹瘙痒，可配地肤子、蛇床子等。

【用法用量】煎服，15～60g。外用适量。

【使用注意】肝肾阴虚者慎服。服药时忌茶。

【知识拓展】

1.《本草再新》："祛湿热，利筋骨。"

2. 本品主含皂苷、鞣质、树脂及落新妇苷等。所含落新妇苷有明显的利尿、镇痛、抗肿瘤、抗棉酚毒性等作用。对金黄色葡萄球菌、溶血性链球菌、大肠杆菌、痢疾杆菌等均有抑制作用。现代用于急性细菌性痢疾、牛皮癣、急慢性肾炎、颈淋巴结炎、恶性肿瘤等病。

## 鱼腥草 Yúxīngcǎo
### 《名医别录》

【来源】为三白草科植物蕺菜 *Houttynia cordata* Thunb. 的新鲜全草或干燥地上部分。主产于长江以南各省。夏季茎叶茂盛花穗多时采收。晒干。生用。

【性能】辛，微寒。归肺经。

【功效】清热解毒，消痈排脓，利尿通淋。

【应用】

1. 用于肺痈吐脓，痰热咳嗽 本品辛，寒，主入肺经，善清泻肺热。治肺痈咳吐脓血，常与桔梗、芦根等同用；治痰热咳嗽，痰黄稠气急，多与黄芩、浙贝母等配伍。

2. 用于热毒疮痈 本品能清热解毒、消肿散痈。治热毒疮痈，红肿热痛，常与金银花、连翘等同用，亦可用鲜品捣烂外敷。

3. 用于热淋 本品能清热除湿、利尿通淋。治热淋小便涩痛，常与车前草、海金沙等配伍。

【用法用量】15～25g，不宜久煎；鲜品用量加倍，水煎或捣汁服。外用适量，捣敷或煎汤熏洗患处。

【知识拓展】

1.《滇南本草》："治肺痈咳嗽带脓血，痰有腥臭，大肠热毒，疗痔疮。"

2. 本品主含挥发油，其有效成分为癸酰乙醛、月桂醛、月桂烯等。主要有抗菌、抗炎、镇咳、平喘等作用。现代用于百日咳、小儿急性荨麻疹、急性角膜炎、癌性胸水、钩端螺旋体病等疾患。

## 大血藤 Dàxuèténg
### 《本草图经》

【来源】为木通科植物大血藤 *Sargentodoxa cuneata* ( Oliv. ) Rehd. et Wils. 的干燥藤茎。又称红藤。主产于江西、湖北、湖南等地。秋、冬二季采收，除去侧枝，截段，干燥。切厚片，生用。

【性能】苦，平。归大肠、肝经。

【功效】清热解毒，活血，祛风止痛。

【应用】

1. 用于肠痈，疮疡 本品苦平，擅长清热解毒、消痈止痛，主入大肠经，为治疗肠痈的要药。治肠痈腹痛，常与金银花、连翘等配伍，如红藤煎。治热毒疮痛，多与金银花、连翘等配伍。

2. 用于跌打损伤，经行腹痛，风湿痹痛　本品能活血祛瘀、通络止痛。治跌打损伤，瘀肿疼痛，常与续断、赤芍等同用。治痛经经闭，常与当归、香附等配伍。治风湿痹痛，关节不利，可与独活、防风等同用。

【用法用量】煎服，9～15g。

【知识拓展】

1.《本草图经》："攻血，治血块。"

2. 本品主含大黄素、大黄甲醚、胡萝卜甙、红藤多糖等。对金黄色葡萄球菌、大肠杆菌、乙型链球菌等有抑制作用；另还有抗炎、抗肿瘤等作用。现代用于多种感染性疾病，包括外伤感染、疖、痈、丹毒、上呼吸道感染等疾患。

## 败酱草　Bàijiàngcǎo
### 《神农本草经》

【来源】为败酱科植物黄花败酱 *Patrinia scabiosaefolia* Fisch.、白花败酱 *Patrinina. villosa* Juss. 的干燥全草。全国大部分地区均产。夏季花开前采收。鲜用或阴干，生用。

【性能】辛、苦，微寒。归胃、大肠、肝经。

【功效】清热解毒，消痈排脓，祛瘀止痛。

【应用】

1. 用于内外诸痈　本品苦辛寒，能清热解毒，消痈排脓，主入大肠经，为治肠痈腹痛的要药。肠痈初起，常配伍大血藤、牡丹皮等；若肠痈脓成，常与薏苡仁、附子同用，如薏苡附子败酱散；肺痈咳吐脓血，常配桔梗、鱼腥草等；治疮痈肿痛，可单味煎汤顿服，或用鲜品捣烂外敷。亦可与金银花、连翘等同用。

2. 用于产后腹痛　本品能活血祛瘀，通经止痛。治产后瘀阻腹痛，可与香附、当归等同用。

【用法用量】煎服，6～15g。外用适量。

【使用注意】脾胃虚弱者慎用。

【知识拓展】

1.《神农本草经》："味苦，平。主暴热火创、赤气，疥瘙，疽痔，马鞍热气。一名鹿肠。"

2. 黄花败酱含挥发油、黄花败酱苷、生物碱等。白花败酱含白花败酱苷、挥发油等。黄花败酱对金黄色葡萄球菌、白色葡萄球菌、类白喉杆菌有轻度抑制作用；其乙醇浸膏或挥发油有镇静作用；能促进肝细胞再生。白花败酱的提取物对流感病毒有抑制作用。现代用于肠炎、痢疾、急性扁桃体炎、肺炎、急性阑尾炎等疾患。

知 识 链 接

墓头回　为败酱科植物异叶败酱 *Patrinia heterophylla* Bunge 或糙叶败酱的 *P. scabra* Bunge 的根。主产山西、河南、河北、广西等地。秋季采挖，去净泥土，晒干。味辛、苦，性微寒。效用与败酱草相似，兼有止血、止带之功，多用治崩漏下血、赤白带下等证。用法用量同败酱草。

### 射干　Shègān
《神农本草经》

【来源】为鸢尾科植物射干 *Belamcanda chinensis*（L.）DC. 的干燥根茎。主产于湖北、河南、江苏、安徽等地。春初刚发芽或秋末茎叶枯萎时采挖。晒干。切片，生用。

【性能】苦，寒。归肺经。

【功效】清热解毒，消痰，利咽。

【应用】

1. 用于咽喉肿痛　本品苦寒，能清热毒、利咽喉。治热毒咽喉肿痛，痰火郁结，可单用内服煎汤，如射干汤；也可配伍升麻、甘草等同用。

2. 用于痰壅咳喘　本品苦寒，入肺经，能清肺祛痰。治肺热咳嗽，痰稠色黄，常与桑白皮、马兜铃等配伍，如射干兜铃汤；治寒痰咳喘，痰多清稀，与麻黄、细辛等同用，如射干麻黄汤。

【用法用量】煎服，3～10g。

【使用注意】本品苦寒，脾虚便溏者不宜使用。

【知识拓展】

1.《滇南本草》："治咽喉肿痛，咽闭喉风，乳蛾，疟腮红肿，牙根肿烂，攻散疮痈一切热毒等症。"

2. 本品含鸢尾黄酮、鸢尾黄酮苷、射干酮等。研究表明其对流感病毒、疱疹病毒、致病性皮肤真菌有较强的抑制作用。另有抗炎、解热、镇痛及利尿作用。现代用于治疗支气管炎、扁桃腺炎、乳糜尿等疾患。

### 山豆根　Shāndòugēn
《开宝本草》

【来源】为豆科植物越南槐 *Sophora tonkinensis* Gapnep. 的干燥根及根茎。又名广豆

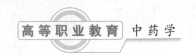

根。主产于广西。秋季采挖。晒干。切片，生用。

【性能】苦，寒；有毒。归肺、胃经。

【功效】清热解毒，消肿利咽。

【应用】

1. 用于咽喉肿痛　本品苦寒，善清解热毒、利咽消肿。治热毒蕴结，咽喉肿痛，轻者可单用；重者可配伍连翘、桔梗等，如清凉散；治乳蛾喉痹，可与射干、天花粉等同用，如山豆根汤。

2. 用于牙龈肿痛　本品苦寒，入胃经，能清胃热。治胃火炽盛，牙龈肿痛，口舌生疮，可单用煎汤漱口，或与黄连、石膏等同用。

此外，本品还可用治湿热黄疸，肺热咳嗽，疮痈肿毒等。

【用法用量】煎服，3～6g。

【使用注意】本品有毒，过量服用易引起呕吐、腹泻、胸闷、心悸等，故用量不宜过大。脾胃虚寒者慎用。

【知识拓展】

1.《开宝本草》："主解诸药毒，止痛。消疮肿毒，急黄发热咳嗽，杀小虫。"

2. 本品主要含槐果碱、苦参碱、氧化苦参碱等生物碱。具有抗癌及抑制白血病细胞作用；能增加心肌收缩力，显著增加冠脉流量；还有升高白细胞、抗感染、保肝等作用。现代用于治疗肿瘤、咽喉肿痛等疾患。

**附药：北豆根**

为防己科植物蝙蝠葛的干燥根茎。为北方地区所习用。性味苦，寒；有小毒。功能清热解毒，祛风止痛，用于咽喉肿痛，热毒泻痢，风湿痹痛。3～10g。煎服。脾胃虚寒者不宜使用。

**马勃**　Mǎbò
*《名医别录》*

【来源】为灰包科脱皮马勃属植物脱皮马勃 *Lasiosphaera fenzlii* Reich.、大马勃 *Calvatia gigantea*（Batach ex Pers.）Lloyd 或紫色马勃 *Calvatia lilacina*（Mont.et Berk）Lloyd 的干燥子实体。主产于于河北、内蒙古、陕西等地。秋季子实体刚成熟时采集，去净泥沙，晒干。

【性能】辛，平。归肺经。

【功效】清热解毒，利咽。

【应用】

1. 用于咽喉肿痛，咳嗽失音　本品能解毒利咽，为治咽痛音哑之要药。又能止血敛疮，故对喉疾有出血和溃烂者尤为适宜。治咽喉肿痛，可单用研末含咽，或配伍板蓝根、连翘等同用；治肺热咳嗽失音，常与桔梗、蝉蜕等同用。

2. 用于血热吐衄，外伤出血　单用或配伍凉血止血药同用；治外伤出血，可用马勃粉撒敷伤口。

【用法用量】煎服，2～6g。外用适量，敷患处。

【使用注意】风寒伏肺咳嗽失音者禁服。

【知识拓展】

1.《圣惠方》："治咽喉肿痛，咽物不得：蛇蜕一条（烧令烟尽），马勃一分。上药细研为散，以绵裹一钱，含咽津。"

2. 本品主含马勃素、麦角甾醇磷酸铂及亮氨酸、酪氨酸等多种氨基酸。可产生机械性止血作用，对金黄色葡萄球菌、绿脓杆菌、肺炎杆菌、变形杆菌有抑制作用，还有抗肿瘤作用。现代用于鼻出血、咽喉炎、扁桃体炎、上呼吸道感染等疾患。

## 白头翁　Báitòuwēng
### 《神农本草经》

【来源】为毛茛科植物白头翁 *Pulsatilla chinensis*（Bge.）Regel 的干燥根。全国大部分地区均产。春、秋二季采挖。晒干。切薄片，生用。

【性能】苦，寒。归胃、大肠经。

【功效】清热解毒，凉血止痢。

【应用】

1. 用于热毒血痢　本品苦寒，主入大肠经，能清热解毒，凉血止痢，尤善清胃肠湿热及血分热毒，为治热毒血痢的要药。治热毒血痢，里急后重，下痢脓血，可单用，或与黄连、黄柏配伍，如白头翁汤；治产后下痢，常与阿胶、黄柏同用；治赤痢下血，日久不愈，腹中冷痛，可与干姜、赤石脂等同用。

2. 用于湿热下注的阴痒带下　可与秦皮配伍，煎汤外洗。

【用法用量】煎服，9～15g。外用适量。

【使用注意】虚寒泻痢者忌服。

【知识拓展】

1.《伤寒蕴要》："热毒下痢紫血鲜血者宜之。"

2. 本品主含原白头翁素、白头翁素、白头翁皂苷等。主要对金黄色葡萄球菌、痢疾杆菌、绿脓杆菌、伤寒杆菌、结核杆菌有抑制作用。白头翁煎剂及白头翁皂苷有明显抗阿米巴原虫的作用；对阴道滴虫有杀灭作用。现代用于阿米巴痢疾、滴虫性阴道炎等疾患。

（其他清热解毒药见表6-1）

# 第四节 清热凉血药

本类药多为甘苦咸寒之品。具有清解营分、血分热的作用。主要用于营血、血分之实热证。若温热病热入营血，心神被扰，身热心烦、舌红绛脉细数，甚则神昏谵语；热入血分，扰乱心神，热盛迫血，吐血衄血、尿血便血、斑疹紫暗、躁扰不宁、甚则昏迷。本类药物部分药物又可滋阴生津，用治热病伤阴口渴等证。

## 地黄 Dìhuáng
《神农本草经》

【来源】为玄参科植物地黄 *Rehmannia glutinosa* Libosch. 的新鲜或干燥块根。主产于河南，为"四大怀药"之一。秋季采收，鲜用；或烘焙至约八成干。前者习称"鲜地黄"，后者习称"生地黄"。切片，生用。

【性能】甘，寒。归心、肝、肾经。

【功效】清热凉血，养阴生津。

【应用】

1. 用于热入营血，温毒发斑　本品甘寒，能清热凉血，养阴生津。治温热病热入营分，身热口干，神昏舌绛者，常与玄参、金银花等配伍，如清营汤；治热病后期，余热未清，夜热早凉，常与青蒿、知母等配伍，如青蒿鳖甲汤。

2. 用于吐血衄血，便血崩漏，热毒斑疹　本品寒凉，主入心肝血分，能凉血止血。治血热妄行之吐血衄血，便血崩漏，常与艾叶、荷叶同用，如四生丸；治热毒斑疹，色紫暗，常与玄参、紫草等配伍。

3. 用于热病口渴，内伤消渴，肠燥便秘　本品甘寒，善清热养阴、生津润燥。治热病伤津，舌红口干，常与沙参、麦冬等同用；治内伤消渴，常与葛根、天花粉等同用，如玉泉散。若热伤津液，大便秘结，常与玄参、麦冬配伍，如增液汤。

【处方用名】地黄、鲜地黄、生地黄。

【用法用量】煎服，10～15g。鲜品养阴力弱，清热凉血生津力强。

【使用注意】脾虚大便溏薄者不宜用。

【知识拓展】

1.《珍珠囊》："大补血虚不足，通血脉，益气力。"

2. 本品主要含环烯醚萜、单萜及其苷类。主要有降压、抗炎、镇静、利尿、降血糖及保肝等作用。现代用于原发性血小板减少性紫癜、红斑狼疮性肢痛、席汉氏综合征、神经性皮炎、糖尿病等。

## 玄参 Xuánshēn
### 《神农本草经》

【来源】为玄参科植物玄参 *Scrophularia ningpoensis* Hemsl. 的干燥根。主产于浙江。冬季茎叶枯萎时采挖。晒或烘至半干，堆放 3～6 天，反复数次至干燥。切片，生用。

【性能】甘、苦、咸，微寒。归肺、胃、肾经。

【功效】清热凉血，滋阴降火，解毒散结。

【应用】

1. 用于温热病热入营血证　本品苦寒，能清热凉血、泻火解毒。治温热病热入营血，身热口干，神昏舌绛，常配伍地黄、连翘等，如清营汤；治热入心包，神昏谵语，常配伍莲子心、竹叶卷心等，如清宫汤；治温热病气血两燔，高热发斑，常与石膏、知母等同用，如化斑汤。

2. 用于咽喉肿痛，瘰疬痰核，脱疽　本品咸寒，能泻火解毒、软坚散结。治热毒壅盛，咽喉肿痛、大头瘟疫，常与连翘、板蓝根、黄芩等同用，如普济消毒饮；治瘰疬痰核，常配牡蛎、浙贝母，如消瘰丸；治热毒炽盛之脱疽，常与金银花、当归同用，如四妙勇安汤；治阴虚火旺，咽喉肿痛，可与地黄、麦冬等同用，如养阴清肺汤。

3. 用于热病伤阴，舌绛烦渴，阴虚发热，消渴便秘　本品甘寒质润，滋阴降火、生津润燥。治热病伤阴，舌绛烦渴，可与地黄、天冬等配伍；治肺肾阴虚，骨蒸劳嗽，可与地黄、百合等配伍，如百合固金汤；治津伤便秘，多与地黄、麦冬配伍，如增液汤。

【用法用量】煎服，9～15g。

【使用注意】脾虚大便溏薄者不宜用。不宜与藜芦同用。

【知识拓展】

1.《本草纲目》："肾水受伤，真阴失守，孤阳无根，发为火病，法宜壮水以制火，故玄参与地黄同功。其消瘰疬亦是散火，刘守真言结核是火病。"

2. 本品主要含环烯醚萜、苯丙素、萜类等多种化学成分。主要有抗心肌缺血、抗动脉硬化、抑制血小板聚集、抗炎、抗菌、调节免疫、保肝等作用。现代临床多用于心脑血管疾病、扁桃体炎、慢性前列腺炎、乳腺增生等疾病。

## 牡丹皮 Mǔdānpí
### 《神农本草经》

【来源】为毛茛科植物牡丹 *Paeonia suffruticosa* Andr. 的干燥根皮。主产于安徽、河南、四川等地。秋季采挖根部，除去细根和泥沙，剥取根皮，晒干。生用或酒制用。

【性能】苦、辛，微寒。归心、肝、肾经。

【功效】清热凉血，活血散瘀。

【应用】

1. 用于血热斑疹吐衄　本品苦、辛，微寒，苦泄清热，辛散透发，善清热凉血。治温热病热入营血，身发斑疹，吐血衄血，常配伍地黄、赤芍等同用，如犀角地黄汤。

2. 用于阴虚发热　本品能清透阴分伏热，治温病伤阴，邪伏阴分，夜热早凉，热退无汗，常配青蒿、鳖甲等，如青蒿鳖甲汤；治血热吐衄，可与大蓟、大黄等同用，如十灰散。

3. 用于经闭痛经，癥瘕积聚，跌打损伤　本品味辛，又能活血祛瘀、通经。治血滞经闭、痛经，常与丹参、川芎等同用，如桂枝茯苓丸；治跌打损伤，常配乳香、没药等同用。

4. 用于痈肿疮毒　本品能凉血散瘀、清热消痈。治火毒炽盛，痈肿疮毒，可配大黄、白芷等药用，如将军散。治肠痈腹痛，常与大黄、桃仁等配伍，如大黄牡丹皮汤。

【处方用名】丹皮；牡丹皮。

【用法用量】煎服，6～12g。清热凉血宜生用；活血散瘀宜酒炒用。

【使用注意】孕妇及月经过多者慎用。

【知识拓展】

1.《神农本草经》："主寒热，中风瘛疭、痉、惊痫邪气，除癥坚瘀血留舍肠胃，安五脏，疗痈疮。"

2. 本品主要含酚类，其主要成分为丹皮酚、牡丹酚原苷、牡丹酚新苷等。主要有抗菌、抗血栓、降压、抗炎、镇痛、镇静、解热、利尿等作用。现代用于过敏性鼻炎、窦房结功能低下、急慢性湿疹、高血压、血小板减少性紫癜等疾患。

## 赤芍　Chìsháo

《神农本草经》

【来源】为芍药科植物芍药 *Paeonia lactiflora* Pall. 或川赤芍 *Paeonia veitchii* Lynch 的干燥根。主产于内蒙古、辽宁、河北。秋、季二季采挖。切片，生用或炒用。

【性能】苦，微寒。归肝经。

【功效】清热凉血，散瘀止痛。

【应用】

1. 血热斑疹、吐衄　本品苦微寒，善清热凉血，又能活血散瘀。治温热病热入营血，迫血妄行，身热发斑，常与牡丹皮等同用；治血热所致之吐衄，多与地黄、白茅根等配伍。

2. 经闭痛经，癥瘕积聚，跌打损伤，疮痈肿痛　本品活血散瘀、通经止痛。治血滞经闭、痛经、癥瘕腹痛，可与当归、赤芍等同用，如少腹逐瘀汤；治跌打损伤，癌肿疼痛，可与虎杖同用，如虎杖散，或配桃仁、红花等同用；治热毒疮痈，则与金银花、黄连等配伍，如夺命丹。

3. **目赤肿痛** 本品能清泄肝火。治肝热目赤，或目生翳障，常与菊花、夏枯草等同用。

【用法用量】煎服，6～12g。

【使用注意】血虚经闭不宜用。不宜与藜芦同用。

【知识拓展】

1.《神农本草经》："芍药，味苦平。主邪气腹痛，除血痹、破坚积寒热疝瘕、止痛……生川谷。"

2. 本品主要含芍药苷、羟基芍药苷、氧化芍药苷、芍药吉酮、芍药新苷等。主要有扩张冠状动脉、抗血小板聚集、抗血栓形成、镇静、镇痛、解热及抗惊厥、抗溃疡和降压作用。现代用于冠心病、神经痛、急性脑血栓、带状疱疹等疾患。

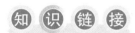

丹皮与赤芍的比较：两者均具有清热凉血、活血化瘀的功效，均可用于血分实热证以及瘀血证。丹皮还能清虚热，可用于热病后期夜热早凉，热退无汗；赤芍还能清肝热，可用于肝热目赤肿痛，还可用于跌打损伤瘀肿疼痛。

## 水牛角 Shuǐniújiǎo
### 《名医别录》

【来源】为牛科动物水牛 *Bubalus bubalis* Linnaeus 的角。主产于华南、华东地区。割取后，水煮，去角塞，干燥。镑片或锉粉用。

【性能】苦，寒。归心、肝经。

【功效】清热凉血，解毒，定惊。

【应用】

1. **用于热入营血证** 本品味苦咸寒，入心、肝血分，能清泄营血之热。治温热病热入营血，高热不退，甚则神昏谵语，或身发斑疹，常与金银花、玄参等配伍；治高热惊厥抽搐，多与羚羊角等同用。

2. **用于血热吐衄** 本品有凉血止血之效。治血热出血，常与地黄、牡丹皮等配伍；治外伤出血，可锉末外敷。

3. 用于痈肿疮疡　本品清热解毒，凉血消肿。治疮痈红肿，多与连翘等配伍；治热毒喉痹咽痛，常与玄参、桔梗等同用；治痈肿疮疡，常与黄连、黄芩等同用，如水牛角解毒丸。

【用法用量】煎服，15～30g，宜先煎 3 小时以上。或锉末冲服。外用适量。

【知识拓展】

1.《四川中药志》："治风热头痛，喉头红肿，小儿惊风及吐血。"

2. 本品主含甾醇类、氨基酸、肽类、多种微量元素。有强心及降低毛细血管通透性作用。还有抗炎、镇惊、解热、降压、降低总胆固醇、兴奋垂体肾上作用。现代用于流行性脑炎、原发性血小板减少性紫癜、高脂血症等疾患。

（其他清热凉血药见表 6-1）

# 第五节　清虚热药

本类药物寒凉，主入阴分，具有清虚热、退骨蒸之功。适用于肝肾阴虚所致的骨蒸潮热、手足心热、午后发热，虚烦不眠、遗精盗汗、舌红少苔、脉细数等证。亦可用于热病后期，余热未清，伤阴劫液之夜热早凉、热退无汗、舌质红绛、脉细数等证。

## 青蒿　Qīnghāo
《神农本草经》

【来源】为菊科植物黄花蒿 *Artemisia annua* L. 的干燥地上部分。全国大部分地区均产。秋季花盛开时采割。阴干，切段，生用。

【性能】苦、辛，寒。归肝、胆经。

【功效】清虚热，除骨蒸，解暑热，截疟，退黄。

【应用】

1. 用于热病伤阴，夜热早凉　本品苦辛寒凉，气味芳香，长于清透阴分伏热。治热病后期，余热未清，邪伏阴分，伤阴劫液，夜热早凉，热退无汗，或热病后低热不退等，常与鳖甲、知母等同用，如青蒿鳖甲汤。

2. 用于阴虚发热　本品辛散苦泄，善清虚热，能退蒸除热。治阴虚内热，虚劳骨蒸，日晡潮热，手足心热，古方常单味应用，亦可与知母、银柴胡等配伍，如清骨散。

3. 用于外感暑热　本品辛，寒，能清热解暑。治暑天外感，发热头痛，烦渴脉数，常与广藿香、荷叶等同用。

4. 用于疟疾　本品入肝、胆，善截疟，为治疟疾要药。治疟疾，可用大量鲜青蒿绞汁服用，或与草果等同用。

5. 用于湿热黄疸　本品苦寒，入肝胆经。长于清解肝胆湿热而退黄，治湿热黄疸，常与茵陈蒿、栀子等相配。

【用法用量】煎服，6～12g。入汤剂宜后下。或鲜品绞汁。

【使用注意】脾胃虚弱、肠滑泄泻者忌服。

【知识拓展】

1.《本草纲目》："治疗虚劳久疟：青蒿捣汁煎过 如常酿酒饮。"

2. 本品含倍半萜类成分，其主要成分为青蒿素、青蒿酸、青蒿内酯、青蒿醇等。主要有抗疟、促进机体细胞免疫、抗流感病毒、利胆、祛痰、镇咳、抗菌等作用。现代用于疟疾、红斑性狼疮、感冒、急慢性支气管炎、口腔扁平苔癣等疾患。

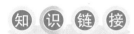
知 识 链 接

青蒿素已被药理和临床证明具有抗疟作用，效果良好，得到中国乃至世界同行的认同。其发明者是我国著名科学家屠呦呦，2015 年因为"发现青蒿素——一种用于治疗疟疾的药物，挽救了全球特别是发展中国家的数百万人的生命"而获诺贝尔奖。

## 地骨皮　Dìgǔpí
### 《神农本草经》

【来源】为茄科植物枸杞 *Lycium chinense* Mill. 或宁夏枸杞 *Lycium barbarum* L. 的干燥根皮。全国大部分地区均产。春初或秋后采挖。剥取根皮，晒干。切段，生用。

【性能】甘，寒。归肺、肝、肾经。

【功效】凉血除蒸，清肺降火。

【应用】

1. 用于阴虚发热　本品善清虚热、除骨蒸，为退虚热，疗骨蒸之佳品。治阴虚发热，常与知母、鳖甲等配伍，如地骨皮汤；治阴虚内热，虚劳骨蒸，心烦盗汗，常与银柴胡、知母等配伍，如清骨散；治盗汗骨蒸、潮热，常与秦艽、鳖甲等配伍，如秦艽鳖甲散。

2. 用于血热出血　本品能清热凉血以止血。治血热妄行的吐血、衄血、尿血，可单味煎服，也可配小蓟、侧柏叶等同用。

3. 用于肺热咳嗽　本品善清泄肺热。治肺火郁结之咳嗽气喘，常与桑白皮、甘草等同用，如泻白散。

此外，本品还能泄热，生津止渴，常与天花粉、地黄等同用，治内热消渴。

【用法用量】煎服，9～15g。

【使用注意】外感风寒发热或脾虚便溏者不宜用。

【知识拓展】

1.《别录》："主风湿，下胸胁气，客热头痛，补内伤大劳嘘吸，坚筋，强阴，利大小肠，耐寒暑。"

2. 本品主含桂皮酸、甜菜碱、苦柯碱 A、枸杞素 A、枸杞素 B、亚油酸、亚麻酸及酚类等。主要有解热、降压、抗菌等作用。现代用于糖尿病、原发性高血压、化脓性溃疡、过敏性皮肤病等疾患。

（其他清虚热药见表6-1）

表6-1　其他清热药

| 药名 | 来源 | 药性 | 功效 | 应用 | 用法用量 |
|---|---|---|---|---|---|
| 竹叶 | 为禾本科植物淡竹的干燥叶 | 甘、辛、淡、寒。归心、胃、小肠经 | 清热泻火，除烦，生津，利尿 | 1. 用于热病烦渴<br>2. 用于口舌生疮<br>3. 用于小便短赤涩痛 | 煎服，6～15g。鲜品15～30g |
| 谷精草 | 为谷精草科植物谷精草的干燥带花茎的头状花序 | 辛、甘、平。归肝、肺经 | 疏散风热，明目退翳 | 1. 用于目赤、翳障<br>2. 用于风热头痛 | 煎服，5～10g |
| 密蒙花 | 为马钱科植物密蒙花的干燥花蕾及花序 | 甘、微寒。归肝经 | 清热泻火，养肝明目，退翳 | 1. 用于目赤肿痛<br>2. 用于肝虚目暗 | 煎服，3～9g |
| 青葙子 | 为苋科植物青葙的干燥成熟种子 | 苦、微寒。归肝经 | 清肝泻火，明目退翳 | 1. 用于肝热目赤<br>2. 用于肝火眩晕 | 煎服，9～15g。有扩散瞳孔作用，青光眼患者禁用 |
| 鸭跖草 | 为鸭跖草科植物鸭跖草的干燥地上部分 | 甘、苦、寒。归肺、胃、膀胱经 | 清热泻火，解毒，利水消肿 | 1. 用于热病发热<br>2. 用于咽痛、疮疡、毒蛇咬伤<br>3. 用于水肿、热淋 | 煎服，15～30g。鲜品用量加倍。外用适量 |
| 野菊花 | 为菊科植物野菊的干燥头状花序 | 苦、辛，微寒。归心、肝经 | 清热解毒，泻火平肝 | 1. 用于疮痈疔肿，咽喉肿痛<br>2. 用于目赤肿痛，头痛眩晕 | 煎服，9～15g。外用适量 |
| 拳参 | 为蓼科植物拳参的干燥根茎 | 苦、涩、微寒。归肺、肝、大肠经 | 清热解毒，消肿，止血 | 1. 用于赤痢热泻<br>2. 用于痈肿瘰疬<br>3. 用于血热吐衄，痔疮出血 | 煎服，5～10g。外用适量 |
| 木蝴蝶 | 为紫葳科植物木蝴蝶的干燥成熟种子 | 苦、甘、凉。归肺、肝、胃经 | 清热利咽，疏肝和胃 | 1. 用于咽喉肿痛<br>2. 用于肝胃气痛 | 煎服，1～3g |

续表

| 药名 | 来源 | 药性 | 功效 | 应用 | 用法用量 |
|---|---|---|---|---|---|
| 马齿苋 | 为马齿苋科植物马齿苋的干燥全草 | 酸，寒。归肝、大肠经 | 清热解毒，凉血止血，止痢 | 1. 用于热毒血痢<br>2. 用于疮痈肿毒<br>3. 用于崩漏便血<br>4. 用于热淋、血淋 | 煎服，9～15g。鲜品用量加倍。外用适量 |
| 鸦胆子 | 为苦木科植物灌木鸦胆子的干燥成熟果实 | 苦，寒；有小毒。归大肠、肝经 | 清热解毒，截疟，止痢；外用腐蚀赘疣 | 1. 用于热毒血痢<br>2. 用于疟疾<br>3. 用于鸡眼赘疣 | 0.5～2g，用龙眼肉包裹或装入胶囊吞服。外用适量 |
| 半边莲 | 为桔梗科植物半边莲的干燥全草 | 辛，平。归心、小肠、肺经 | 清热解毒，利尿消肿 | 1. 用于疮痈肿毒，毒蛇咬伤<br>2. 用于大腹水肿<br>3. 用于湿热黄疸 | 煎服，9～15g。鲜品30～60g。外用适量 |
| 半枝莲 | 为本品为唇形科植物开头草的全草 | 辛、苦，寒。归肺、肝、肾经 | 清热解毒，化瘀利尿 | 1. 用于热毒疮疡，毒蛇咬伤<br>2. 用于跌仆伤痛，水肿、黄疸 | 煎服，15～30g。外用适量 |
| 白花蛇舌草 | 为茜草科植物白花蛇舌草的干燥全草 | 微苦、甘，寒。归胃、大肠、小肠经 | 清热解毒，利湿通淋 | 1. 用于疮疡肿毒，咽喉肿痛，毒蛇咬伤<br>2. 用于肠痈腹痛<br>3. 用于热淋涩痛 | 煎服，15～60g。外用适量 |
| 山慈菇 | 为兰科植物杜鹃、独蒜兰或云南独蒜兰的干燥假鳞茎 | 甘、微辛，凉。归肝、脾经 | 清热解毒，化痰散结 | 1. 用于痈疽疔毒，瘰疬痰核<br>2. 用于癥瘕痞块 | 煎服，3～9g。外用适量 |
| 白蔹 | 为葡萄科植物白蔹的干燥块根 | 苦，微寒。归心、胃经 | 清热解毒，消痈散结，敛疮生肌 | 1. 用于疮痈肿毒<br>2. 用于烧烫伤<br>3. 用于瘰疬 | 煎服，5～10g。外用适量。不宜与川乌、制川乌、草乌、制草乌、附子同用 |
| 锦灯笼 | 为茄科植物酸浆的干燥宿萼或带果实的宿萼 | 苦，寒。归肺经 | 清热解毒，利咽化痰，利尿通淋 | 1. 用于咽痛音哑<br>2. 用于痰热咳嗽<br>3. 用于小便不利，热淋涩痛<br>4. 外治天疱疮，湿疹 | 煎服，5～9g。外用适量，捣敷患处 |
| 金荞麦 | 为蓼科植物金荞麦的干燥根茎及块根 | 微辛、涩，凉。归肺经 | 清热解毒，排脓祛瘀 | 1. 用于肺痈吐脓<br>2. 用于咽喉肿痛<br>3. 用于痈肿疮疖 | 15～45g。用水或黄酒隔水密闭炖服。外用适量 |
| 青果 | 为橄榄科植物橄榄的干燥成熟果实 | 甘、酸，平。归肺、胃经 | 清热解毒，利咽，生津 | 1. 用于咽喉肿痛<br>2. 用于解酒毒和鱼蟹毒 | 煎服，5～10g |

续表

| 药名 | 来源 | 药性 | 功效 | 应用 | 用法用量 |
|------|------|------|------|------|----------|
| 金果榄 | 为防己科植物青牛胆或金果榄的干燥块根 | 苦，寒。归肺、大肠经 | 清热解毒，利咽，止痛 | 1.用于咽喉肿痛<br>2.用于疮痈肿痛<br>3.用于泻痢腹痛 | 3～9g。外用适量，研末吹喉或醋磨涂敷患处 |
| 翻白草 | 为蔷薇科翻白草的干燥全草 | 甘，微苦，平。归肝、胃、大肠经 | 清热解毒，止痢，止血 | 1.用于疮痈肿毒<br>2.用于湿热泻痢<br>3.用于血热吐衄、便血、崩漏 | 煎服，9～15g |
| 地锦草 | 为大戟科植物地锦或斑地锦的干燥全草 | 辛，平。归肝、大肠经 | 清热解毒，活血止血，利湿退黄 | 1.用于热毒泻痢<br>2.用于热毒疮痈，毒蛇咬伤<br>3.用于血热出血<br>4.用于湿热黄疸 | 煎服，9～20g。外用适量 |
| 绿豆 | 为豆科植物绿豆的干燥成熟种子 | 甘，寒。归心、胃经 | 清热解毒，消暑利水 | 1.用于疮痈肿毒<br>2.用于药食中毒<br>3.用于暑热烦渴<br>4.用于水肿，小便不利 | 煎服，15～30g。外用适量 |
| 紫草 | 为紫草科植物新疆紫草或内蒙古紫草的干燥根 | 甘、咸，寒。归心、肝经 | 清热凉血，活血解毒，透疹消斑 | 1.用于斑疹紫黑，麻疹不透<br>2.用于痈疽疮疡，湿疹瘙痒，水火烫伤 | 煎服，5～10g。外用适量，熬膏或用植物油浸泡涂擦。 |
| 白薇 | 为萝藦科植物白薇或蔓生白薇的干燥根及根茎 | 苦、咸，寒。归胃、肝、肾经 | 清退虚热，清热凉血，利尿通淋，解毒疗疮 | 1.用于阴虚发热<br>2.用于热淋，血淋<br>3.用于痈疽肿毒<br>4.用于阴虚外感 | 煎服，5～10g。外用适量 |
| 银柴胡 | 为石竹科植物银柴胡的干燥根 | 甘，微寒。归肝、胃经 | 清虚热，除疳热 | 1.用于阴虚发热<br>2.用于小儿疳热 | 煎服，3～10g |
| 胡黄连 | 为玄参科植物胡黄连的干燥根茎 | 苦，寒。归肝、胃、大肠经 | 清虚热，除疳热，清湿热 | 1.用于阴虚发热<br>2.用于疳积发热<br>3.用于湿热泻痢<br>4.用于痔疮肿痛 | 煎服，3～10g |

## 目标检测

**A1 型题**（每道试题有 A、B、C、D、E 五个供选择的备选答案，从中选择一个最佳答案）

1. 清热泻火药的主治证是

A. 气分实热证　　　　B. 营分实热证　　　　C. 虚热证

D. 血分热证　　　　　E. 热毒证

2. 善解肌退热的药物是

    A. 石膏                 B. 知母                 C. 黄芩

    D. 芦根                 E. 天花粉

3. 既能清热泻火润燥，又善除骨蒸的是

    A. 地骨皮             B. 地黄                 C. 牡丹皮

    D. 青蒿                 E. 知母

4. 心移热于小肠，而见小便短赤涩痛，最宜用

    A. 石膏                 B. 知母                 C. 淡竹叶

    D. 芦根                 E. 栀子

5. 功能清肝火、散郁结的是

    A. 栀子                 B. 知母                 C. 夏枯草

    D. 龙胆                 E. 黄芩

6. 善于泻三焦火邪除烦的是

    A. 竹叶                 B. 栀子                 C. 黄连

    D. 淡竹叶             E. 鱼腥草

7. 善清肺热的药物是

    A. 黄芩                 B. 黄连                 C. 黄柏

    D. 栀子                 E. 龙胆

8. 既能清热解毒，又善疏散表热的是

    A. 桑叶                 B. 金银花            C. 柴胡

    D. 薄荷                 E. 葛根

9. 有"疮家圣药"之称的药物是

    A. 鱼腥草             B. 金银花            C. 连翘

    D. 菊花                 E. 石膏

10. 既能清血分实热，又能退虚热的是

    A. 石膏                 B. 知母                 C. 赤芍

    D. 地黄                 E. 牡丹皮

11. 既清虚热，又截疟的是

    A. 知母                 B. 青蒿                 C. 牡丹皮

    D. 银柴胡             E. 胡黄连

12. 功效凉血退蒸，清肺降火的是

    A. 白薇                 B. 黄柏                 C. 黄芩

    D. 地骨皮             E. 芦根

**A2 型题**（每个病例有 A、B、C、D、E 五个供选择的备选答案，从中选择一个最佳答案）

1. 患者，男，26 岁。症见高热，面红，烦渴，汗出恶热，脉洪有力。用清热法治疗应首选
   A. 石膏　　　　　　　B. 天花粉　　　　　　C. 夏枯草
   D. 淡竹叶　　　　　　E. 竹叶

2. 患者，男，36 岁。症见身发高热、咳嗽、气急鼻煽，治疗时选用麻黄与何药配伍
   A. 地黄　　　　　　　B. 地骨皮　　　　　　C. 石膏
   D. 夏枯草　　　　　　E. 白头翁

3. 患者，男，58 岁。症见骨蒸潮热，遗精盗汗，舌红，脉细数。下列最宜选用何药物与六味地黄丸治疗
   A. 知母　　　　　　　B. 黄连　　　　　　　C. 青蒿
   D. 地黄　　　　　　　E. 芦根

4. 患者，女，45 岁。因发怒后出现头痛、胸胁疼痛、目赤红肿、口苦咽干等，应首选
   A 知母　　　　　　　B. 鱼腥草　　　　　　C. 败酱草
   D. 石膏　　　　　　　E. 龙胆

5. 患者，男，30 岁。因吃不洁食物，出现腹痛、泻泄、苔黄腻等，应首选
   A. 龙胆　　　　　　　B. 夏枯草　　　　　　C. 知母
   D. 黄连　　　　　　　E. 青蒿

6. 患者，男，50 岁。症见泻痢、脓血便、腹痛、里急后重，首选下列何药
   A. 败酱草　　　　　　B. 黄连　　　　　　　C. 金银花
   D. 白头翁　　　　　　E. 败酱草

7. 患者，女，53 岁。症见夜热早凉，热退无汗，舌红苔少，脉细数。应首选
   A. 知母　　　　　　　B. 石膏　　　　　　　C. 青蒿
   D. 牡丹皮　　　　　　E. 薄荷

**B1 型题**（每组试题前有 A、B、C、D、E 五个供选择的备选答案，从中为每一道试题选择一个与其关系密切的答案）

   A. 清热解毒，祛痰利咽
   B. 清热生津，消肿排脓
   C. 清肝明目，润肠通便
   D. 清热解毒，疏散风热
   E. 泻火除烦，清热利湿，凉血止血

1. 金银花的功效是

2. 栀子的功效是

3. 射干的功效是

4. 天花粉的功效是

    A. 紫花地丁　　　　　　B. 蒲公英　　　　　　　C. 鱼腥草

    D. 白头翁　　　　　　　E. 败酱草

5. 常用于治疗肺痈的药物是

6. 常用于治疗肠痈的药物是

7. 常用于治疗乳痈的药物是

8. 常用于治疗热毒泻痢的药物是

扫一扫，知答案

扫一扫，看课件

# 第七章

# 泻下药

【学习目标】

1. 掌握泻下药的定义、功效及应用、分类、注意事项；掌握攻下药大黄、芒硝与润下药火麻仁、郁李仁和峻下逐水药甘遂、京大戟的性能、功效、应用、特殊的用法用量及使用注意。

2. 熟悉番泻叶、芦荟、芫花、商陆、牵牛子的功效、主治、特殊的用量用法及使用注意。

3. 会比较相似药物异同以及具有在临床合理应用泻下药的能力；并能熟练识别常用泻下药饮片。

【定义】凡具有泻下通便或润滑肠道、攻逐水饮作用，用于治疗便秘或水饮停蓄等里实证的药物，称为泻下药。

【性能】本类药大多味苦而泄，或质润而滑，药性寒、温有异，或性平，主入大肠经。具有泻下通便作用，以排除胃肠积滞和燥屎等，正如《素问·阴阳应象大论》所云："其下者，引而竭之。"

【功效及主治】泻下药具有泻下通便作用，可排出胃肠积滞（宿食、燥屎等）及其他有害物质；或清热泻火，使体内热毒火邪通过泻下得到缓解或清除；或逐水消肿，使水湿停饮从大小便排出。主要适用于大便秘结，胃肠积滞，实热内结及水饮停蓄等里实证。

【分类】根据泻下药的药性及功用差异，可分为攻下药、润下药及峻下逐水药三类。

【配伍应用】使用泻下药应根据里实证的兼证及病人的体质，进行适当配伍。里实兼表邪者，当先解表后攻里，必要时可与解表药同用，表里双解，以免表邪内陷；里实而正虚者，应与补益药同用，攻补兼施，使攻邪而不伤正。本类药亦常配伍行气药，以加强泻下导滞作用。若属热积者还应配伍清热药；属寒积者应与温里药同用。

【注意事项】使用泻下药中的攻下药、峻下逐水药时，因其作用峻猛，或具有毒性，易伤正气及脾胃，故年老体虚、脾胃虚弱者当慎用；妇女胎前产后及月经期应当忌用。应用作用较强的泻下药时，当奏效即止，切勿过剂，以免损伤胃气。应用作用峻猛而有毒性的泻下药时，一定要严格炮制法度，控制用量，避免中毒现象发生，确保用药安全。

# 第一节　攻下药

本类药大多苦寒沉降，主入胃、大肠经。既有较强的攻下通便作用，又有清热泻火之效；主要适用于实热积滞，大便秘结，燥屎坚结者；应用时常辅以行气药，以加强泻下及消除胀满作用。若治冷积便秘者，须配伍温里药。

## 大黄　Dàhuáng
《神农本草经》

【来源】本品为蓼科植物掌叶大黄 *Rheum palmatum* L.、唐古特大黄 *Rheum tanguticum* Maxim.ex Balf 或药用大黄 *Rheum officinale* Baill. 的干燥根和根茎。掌叶大黄和唐古特大黄药材称北大黄，主产于青海、甘肃。药用大黄药材称南大黄，主产于四川。秋末茎叶枯萎或次春发芽前采挖，除去细根，刮去外皮，切瓣或段，绳穿成串，干燥，或直接干燥。生用，或酒制（称酒大黄），酒炖或蒸（称熟大黄），炒炭（称大黄炭）用。

【性能】苦，寒。归脾、胃、大肠、肝、心包经。

【功效】泻下攻积，清热泻火，凉血解毒，逐瘀通经，利湿退黄。

【应用】

1. 用于实热积滞便秘　本品有较强的泻下作用，能荡涤肠胃，推陈致新，为治疗积滞便秘之要药。常与芒硝、厚朴等配伍，以增强泻下攻积之力，用治阳明腑实证，如大承气汤；若大黄用量较轻，则泻下力缓和，与麻仁、蜂蜜等润肠药同用，方如麻子仁丸；若里实热结而正气虚者，当与补虚药配伍，以攻补兼施，标本并治。如配人参、当归等药，可治里实热结而气血不足者，方如黄龙汤；如配麦冬、生地等，可治热结津伤者，方如增液承气汤；若与附子、干姜等配伍，可治脾阳不足，冷积便秘，如温脾汤。

2. 用于血热吐衄，目赤咽肿　本品苦降，能使上炎之火下泄，具有清热泻火，凉血止血之功。治疗血热妄行之吐血、衄血、咯血，常与黄连、黄芩同用，如泻心汤；若治火邪上炎所致的目赤、咽喉肿痛、牙龈肿痛等证，还可与黄芩、栀子等药同用，如凉膈散。

3. 用于痈肿疔疮，肠痈腹痛　本品内服能清热解毒，并借其泻下通便作用，使热毒下泄。治热毒痈肿疔疮，常与金银花、蒲公英等同用，如五味消毒饮；治疗肠痈腹痛，可与牡丹皮、桃仁等同用，如大黄牡丹汤。

4. 用于瘀血经闭，产后瘀阻，跌打损伤　本品有较好的活血逐瘀通经作用，既可下瘀血，又能清瘀热，为治疗瘀血证的常用药。治妇女瘀血经闭，桃仁、桂枝等配伍，如桃核承气汤；治妇女产后瘀阻腹痛、恶露不尽，常与桃仁、土鳖虫等同用，如下瘀血汤；治跌打损伤，瘀血肿痛，常与当归、红花等同用，如复元活血汤。

5. 用于湿热痢疾，黄疸尿赤，淋证，水肿　本品泻下通便，能导湿热外出。治肠道湿热积滞之痢疾，单用一味大黄即可见效，或与黄连、黄芩等同用，如芍药汤；用治肝胆湿热蕴结之黄疸、尿赤者，常配茵陈、栀子，如茵陈蒿汤；若治湿热淋证，水肿，小便不利，常配伍木通、车前子等，如八正散。

6. 用于烧烫伤　本品苦寒，清热泻火，凉血解毒，外用治烧烫伤，可单用粉，或配地榆粉，麻油调敷患处。

此外，大黄可"破痰实"，通脏腑，降湿浊，用于老痰壅塞，喘逆不得平卧，大便秘结者，如礞石滚痰丸。

【处方用名】大黄、酒大黄、熟大黄、大黄炭。

【用法用量】煎服，3～15g；用于泻下不宜久煎。外用适量，研末敷于患处。酒大黄善清上焦血分热毒；熟大黄泻下力缓；大黄炭有凉血化瘀止血之功。

【使用注意】孕妇及月经期、哺乳期慎用。又本品苦寒，易伤胃气，脾胃虚弱者慎用。

【知识拓展】

1.《汤液本草》："大黄，阴中之阴药，泄满，推陈致新，去陈垢而安五脏，谓如戡定祸乱以致太平无异，所以有将军之名。"

2. 其化学成分主要为蒽醌衍生物，主要包括蒽醌苷和双蒽醌苷。大黄能增加肠蠕动，抑制肠内水分吸收，促进排便；另外，大黄可抗感染，有利胆、降压、降低血清胆固醇和健胃作用。现代常用于治疗肠梗阻、急性胰腺炎、高脂血症等疾病。

## 芒硝　Mángxiāo
### 《名医别录》

【来源】为硫酸盐类矿物芒硝族芒硝，经加工精制而成的结晶体。主含含水硫酸钠（$Na_2SO_4 \cdot 10H_2O$）。主产于沿海各产盐区及四川、内蒙古等内陆盐湖。将天然芒硝（朴硝）用热水溶解，滤过，放冷析出结晶，通称"皮硝"；取适量鲜萝卜，洗净，切成片，置锅中，加适量水煮透，捞出萝卜，再投入适量天然芒硝共煮，至全部熔化，取出过滤或澄清以后取上清液，放冷，待结晶大部分析出，取出置避风处适当干燥，即为芒硝，其结晶母液经浓缩后可继续析出结晶，直至不再析出结晶为止。芒硝经风化失去结晶水而成白色粉末称玄明粉。

【性能】咸、苦，寒。归胃、大肠经。

【功效】泻下通便，润燥软坚，清火消肿。

【应用】

1. 用于实热积滞，腹满胀痛，大便燥结　本品能泻下攻积，且性寒能清热，味咸润燥软坚，对实热积滞，腹满胀痛，大便燥结者尤为适宜，常与大黄相须为用，以增强泻下通便作用，如大承气汤、调胃承气汤。

2. 用于肠痈腹痛　本品泻下通便，清火消肿，治疗肠痈腹痛，可与大黄、牡丹皮等同用，如大黄牡丹汤。

3. 用于乳痈，痔疮肿痛，咽痛口疮，目赤肿痛　本品外用有清火消肿作用，治乳痈初起，可用本品化水或用纱布包裹外敷；治痔疮肿痛，可单用本品煎汤外洗；治咽喉肿痛、口舌生疮，可与硼砂、冰片等同用，如冰硼散；或以芒硝置西瓜中制成的西瓜霜外用；治目赤肿痛，可用芒硝置豆腐上化水或用玄明粉配制眼药水，外用滴眼。

【用法用量】6～12g，一般不入煎剂，待汤剂煎好后，溶入汤液中服用。外用适量。

【使用注意】孕妇慎用；不宜与硫黄、三棱同用。

【知识拓展】

1.《珍珠囊》："其用有三：去实热，一也；涤肠中宿垢，二也；破坚积热块，三也。"

2. 芒硝所含的主要成分硫酸钠，其硫酸根离子不易被肠壁吸收，存留肠内形成高渗溶液，阻止肠内水分的吸收，使肠内容积增大，引起机械刺激，促进肠蠕动而致泻。以本品外用，可治慢性湿疹、疥疮等；现代用于纤维结肠镜检查前清洁结肠，还可用于造影前的肠道准备。

**附药：玄明粉**

本品又称元明粉，为芒硝经风化干燥而制得。主要含硫酸钠（$Na_2SO_4$）。功效泻热通便，润燥软坚，清热消肿。临床用于治疗实热便秘，大便燥结，积滞腹痛等证；外用治疗咽喉肿痛，口舌生疮，牙龈肿痛，目赤，痈肿，丹毒等。用法用量：内服宜冲入药汁内或用开水溶化服，3～10g；外用水化外敷，或研末敷患处。

知 识 链 接

大黄与芒硝二药均为攻下药，常相须配用治实热积滞便秘。大黄味苦泻下力强，为治热结便秘之要药；芒硝味咸，善除燥屎坚结；二药还同时具有清热泻火的作用，治疗火热上炎的目赤肿痛、口舌生疮、热毒疮痈等；大黄还具有凉血止血、活血祛瘀和清泄湿热等功效，能治疗血热的出血证、瘀血证和湿热黄疸、淋证等。

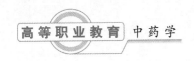

## 番泻叶  Fānxièyè

### 《饮片新参》

【来源】本品为豆科植物狭叶番泻 Cassia angustifolia Vah 或尖叶番泻 Cassia acutifolia Delile 的干燥小叶。前者主产于印度、埃及等地，后者主产于埃及，我国广东、云南等地亦有栽培。通常于 9 月采收，晒干。生用。

【性能】甘、苦，寒。归大肠经。

【功效】泻热行滞，通便，利水。

【应用】

1.用于热结积滞  便秘腹痛本品苦寒降泄，既能泻下导滞，又能清导实热，适用于热结便秘，亦可用于习惯性便秘及老年便秘。大多单味泡服，小剂量可起缓泻作用，大剂量则可攻下；若热结便秘，腹满胀痛者，可与枳实、厚朴等配伍，以增强泻下导滞作用。

2.用于水肿胀满  本品能泻下行水消胀，用于水肿胀满，单味泡服，或与牵牛子、大腹皮等同用。

【用法用量】煎服，2～6g，后下，或开水泡服。

【使用注意】孕妇及哺乳期、月经期慎用。

【知识拓展】

1.《饮片新参》："泄热，利肠府，通大便。"

2.番泻叶中含蒽醌衍生物，其泻下作用及刺激性比含蒽醌类之其他泻药更强，因而泻下时可伴有腹痛。其有效成分的分解产物可兴奋骨盆神经节以收缩大肠，引起腹泻。现代常用本品沸水泡服，可治疗肠梗阻、胆道蛔虫、慢性肾衰竭等疾病。

## 芦荟  Lúhuì

### 《药性论》

【来源】本品为百合科肉质草本库拉索芦荟 Aloe barbadensis Miller 叶的汁液浓缩干燥物。习称"老芦荟"。主产于南美洲北岸附近的库拉索，我国云南、广东等地亦有栽培。全年可采，割取植物的叶片，收集流出的液质，置锅内熬成稠膏，倾入容器，冷却凝固，即得。砸成小块用。

【性能】苦，寒。归肝、胃、大肠经。

【功效】泻下通便，清肝泻火，杀虫疗疳。

【应用】

1.用于热结便秘  本品苦寒降泄，既能泻下通便，又能清泻肝火，除烦热。治热结便秘，兼见心、肝火旺，烦躁失眠之证，常与朱砂同用，如更衣丸。

2. 用于惊痫抽搐　本品有较好的清泻肝火作用，用治肝经火盛的便秘溲赤、头晕头痛、烦躁易怒、惊痫抽搐，常与龙胆、栀子等同用，如当归龙荟丸。

3. 用于小儿疳积　本品能杀虫疗疳。用治虫积腹痛、面色萎黄、形瘦体弱的小儿疳积证，以芦荟与使君子等份为末，米饮调服；或配人参、白术等益气健脾之品，如肥儿丸。

4. 用于癣疮　本品有杀虫止痒之效，外用治癣疮，研末调敷。

【用法用量】2～5g，宜入丸散。外用适量，研末敷患处。

【使用注意】孕妇慎用。

【知识拓展】

1.《本经逢原》："芦荟，入厥阴肝经及冲脉。其功专于杀虫清热。冲脉为病，逆气里急及经事不调，腹中结块上冲，与小儿疳热积滞，非此不除。同甘草为末，治头项顽癣甚效。"

2. 化学成分含芦荟蒽醌衍生物，具有刺激性泻下作用，水浸剂对多种皮肤真菌和人型结核杆菌有抑制作用。现代应用芦荟汁内服可预防感冒及扁桃体炎等疾病；以本品制成膏剂如芦荟美容膏，外用可治疗痤疮、雀斑、皮肤粗糙等疾病。

# 第二节　润下药

本类药物多为植物种子和种仁，富含油脂，味甘质润，多入脾、大肠经，能润滑大肠，促使排便而不致峻泻。适用于年老津枯、产后血虚、热病伤津及失血等所致的肠燥便秘。使用时还应根据不同病情，配伍相应的补益药物疗效更佳。

## 火麻仁　Huǒmárén
### 《神农本草经》

【来源】本品为桑科植物大麻 *Cannabis sativa* L. 的干燥成熟种子。主产于山东、黑龙江等地。秋季果实成熟时采收，除去杂质，晒干。生用或炒用。

【性能】甘，平。归脾、胃、大肠经。

【功效】润肠通便。

【应用】

用于血虚津亏，肠燥便秘　本品甘平，质润多脂，能润肠通便，且又兼有滋养补虚作用。适用于老人、产妇、体弱等津血不足的肠燥便秘；单用本品研碎，以米杂之煮粥服。临床亦常与郁李仁、瓜蒌仁等润肠通便药同用；或与大黄、厚朴等配伍，以加强通便作用，如麻子仁丸。

【处方用名】火麻仁、麻子仁。

【用法用量】煎服，10～15g。

【知识拓展】

1.《本草纲目》曰："大麻即今火麻，亦曰黄麻。"《日华子本草》载：火麻仁"补虚劳，长肌肉，下乳，止消渴，催生。治横逆产。"

2. 化学成分主要含脂肪油约30%，油中含有大麻酚、植酸。有润滑肠通的作用，药理作用本品能润滑肠道，促进排便。还有降血压、降血脂等作用。现代常用于治疗习惯性便秘、神经性皮炎、慢性湿疹等。还可防止术后大便干燥。

郁李仁  Yùlǐrén
《神农本草经》

【来源】本品为蔷薇科植物欧李 *Prunus humilis* Bge、郁李 *Prunus japonica* Thunb. 或长柄扁桃 *Prunus pedunculata* Maxim. 的干燥成熟种子。前二种习称"小李仁"，后一种习称"大李仁"。主产于辽宁、河北等地。夏、秋二季采收成熟果实，除去果肉及核壳，取出种子，干燥。生用，用时捣碎。

【性能】辛、苦、甘，平。归脾、大肠、小肠经。

【功效】润肠通便，下气利水。

【应用】

1. 用于津枯肠燥，食积气滞，腹胀便秘　本品质润多脂，润肠通便作用类似火麻仁而力较强，且润中兼行大肠之气滞。常与火麻仁、柏子仁等润肠通便药同用，用于津亏肠燥便秘之证，如五仁丸；若食积气滞，腹胀便秘，可与枳实、厚朴等药配伍；若与朴硝、当归等配伍，可治产后肠胃燥热，大便秘结，如郁李仁饮。

2. 用于水肿，脚气浮肿，小便不利　本品能利水消肿，治疗水肿胀满，小便不利。可与桑白皮、赤小豆等利水消肿药同用，如郁李仁汤；若脚气肿痛者，可与木瓜、蚕砂等药配伍。

【用法用量】煎服，6～10g。

【使用注意】孕妇慎用。

【知识拓展】

1.《本草纲目》："郁李仁甘苦而润，其性降，故能下气利水。"按《宋史·钱乙传》云："一乳妇因悸而病，既愈，目张不得瞑。乙曰，煮郁李酒饮之使醉，即愈。"

2. 郁李仁含苦杏仁苷、脂肪油、挥发性有机酸、皂苷、植物甾醇等。本品具有润滑性缓泻作用；有抗炎、镇痛、镇咳、祛痰、降压等作用。现代应用本品配伍当归等，可治疗肛门病术后便秘。

（其他润下药见表7-1）

## 第三节  峻下逐水药

本类药物大多苦寒有毒，药力峻猛，服药后能引起剧烈腹泻，有的兼能利尿，能使体内潴留的水饮通过二便排出体外，消除肿胀。本类药攻伐力强，易伤正气，临床应用当中病即止，不可久服；使用时常配伍补益药以保护正气。体虚者慎用，孕妇忌用。

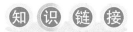

　　甘遂的毒性较强，连续静脉给药7天，可见心、肝、肾的中毒性组织学改变。甘遂注射液有很强的溶血作用。内服过量，其中毒反应为腹痛，剧烈腹泻水样便，呈里急后重感；如服量较多，可出现霍乱样米汤状大便，并有恶心、呕吐、头晕、头痛、心悸、血压下降、脱水、呼吸困难、脉搏细弱、体温下降、谵语、发绀等症状；可因呼吸循环衰竭致死。

### 甘遂　Gānsuì
#### 《神农本草经》

【来源】本品为大戟科植物甘遂 *Euphorbia kansui* T.N.Liou ex T.P.Wang 的干燥块根。主产于陕西、河南等地。春季开花前或秋末茎叶枯萎后采挖，除去外皮，晒干。生用或醋炙用。

【性能】苦，寒；有毒。归肺、肾、大肠经。

【功效】泻水逐饮，消肿散结。

【应用】

1. 用于水肿胀满，胸腹积水，痰饮积聚，气逆咳喘，二便不利　本品善行经隧之水湿，力猛伤正。凡水肿、大腹鼓胀、胸胁停饮，正气未衰者，均可用之。可单用研末服，或与牵牛子同用，如二气汤；或与大戟、芫花为末，枣汤送服，如十枣汤。

2. 用于风痰癫痫　本品尚有逐痰涎作用。以甘遂为末，入猪心煨后，与朱砂末为丸服，可用于风痰癫痫之证，如遂心丹。

3. 用于痈肿疮毒　本品外用能消肿散结，治疮痈肿毒，可用甘遂末水调外敷。

【处方用名】生甘遂、甘遂、醋甘遂。

【用法用量】0.5～1.5g。炮制后多入丸散用。外用适量，生用。

【使用注意】孕妇禁用。不宜与甘草同用。

【知识拓展】

1.《本草崇原》："土气不和则大腹，隧道不利则疝瘕……为疝为瘕，则癥坚积聚，甘遂破之，行隧道也。"

2.化学成分主要含四环三萜类化合物、甘遂醇、大戟二烯醇、棕榈酸、鞣质等，本品有显著泻下、免疫抑制功能、抗生育、镇痛等作用。现代常用于治疗肝硬化腹水、结核性渗出性胸膜炎、小儿睾丸鞘膜积液等疾病。

## 京大戟 Jīngdàjǐ
### 《神农本草经》

【来源】本品为大戟科植物大戟 *Euphorbia pekinensis* Rupr. 的干燥根。主产于河北、甘肃等地。秋、冬二季采挖，洗净，晒干。生用或醋煮用。

【性能】苦，寒；有毒。归肺、脾、肾经。

【功效】泻水逐饮，消肿散结。

【应用】

1. 用于水肿胀满，胸腹积水，痰饮积聚，气逆咳喘，二便不利　本品泻水逐饮作用类似甘遂而力稍逊，多治水肿、鼓胀而正气未衰者。用大戟与大枣同煮，去大戟不用，食枣，治水肿腹水；或与甘遂、芫花等同用，如十枣汤、舟车丸。

2. 用于痈肿疮毒，瘰疬痰核　本品能消肿散结，内服外用均可。治热毒痈肿疮毒，可鲜用捣烂外敷；治颈项间痈疽，配当归、白术等为丸服；治痰火凝聚的瘰疬痰核，可用大戟与鸡蛋同煮，食鸡蛋。

【处方用名】生京大戟、京大戟、醋京大戟。

【用法用量】煎服，1.5～3g；入丸散服，每次1g。内服醋制用；外用适量，生用。

【使用注意】孕妇禁用。不宜与甘草同用。

【知识拓展】

1.《药性论》云："下恶血癖块，腹内雷鸣，通月水，善治瘀血，能堕胎孕。"

2.化学成分主要含大戟苷、生物碱、树胶、树脂等成分。本品能刺激肠管，引起肠蠕动增强而产生泻下作用；并有抑菌、抗病毒、镇静、利尿等作用。现代常用于治疗肝硬化腹水、顽固性便秘、消化道腺癌等疾病。

### 附药：红芽大戟

本品为茜草科植物红大戟的根。又名红芽大戟、广大戟。性味苦、寒，有小毒；归肺、脾、肾经。功能泻水逐饮，消肿散结：适用于水肿胀满，胸腹积水，痰饮积聚，气逆喘咳，二便不利，痈肿疮毒，瘰疬痰核。煎服，1.5～3g；入丸散服，每次1g；内服醋制用。外用适量，生用。孕妇禁用；不宜与甘草同用。

## 芫花 Yuánhuā
### 《神农本草经》

【来源】本品为瑞香科植物芫花 Daphne genkwa Sieb.et Zucc. 的干燥花蕾。主产于安徽、江苏等地。春季花未开放时采收，除去杂质，干燥。生用或醋炙用。

【性能】苦、辛，温；有毒。归肺、脾、肾经。

【功效】泻水逐饮；外用杀虫疗疮。

【应用】

1. 用于水肿胀满，胸腹积水，痰饮积聚，气逆咳喘　本品泻水逐饮作用与甘遂、京大戟相似而力稍逊，但以兼能祛痰止咳见长；故适用于胸胁停饮所致的喘咳、胸胁引痛、心下痞鞕及水肿、鼓胀等证。常与甘遂、京大戟等同用，如十枣汤、舟车丸等。

2. 用于疥癣秃疮，痈肿，冻疮　本品外用能杀虫疗疮，用治头疮，白秃，顽癣，痈肿，冻疮。治皮肤病可单用研末，或配雄黄用猪脂调敷；治痈肿，用本品研末，胶和如粥敷之。

【处方用名】生芫花、芫花、醋芫花。

【用法用量】煎服，1.5～3g。醋芫花研末吞服，1次0.6～0.9g，1日1次。外用适量，生用。

【使用注意】孕妇禁用。不宜与甘草同用。

【知识拓展】

1.《药性论》："治心腹胀满，去水气，利五脏寒痰，涕唾如胶者。主通利血脉，治恶疮风痹湿，一切毒风，四肢挛急，不能行步，能泻水肿胀满。"

2. 本品化学成分主要含芫花酯类、芫花素、羟基芫花素等成分。芫花素能刺激肠黏膜引起剧烈的水泻和腹痛；醇或水的提取物对肺炎杆菌、溶血性链球菌及多种皮肤真菌有抑制作用。现代常用于治疗传染性肝炎、风湿性关节炎等疾病；还可用来引产。

### 知识链接

甘遂、京大戟与芫花三药均有泻水逐饮作用，作用峻猛，常相须治疗水肿、鼓胀、胸胁停饮等证。但甘遂作用最强，京大戟次之，芫花最弱。其中甘遂善行经隧之水湿，兼能消肿散结，用于风痰癫痫，疮痈肿毒；京大戟善泻脏腑之水湿，兼能消肿散结，用于疮痈肿毒，瘰疬痰核；芫花善泻胸胁水饮，兼能祛痰止咳，杀虫疗疮，用于咳嗽痰喘，痈疽肿毒，秃疮，顽癣。三药均有毒，不宜与甘草同用；内服时，多醋炙，以减轻其毒性。

## 商陆　Shānglù
### 《神农本草经》

【来源】本品为商陆科植物商陆 *Phytolacca acinosa* Roxb. 或垂序商陆 *Phytolacca americana* L. 的干燥根。我国大部分地区均产，主产于河南、安徽等地。秋季至次春采挖，除去须根和泥沙，切成块或片，晒干或阴干。生用或醋炙用。

【性能】苦，寒；有毒。归肺、脾、肾、大肠经。

【功效】逐水消肿，通利二便；外用解毒散结。

【应用】

1. 用于水肿胀满，二便不利　本品苦寒性降，能通利二便而逐水湿，故可用治水肿鼓胀，大便秘结，小便不利的实证。单用有效，或与鲤鱼、赤小豆煮食，或与泽泻、茯苓皮等利水药同用，如疏凿饮子。亦可将本品捣烂，入麝香少许，贴于脐上，以利水消肿。

2. 用于痈肿疮毒　本品外用有解毒消肿散结的作用。治疮痈肿痛初起者，可用鲜商陆根，酌加食盐，捣烂外敷，或煎汤熏洗。

【处方用名】生商陆、商陆、醋商陆。

【用法用量】煎服，3～9g。外用适量，煎汤熏洗。

【使用注意】孕妇禁用。

【知识拓展】

1.《药性论》："能泻十种水病；喉痹不通，薄切醋熬，喉肿处外敷之瘥。"

2. 含商陆碱、三萜皂苷、加利果酸、甾族化合物、生物碱和大量硝酸钾等成分。本品有镇咳作用；对痢疾杆菌、流感杆菌均有不同程度的抑制作用。现代应用本品片剂可治疗乳腺增生，用水煎剂治疗消化道出血、慢性气管炎、血小板减少性紫癜等疾病。

## 牵牛子　Qiānniúzǐ
### 《名医别录》

【来源】本品为旋花科植物裂叶牵牛 *Pharbitisnil*（L.）Choisy. 或圆叶牵牛 *Pharbitispurpurea*（L.）Voigt 的干燥成熟种子。全国大部分地区均产。秋末果实成熟、果壳未开裂时采割植株，晒干，打下种子，除去杂质。生用或炒用，用时捣碎。

【性能】苦，寒；有毒。归肺、肾、大肠经。

【功效】泻水通便，消痰涤饮，杀虫攻积。

【应用】

1. 用于水肿胀满，二便不通　本品苦寒，其性降泄，能通利二便以排泄水湿，其逐水作用虽较甘遂、京大戟稍缓，但仍属峻下逐水之品，以水湿停滞，正气未衰者为宜。治水肿鼓胀，二便不利者，可单用研末服；或与茴香为末，姜汁调服；病情较重者，可与甘遂、京大戟等同用，以增强泻水逐饮之力，如舟车丸。

2.用于痰饮积聚，气逆喘咳　本品能泻肺气，消痰涤饮，用治肺气壅滞，痰饮咳喘，面目浮肿者，可与大黄、槟榔为末服，如牛黄夺命散。

3.用于虫积腹痛　本品能杀虫攻积，并可借其泻下通便作用以排除虫体。治蛔虫、绦虫及虫积腹痛者，可与槟榔、使君子同用，研末送服，以增强去积杀虫之功。

【处方用名】生牵牛子、牵牛子、炒牵牛子。

【用法用量】煎服，3～6g。入丸散服，每次1.5～3g。外用适量。

【使用注意】孕妇禁用。不宜与巴豆、巴豆霜同用。

【知识拓展】

1.《药性论》："治痃癖气块，利大小便，除水气，虚肿。落胎。"

2.化学成分主要含牵牛子苷、牵牛子酸甲、麦角醇、裸麦角碱、脂肪油、糖类等成分。本品有强烈的泻下作用，体外实验对猪蛔虫有一定驱虫效果。现代常用于治疗肝硬化腹水、绦虫病、癫痫等疾病。

（其他峻下逐水药见表7-1）

表7-1　其他泻下药

| 药名 | 来源 | 性能 | 功效 | 应用 | 用法用量 |
|---|---|---|---|---|---|
| 松子仁 | 为松科乔木红松等的种仁 | 甘，温。归大肠、肺经 | 润肠通便，润肺止咳 | 1.用于肠燥便秘 2.用于肺燥干咳 | 煎服，5～10g |
| 巴豆 | 为大戟科植物巴豆的干燥成熟果实 | 辛，热；有大毒。归胃、大肠经 | 峻下冷积，逐水退肿，祛痰利咽；外用蚀疮 | 1.用于寒积便秘 2.用于腹水鼓胀 3.用于喉痹结胸 4.用于恶疮疥癣 | 制霜入丸散，0.1～0.3g；外用适量 |
| 千金子 | 为大戟科植物续随子的干燥成熟种子 | 辛，温；有毒。归肝、肾、大肠经 | 泻下逐水，破血消癥，疗癣蚀疣 | 1.用于二便不通 2.用于经闭癥瘕 3.用于顽癣赘疣 | 煎服，6～12g |

## 目标检测

A1型题（每道试题有A、B、C、D、E五个供选择的备选答案，从中选择一个最佳答案）

1.大黄不具有的功效是

A.活血化瘀　　　B.泻下攻积　　　C.利尿通淋

D.清热泻火　　　E.凉血解毒

2. 用开水泡服即能泻下导滞的药是

    A. 火麻仁　　　　　　　　B. 番泻叶　　　　　　　　C. 大青叶

    D. 款冬花　　　　　　　　E. 野菊花

3. 巴豆最常用的方法是

    A. 炒炭制成丸剂　　　　　B. 研末冲服　　　　　　　C. 捣碎入煎剂

    D. 制成巴豆霜入丸散　　　E. 直接嚼服

4. 既能润肠通便，又能利水消肿的药物是

    A. 火麻仁　　　　　　　　B. 郁李仁　　　　　　　　C. 杏仁

    D. 桃仁　　　　　　　　　E. 松子仁

5. 芒硝的服用方法是

    A. 先煎　　　　　　　　　B. 后下　　　　　　　　　C. 包煎

    D. 烊化　　　　　　　　　E. 熔化

6. 甘遂的正确用法是

    A. 生用后下　　　　　　　B. 醋制后下　　　　　　　C. 水煎服

    D. 醋制研末冲服　　　　　E. 醋制先煎

**A2 型题**（每个病例有 A、B、C、D、E 五个供选择的备选答案，从中选择一个最佳答案）

1. 患者，男，55 岁。症见大便不通，手足不温，脐周绞痛，苔白不渴，脉沉弦而迟。应首选附子与下列哪味药配伍治疗

    A. 大黄　　　　　　　　　B. 芒硝　　　　　　　　　C. 甘遂

    D. 巴豆　　　　　　　　　E. 大戟

2. 患者，女，35 岁。产后（津血不足的肠燥便秘）大便干结，小便频数，脘腹胀痛，舌红苔黄，脉数宜选下列哪味药为主治疗

    A. 甘遂　　　　　　　　　B. 黑丑　　　　　　　　　C. 巴豆霜

    D. 火麻仁　　　　　　　　E. 芫花

**B1 型题**（每组试题前有 A、B、C、D、E 五个供选择的备选答案，从中为每一道试题选择一个与其关系密切的答案）

    A. 芒硝　　　　　　　　　B. 火麻仁　　　　　　　　C. 大黄

    D. 郁李仁　　　　　　　　E. 大戟

1. 具有泻下攻积，凉血止血之功，酒制又有活血祛瘀之效的药是

2. 药性甘平质润多脂，既能润肠通便，又略兼滋养补虚作用的药是

    A. 芫花　　　　　　　　　B. 巴豆霜　　　　　　　　C. 甘遂

    D. 牵牛子　　　　　　　　E. 大戟

3. 不宜与巴豆、巴豆霜同用，过量服用可直接引起呕吐、腹痛、腹泻及黏液血便并可以引起血尿的药

4. 内服过量，中毒反应为腹痛，剧烈腹泻水样便，呈里急后重感，严重者可致呼吸循环衰竭死亡的药

扫一扫，知答案

第八章

# 祛风湿药

扫一扫，看课件

【学习目标】

1. 掌握祛风湿药的定义、功效及应用、分类、注意事项；掌握祛风湿散寒药独活、威灵仙、川乌、木瓜与祛风湿清热药秦艽、防己、桑枝和祛风湿强筋骨药桑寄生、五加皮的性能、功效、应用、特殊用法及使用注意。

2. 熟悉蕲蛇、乌梢蛇、蚕砂、豨莶草、络石藤、丝瓜络、狗脊、千年健的功效、主治、特殊用量用法和使用注意。

3. 具有比较相似药物异同以及具有在临床合理应用祛风湿药的能力；并能辨识常用祛风湿药饮片。

【定义】凡具有祛除风湿之邪、解除痹痛作用，用于治疗风湿痹证的药物，称为祛风湿药。

【性能】本类药物味多辛苦，性或温或凉。辛能散能行，既可驱散风湿之邪，又能通达经络之闭阻；苦味燥湿，使风湿之邪无所留着。主入脾、肝、肾三脏，善行关节、肌肉、筋骨之间。

【功效及主治】本类药物具有祛风湿、通经络、止痹痛、强筋骨的功效。部分药物兼有舒筋、活血、补肝肾等作用。主要用于风湿痹证之肢体疼痛，关节不利、肿大，筋脉拘挛等症。部分药物还适用于腰膝酸软、下肢痿弱等症。

【分类】祛风湿药根据其药性和功效的不同，分为祛风湿散寒药、祛风湿清热药、祛风湿强筋骨药三类。

【配伍应用】使用祛风湿药时，应根据痹证的类型、邪犯的部位、病程的新久等，选择药物并作适当的配伍。如风邪偏盛的行痹，应选择善能祛风的祛风湿药，佐以活血养营之品；湿邪偏盛的着痹，应选用温燥的祛风湿药，佐以健脾渗湿之品；寒邪偏盛的痛痹，当选用温性较强的祛风湿药，佐以通经温阳之品；若风湿热三气杂至所致的热痹，及外邪入里而从热化或郁久化热者，当选用寒凉的祛风湿药，酌情配伍凉血、清热、解毒药；感受外邪初期，病邪在表，当配伍散风胜湿的解表药；病邪入里，须与活血通络药同用；若夹有痰浊、瘀血者，须与祛痰、散瘀药同用；痹证日久，损及肝肾，或肝肾素虚，复感风湿者，应选用强筋骨的祛风湿药，配伍补肝肾、益气血之品，扶正以祛邪。

【注意事项】祛风湿药辛温性燥，易伤阴耗血，故阴血亏虚者应慎用。痹证多属慢性疾病，为了服药方便，可制成酒剂或丸散剂。酒还能增强祛风湿药的功效。也可制成外敷剂型，直接用于患处。

# 第一节　祛风湿散寒药

本节药物味多辛、苦，性温，入肝、脾、肾经。辛能行散祛风，苦能燥湿，温通祛寒。具有较好的祛风、除湿、散寒、止痛、通络等作用，尤以止痛为其特点，主要适用于风寒湿痹，肢体关节疼痛，痛有定处，遇寒加重等。经配伍亦可用于风湿热痹。

## 独活　Dúhuó
《神农本草经》

【来源】本品为伞形科植物重齿毛当归 *Angelica pubescens* Maxim.f. biserrata Shan et Yuan 的干燥根。主产于四川、湖北等地。春初苗刚发芽或秋末茎叶枯萎时采挖，除去须根和泥沙，摊晾至表皮干燥，烘至半干，堆置 2～3 天，发软后再烘至全干。切片，生用。

【性能】辛、苦，微温。归肾、膀胱经。

【功效】祛风除湿，通痹止痛，解表。

【应用】

1.用于风寒湿痹，腰膝疼痛　本品辛散苦燥，气香温通，功善祛风湿，止痹痛，为治风湿痹痛主药，凡风寒湿邪所致之痹证，无论新久，均可应用。因其主入肾经，性善下行，尤以下半身风寒湿痹为宜。治风寒湿痹，肌肉、腰背、手足疼痛，可与当归、白术等同用，如独活汤；若与桑寄生、杜仲等配伍，可治痹证日久正虚，腰膝酸软，关节屈伸不利者，如独活寄生汤。

2.用于头痛　本品辛散苦燥温通，能发散风寒湿邪而解表，治外感风寒夹湿所致的头痛头重，一身尽痛，多配伍羌活、藁本等，如羌活胜湿汤。独活善入肾经而搜伏风，与细辛、川芎等相配，可治风扰肾经，伏而不出之少阴头痛，如独活细辛汤。

其祛风湿之功，亦治皮肤瘙痒，内服或外洗皆可。

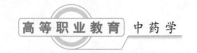

【用法用量】煎服，3～10g。外用适量。

【知识拓展】

1.《本草经疏》："其主风寒所击金疮止痛者，金疮为风寒之所袭击，则血气壅而不行，故其痛愈甚，独活之苦甘辛温，能辟风寒，邪散则肌表安和，气血流通，故其痛自止也。"

2.本品含蛇床子素，香柑内酯，花椒毒素，二氢山芹醇当归酸酯等。所含香柑内酯、花椒毒素等有抗炎、镇痛、抗溃疡及抗肿瘤作用。现代常用于治疗风湿性关节炎、坐骨神经痛、肩周炎等疾病。

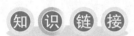

　　独活与羌活二药均能祛风湿，止痛，解表。治风寒湿痹，风寒夹湿的表证，头痛等，常相须为用。但独活性较缓和，发散之力较羌活为弱，多用于风寒湿痹痛在下半身者，为治"下半身痹痛要药"；亦治少阴伏风头痛。羌活性较燥烈，发散力强，常用于风寒湿痹痛在上半身者，为治"上半身痹痛要药"，又治太阳风寒头痛。

## 威灵仙　Wēilíngxiān
### 《新修本草》

【来源】本品为毛茛科植物威灵仙 *Clematis chinensis* Osbeck、棉团铁线莲 *Clematis hexapetala* Pall. 或东北铁线莲 *Clematis manshurica* Rupr. 的干燥根及根茎。主产于辽宁、吉林等地。秋季采挖，除去泥沙，晒干。切段，生用。

【性能】辛、咸，温。归膀胱经。

【功效】祛风湿，通经络，止痛，消骨鲠。

【应用】

1.用于风湿痹痛　本品辛散温通，性猛善走，既能祛风湿，又能通络而止痛，为治风湿痹痛要药。凡风湿痹痛，肢体麻木，筋脉拘挛，屈伸不利，无论上下皆可应用，尤宜于风邪偏盛，拘挛掣痛，游走不定者。可单用为末服，如威灵仙散；若与当归、肉桂同用，可治风寒腰背疼痛，如神应丸。

2.用于诸骨鲠喉　本品味咸，能软坚而消骨鲠，可单用或与砂糖、醋煎后慢慢咽下。

此外，本品通络止痛之功，还可用治跌打伤痛。

【用法用量】煎服，6～10g。

【使用注意】本品辛散走窜，气血虚弱者慎服。

【知识拓展】

1.《本草纲目》："威灵仙，气温，味微辛咸。辛泄气，咸泄水，故风湿痰饮之病，气壮者服之有捷效，其性大抵疏利，久服恐损真气，气弱者亦不可服之。"

2. 本品含原齐墩果酸、原白头翁素等。威灵仙有明显抗菌、镇痛、抗利尿、抗疟、降血糖、降血压、利胆等作用。现代常用于治疗风湿性关节炎、痛风、坐骨神经痛、颈椎病、诸骨鲠喉等疾病。

## 川乌 Chuānwū
### 《神农本草经》

【来源】本品为毛茛科植物乌头 *Aconitum carmichaeli* Debx. 的干燥母根。主产于四川、云南等地，6月下旬至8月上旬采挖，除去子根、须根及泥沙，晒干。生用或制后用。

【性能】辛、苦，热；有大毒。归心、肝、肾、脾经。

【功效】祛风除湿，温经止痛。

【应用】

1. 用于风寒湿痹，关节疼痛　本品辛热苦燥，善于驱逐寒湿、温经止痛，为治寒湿痹痛之佳品，尤宜于寒邪偏盛之痹痛。治寒湿侵袭，历节疼痛，不可屈伸，常与麻黄、芍药等配伍，如乌头汤；若与草乌、地龙等同用，可治寒湿瘀血留滞经络，肢体筋脉挛痛，关节屈伸不利，日久不愈者，如小活络丹。

2. 用于心腹冷痛，寒疝作痛　本品辛散温通，散寒止痛之功显著，故又常用于阴寒内盛之心腹冷痛。治心痛彻背，背痛彻心，常配赤石脂、干姜等，如乌头赤石脂丸；治寒疝，绕脐腹痛，手足厥冷，多与蜂蜜同煎，如大乌头煎。

3. 用于跌扑伤痛　本品止痛作用，可治跌打损伤，骨折瘀肿疼痛，多与自然铜、地龙等同用，如回生续命丹。古方又常以本品作为麻醉止痛药，多以生品与生草乌并用，配伍羊踯躅、姜黄等，如整骨麻药方；或配生南星、蟾酥等外用以达局部麻醉之效，如外敷麻药方。

【处方用名】生川乌、制川乌。

【用法用量】制川乌煎服，1.5～3g，宜先煎、久煎。生品宜外用，适量。

【使用注意】生品内服宜慎，孕妇忌用。制川乌孕妇慎用。不宜与半夏、川贝母、浙贝母、瓜蒌、天花粉、白及、白蔹同用。

【知识拓展】

1.《珍珠囊补遗药性赋》："川乌，味辛性热有毒。浮也，阳中之阳也。其用有二：散诸风之寒邪；破诸积之寒痛。"

2. 本品含多种生物碱，主要为乌头碱，次乌头碱，新乌头碱等。川乌有明显的抗炎、镇痛、镇静、局麻作用。现代常用于治疗风湿性关节炎、三叉神经痛、肩周炎、颈椎病、面瘫等疾病。

知 识 链 接

　　乌头使用不当可引起中毒，中毒原因多因误服、过量，或用生品不经久煮、服生品药酒、配伍不当等。中毒症状为口舌、四肢及全身麻木，流涎，恶心，呕吐，腹泻，头昏，眼花，口干，脉搏减缓，呼吸困难，手足搐搦，神志不清，大小便失禁，血压及体温下降，心律紊乱，室性期前收缩和窦房停搏等。严重者，可死于循环、呼吸衰竭及严重心律紊乱。

**附药：草乌**

本品为毛茛科植物北乌头的干燥根。主产于东北、华北。秋季茎叶枯萎时采挖，除去须根及泥沙，干燥。生用或制后用。本品的药性、功效、应用、用法用量、使用注意与川乌相同，而毒性更强。

### 蕲蛇　Qíshé
《雷公炮炙论》

【来源】本品为蝰科动物五步蛇 *Agkistrodon acutus*（Güenther）除去内脏的干燥体。主产于浙江、江西等地。多于夏、秋二季捕捉，剖开蛇腹，除去内脏，洗净，用竹片撑开腹部，盘成网盘状，干燥后拆除竹片。去头、鳞，切成寸段，生用或酒制用；或去头，用黄酒润透后，去鳞、骨，干燥，制成蕲蛇肉用。

【性能】甘、咸，温；有毒。归肝经。

【功效】祛风通络，止痒，定惊止痉。

【应用】

1. 用于风湿顽痹，麻木拘挛　本品具走窜之性，性温通络，能内走脏腑，外达肌表而透骨搜风，以祛内外之风邪，为截风要药。又能通经络，凡风湿痹证无不宜之，尤善治病深日久之风湿顽痹，经络不利，麻木拘挛者，常与防风、羌活等配伍，如白花蛇酒。

2. 用于中风口眼㖞斜，半身不遂　本品功善祛风，通经活络，故可用治中风口眼㖞斜，半身不遂，抽搐痉挛，常与全蝎、蜈蚣等药配伍。

3. 用于小儿惊风，破伤风，抽搐痉挛　本品入肝，既能祛外风，又能息内风，风去则惊搐自定，为治痉挛抽搐常用药。治小儿急慢惊风、破伤风之痉挛抽搐，多与乌梢蛇、蜈蚣同用，如定命散。

4. **用于麻风，疥癣** 本品能外走肌表而祛风止痒，兼以毒攻毒，故风毒之邪壅于肌肤亦为常用之品。治麻风，每与大黄、蝉蜕等相配，如追风散；治疥癣，可与荆芥、薄荷等同用，如驱风膏。

此外，本品有毒，能以毒攻毒，可用治瘰疬、梅毒、恶疮。

【处方用名】蕲蛇、酒蕲蛇。

【用法用量】煎服，3～9g；研末吞服，1次1～1.5g，1日2～3次。或酒浸、熬膏、入丸、散服。

【使用注意】血虚生风者慎服。

【知识拓展】

1.《本草纲目》："能透骨搜风，截惊定搐，为风痹、惊搐、癫癣、恶疮要药，取其内走脏腑，外彻皮肤，无处不到也。"

2. 本品含3种毒蛋白：AaT-Ⅰ、AaT-Ⅱ、AaT-Ⅲ，由18种氨基酸组成。并含透明质酸酶，出血毒素等。蕲蛇有镇静、催眠及镇痛作用。现代常用于治疗风湿性关节炎、骨质增生、坐骨神经痛、荨麻疹等疾病。

**附药：金钱白花蛇**

本品为眼镜蛇科动物银环蛇的幼蛇干燥体。分布于长江以南各地。夏、秋二季捕捉，剖开蛇腹，除去内脏，擦净血迹，用乙醇浸泡处理后，盘成圆形，用竹签固定，干燥。切段用。本品药性、功效、应用、使用注意与蕲蛇相似而力较强。煎服，2～5g；研粉吞服，1～1.5g。

## 乌梢蛇 Wūshāoshé
### 《药性论》

【来源】本品为游蛇科动物乌梢蛇 Zoacys dhumnades（Cantor）的干燥体。主产于浙江、江苏等地。多于夏、秋二季捕捉，剖开蛇腹或先剥去蛇皮留头尾，除去内脏，盘成圆盘状，干燥。去头及鳞片，切寸段，生用、酒制，或黄酒闷透，除去皮骨用。

【性能】甘，平。归肝经。

【功效】祛风，通络，止痉。

【应用】

1. **用于风湿顽痹，麻木拘挛** 本品性走窜，能搜风邪，利关节，通经络，常用于风湿痹证，尤宜于风湿顽痹，日久不愈者。常配伍全蝎、天南星等，治风痹，手足麻木拘挛，不能伸举，如乌蛇丸；或制酒饮，以治顽痹挛急疼痛，如乌蛇酒。

2. **用于中风口眼㖞斜，半身不遂** 本品功善祛风，通经活络，故可用治中风口眼㖞斜，半身不遂，痉挛抽搐，常与全蝎、蜈蚣等药配伍。

3. 用于小儿惊风，破伤风，痉挛抽搐　本品能入肝祛风以定惊搐，治小儿急慢惊风，可与麝香、皂荚等同用，如乌蛇散；治破伤风之痉挛抽搐，多与蕲蛇、蜈蚣等配伍，如定命散。

4. 用于麻风，疥癣　本品善于祛风止痒，为治皮肤病的要药。配伍白附子、大风子等，以治麻风，如乌蛇丸；配伍枳壳、荷叶，可治干湿癣，如三味乌蛇散。

此外，本品又可用治瘰疬、恶疮。

【处方用名】乌梢蛇、酒乌梢蛇。

【用法用量】煎服，6～12g；研末，每次2～3g；或入丸剂、酒浸服。外用适量。

【使用注意】血虚生风者慎服。

【知识拓展】

1.《开宝本草》："主诸风瘙瘾疹，疥癣，皮肤不仁，顽痹诸风。"

2. 本品含赖氨酸、亮氨酸、谷氨酸等17种氨基酸等成分。乌梢蛇水煎液和醇提取液有抗炎、镇静、镇痛作用。现代常用于风湿性关节炎、坐骨神经痛、肩周炎、面神经麻痹及银屑病等皮肤疾病。

### 附药：蛇蜕

本品为游蛇科动物黑眉锦蛇、锦蛇、乌梢蛇等蜕下的干燥表皮膜。春末夏初或冬初收集，除去泥沙，干燥。性味咸、甘，平。归肝经。功能祛风，定惊，退翳，解毒。适用于小儿惊风，抽搐痉挛，翳障，喉痹，疔肿，皮肤瘙痒。煎服，2～3g；研末吞服，每次0.3～0.6g。外用适量。

## 木瓜　Mùguā
### 《名医别录》

【来源】本品为蔷薇科植物贴梗海棠 *Chaenomeles speciosa*（Sweet）Nakai 的干燥近成熟果实。主产于安徽、湖南等地，安徽宣城产者称"宣木瓜"，质量较好。夏、秋二季果实绿黄时采收，置沸水中烫至外皮灰白色，对半纵剖，晒干。切片，生用。

【性能】酸，温。归肝、脾经。

【功效】舒筋活络，和胃化湿。

【应用】

1. 用于湿痹拘挛，腰膝关节酸重疼痛　本品味酸入肝，善于舒筋活络，且能去湿除痹，为湿痹筋脉拘挛之要药，亦常用于腰膝关节酸重疼痛。常与乳香、没药等同用，治筋急项强，不可转侧，如木瓜煎；与羌活、独活等配伍，治脚膝疼重，不能远行久立者，如木瓜丹。

2. 用于脚气浮肿　本品温通，去湿舒筋，为脚气浮肿常用药，多配伍吴茱萸、槟榔等，治感受风湿，脚气肿痛不可忍者，如鸡鸣散。

3. 用于暑湿吐泻，转筋挛痛　本品温香入脾，能化湿和胃，湿去则中焦得运，泄泻可止；味酸入肝，舒筋活络而缓挛急。治湿阻中焦之腹痛吐泻转筋，偏寒湿者，常配伍吴茱萸、小茴香等，如木瓜汤；偏暑湿者，多配伍蚕砂、薏苡仁等，如蚕矢汤。

此外，本品尚有消食作用，用于消化不良；并能生津止渴，可治津伤口渴。

【用法用量】煎服，6～9g。

【使用注意】胃酸过多者不宜服用。

【知识拓展】

1.《日华子本草》："木瓜止吐泻奔豚及脚气水肿，冷热痢，心腹痛，疗渴。"

2. 本品含齐墩果酸，熊果酸，苹果酸，枸橼酸，酒石酸以及皂苷等。木瓜有保肝、抗菌、抑制巨噬细胞吞噬的作用。现代常用于治疗坐骨神经痛、颈椎病、湿疹、急性细菌性痢疾、脚癣等疾病。

## 蚕砂　Cánshā
### 《名医别录》

【来源】本品为蚕蛾科昆虫家蚕 *Bombyx mori* Linnaeus 的干燥粪便。育蚕地区皆产，以江苏、浙江等地产量最多。6～8月收集，以二眠到三眠时的粪便为主，收集后晒干，簸净泥土及桑叶碎屑。生用。

【性能】甘、辛，温。归肝、脾、胃经。

【功效】祛风湿，和胃化湿。

【应用】

1. 用于风湿痹证　本品辛甘发散，可以祛风，温燥而通，又善除湿舒筋，作用缓和，可用于各种痹证。单用蒸热，温熨患处，以治风湿痹痛，肢体不遂者；若与羌活、独活等同用，可治风湿寒痹；与防己、薏苡仁等配伍，可治风湿热痹，肢节烦疼，如宣痹汤。

2. 用于吐泻转筋　本品入脾胃，能和胃化湿，湿去则泄泻可止、筋脉可舒。治暑湿中阻而致的腹痛吐泻转筋，常配伍木瓜、吴茱萸等，如蚕矢汤。

3. 用于风疹、湿疹瘙痒　本品善于祛风湿，止痒，治疗风疹、湿疹，可单用煎汤外洗，或与白鲜皮、地肤子、蝉蜕等同用。

【用法用量】煎服，5～15g；宜布包入煎。外用适量。

【知识拓展】

1.《太平圣惠方》："头风白屑作痒，蚕砂烧灰淋汁，洗之。"

2. 本品含叶绿素，植物醇，β-谷甾醇，胆甾醇，麦角甾醇，蛇麻脂醇，氨基酸，胡萝卜素，维生素 B、C 等。蚕砂煎剂有抗炎作用，叶绿素衍生物对体外肝癌细胞有抑制作

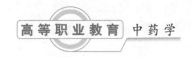

用。现代常用于治疗头屑增多、肝癌、脚癣等疾病。

（其他祛风湿散寒药见表 8-1）

# 第二节　祛风湿清热药

## 秦艽　Qínjiāo
### 《神农本草经》

【来源】本品为龙胆科植物秦艽 *Gentiana macrophylla* Pall.、麻花秦艽 *Gentiana straminea* Maxim.、粗茎秦艽 *Gentiana crassicaulis* Duthie ex Burk. 或小秦艽 *Gentiana dahurica* Fisch. 的干燥根。前三种按性状不同分别习称"秦艽"和"麻花艽"，后一种习称"小秦艽"。主产于甘肃、青海等地。春、秋二季采挖，除去泥沙；秦艽及麻花艽晒软，堆置"发汗"至表面呈红黄色或灰黄色时，摊开晒干，或不经"发汗"直接晒干；小秦艽趁鲜时搓去黑皮，晒干。切厚片，生用。

【性能】辛、苦，平。归胃、肝、胆经。

【功效】祛风湿，清湿热，止痹痛，退虚热。

【应用】

1. 用于风湿痹证，筋脉拘挛，骨节酸痛　本品辛散苦泄，质偏润而不燥，为"风药中之润剂"。风湿痹痛，筋脉拘挛，骨节酸痛，无论寒热新久，均可配伍应用。因其性偏凉，兼有清热作用，故对热痹尤为适宜，多配伍防己、络石藤等；若配伍天麻、羌活等，可治风寒湿痹，如秦艽天麻汤。

2. 用于中风半身不遂　本品既能祛风邪，舒筋络，又善"活血荣筋"，可用于中风半身不遂，口眼㖞斜，四肢拘急，舌强不语等，单用或配伍均可。若与升麻、葛根等配伍，可治中风口眼㖞斜，言语不利，恶风恶寒者，如秦艽升麻汤；与当归、熟地等同用，可治血虚中风者，如秦艽汤。

3. 用于湿热黄疸　本品苦以降泄，能清肝胆湿热而退黄，单用为末服；亦可与茵陈蒿、栀子等配伍，如山茵陈丸。

4. 用于骨蒸潮热，小儿疳积发热　本品能退虚热，除骨蒸，为治虚热要药。治骨蒸日晡潮热，常与青蒿、地骨皮等同用，如秦艽鳖甲散；若与人参、柴胡等配伍，可治肺痿骨蒸劳嗽，如秦艽扶赢汤；治小儿疳积发热，多与薄荷、炙甘草相伍，如秦艽散。

【用法用量】煎服，3 ～ 10g。

【使用注意】久痛虚赢，溲多、便滑者忌服。

【知识拓展】

1.《本草经疏》："秦艽，苦能泄，辛能散，微温能通利，故主寒热邪气，寒湿风痹，肢节痛，下水，利小便。性能祛风除湿，故《别录》疗风无问久新，及通身挛急。"

2.本品含秦艽碱甲、乙、丙，龙胆苦苷等。秦艽具有镇静、镇痛、解热、抗炎作用；能明显降低胸腺指数，有抗组胺作用；对病毒、细菌、真菌皆有一定的抑制作用。现代常用于治疗风湿性关节炎、颈椎病、脑血管意外后遗症等疾病。

## 防己 Fángjǐ
### 《神农本草经》

【来源】本品为防己科植物粉防己 *Stephania tetrandra* S.Moore 的干燥根。习称"汉防己"。主产于浙江、江西等地。秋季采挖，洗净，除去粗皮，晒至半干，切段，个大者再纵切，干燥。切厚片，生用。

【性能】苦，寒。归膀胱、肺经。

【功效】祛风止痛，利水消肿。

【应用】

1.用于风湿痹痛　本品辛能行散，苦寒降泄，既能祛风除湿止痛，又能清热。对风湿痹证湿热偏盛，肢体酸重，关节红肿疼痛及湿热身痛者，尤为要药，常与滑石、薏苡仁等配伍，如宣痹汤；若与麻黄、肉桂等同用，亦可用于风寒湿痹，四肢挛急者，如防己饮。

2.用于水肿，脚气肿痛，小便不利　本品苦寒降泄，能清热利水，善走下行而泄下焦膀胱湿热，尤宜于下肢水肿，小便不利者。常与黄芪、白术等配伍，用于风水脉浮，身重汗出恶风者，如防己黄芪汤；若与茯苓、黄芪等同用，可治一身悉肿，小便短少者，如防己茯苓汤；与椒目、葶苈子合用，又治湿热腹胀水肿，如己椒苈黄丸。治脚气足胫肿痛、重着、麻木，可与吴茱萸、槟榔等同用；治疗脚气肿痛，则配伍木瓜、牛膝等煎服。

3.用于湿疹疮毒　本品苦以燥湿，寒以清热，治湿疹疮毒，可与苦参、金银花等配伍。

此外，本品有降血压作用。

【用法用量】煎服，5～10g。

【使用注意】本品苦寒易伤胃气，胃纳不佳及阴虚体弱者慎服。

【知识拓展】

1.《药性论》："汉防己，治湿风口面歪斜，手足疼，散留痰，主肺气嗽喘；木防己，治男子肢节中风毒风不语，主散结气痈肿，温疟，风水肿，治膀胱。"

2.本品含粉防己碱，防己诺林碱，轮环藤酚碱，氧防己碱等。防己有明显镇痛、解热、抗炎、抗过敏性休克、利尿、降压、肌肉松弛、抗阿米巴原虫等作用。现代常用于治疗风湿性关节炎、类风湿关节炎、肩周炎、颈椎病、小儿鞘膜积液等疾病。

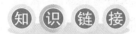

马兜铃科植物广防己的根称为"广防己"，又称"木防己"。以前与"汉防己"通称为"防己"。由于广防己含有马兜铃酸，具有肾毒性，现已停用。

## 桑枝 Sāngzhī
### 《本草图经》

【来源】本品为桑科植物桑 *Morus alba* L. 的干燥嫩枝。主产于江苏、浙江。春末夏初采收，去叶，晒干，或趁鲜切片，晒干。生用或炒用。亦可鲜用。

【性能】微苦，平。归肝经。

【功效】祛风湿，利关节。

【应用】

1. 用于风湿痹证，肩臂、关节酸痛麻木　本品性平，祛风湿而善达四肢经络，通利关节，痹证新久、寒热均可应用，尤宜于风湿热痹，肩臂、关节酸痛麻木者。单用煎服治风热痹痛，或一味熬膏治筋骨酸痛、四肢麻木。但因本品单用力弱，多随寒热新久之不同，配伍其他药物。偏寒者，配桂枝、威灵仙等；偏热者，配络石藤、忍冬藤等；偏气血虚者，配黄芪、鸡血藤等。

【用法用量】煎服，9～15g。外用适量。

【使用注意】寒饮束肺者不宜服。

【知识拓展】

1.《本草图经》："疗遍体风痒干燥，脚气风气，四肢拘挛，上气，眼晕，肺气嗽，消食；利小便，兼疗口干。"

2. 桑枝含鞣质，蔗糖，果糖，水苏糖，葡萄糖，麦芽糖，木糖等。有抗炎、抑制免疫、抗生育、杀虫、抗菌、抗肿瘤、降低血液黏滞性、改善微循环等作用。现代常用于治疗类风湿关节炎、强直性脊柱炎、银屑病、神经性皮炎、狼疮性肾炎等疾病。

## 豨莶草 Xīxiāncǎo
### 《新修本草》

【来源】本品为菊科植物豨莶 *Siegesbeckia orientalis* L.、腺梗豨莶 *Siegesbeckia pubescens* Makino 或毛梗豨莶 *Siegesbeckia glabrescens* Makino 的干燥地上部分。我国大部分地区均

产。夏、秋二季花开前及花期均可采割，除去杂质，晒干。切段，生用或酒蒸制用。

【性能】辛、苦，寒。归肝、肾经。

【功效】祛风湿，利关节，解毒。

【应用】

1.用于风湿痹痛，筋骨无力，腰膝酸软，四肢麻木　本品辛散苦燥，能祛筋骨间风湿，通经络，利关节。生用性寒，宜于风湿热痹；酒制后寓补肝肾之功，常用于风湿痹痛，筋骨无力，腰膝酸软，四肢麻痹，可单用为丸服，如豨莶散、豨莶丸；或与臭梧桐合用，如豨桐丸。

2.用于中风半身不遂　本品味辛能散能行，功能祛风通络，用治中风口眼㖞斜，半身不遂，可与蕲蛇、当归等同用。

3.用于风疹，湿疮，痈肿疮毒　本品辛能散风，生用苦寒能清热解毒，化湿热。治风疹湿疮，可单用内服或外洗，亦可配地肤子、白鲜皮等祛风利湿止痒之品。治疮痈肿毒，红肿热痛者，可配伍蒲公英、野菊花等清热解毒药；治发背、疔疮，可与小蓟、紫花地丁等同用。

此外，本品能降血压。

【处方用名】豨莶草、酒豨莶草。

【用法用量】煎服，9～12g。外用适量。治风湿痹痛、半身不遂宜制用，治风疹湿疮、痈肿疮毒宜生用。

【使用注意】无风湿者慎服；生用或大剂应用，易致呕吐。

【知识拓展】

1.《本草纲目》："治肝肾风气，四肢麻痹，骨痛膝弱，风湿诸疮。"

2.本品含生物碱，酚性成分，豨莶苷，豨莶苷元等。豨莶草有抗炎和较好的镇痛及降压、扩张血管作用。现代常用于治疗颈椎病、湿疹、过敏性皮炎、高血压、非淋菌性前列腺炎等疾病。

### 络石藤　Luòshíténg
### 《神农本草经》

【来源】本品为夹竹桃科植物络石 *Trachelospermum jasminoides*（Lindl.）Lem. 的干燥带叶藤茎。主产于浙江、江苏等地。冬季至次春采割，除去杂质，晒干。切段，生用。

【性能】苦，微寒。归心、肝、肾经。

【功效】祛风通络，凉血消肿。

【应用】

1.用于风湿热痹，筋脉拘挛，腰膝酸痛　本品善于祛风通络，苦能燥湿，微寒清热，尤宜于风湿热痹，筋脉拘挛，腰膝酸痛者，每与忍冬藤、秦艽等配伍；亦可单用酒浸服。

2.用于喉痹，痈肿　本品入心肝血分，味苦性微寒，能清热凉血，利咽消肿，故可用于热毒壅盛之喉痹、痈肿。单用水煎，慢慢含咽，治热毒之咽喉肿痛。与皂角刺、乳香等配伍，可治痈肿疮毒，如止痛灵宝散。

3.用于跌扑损伤　本品能通经络，凉血而消肿止痛。治跌扑损伤，瘀滞肿痛，可与伸筋草、透骨草等同用。

【用法用量】煎服，6～12g。

【使用注意】畏寒易泄者勿服。

【知识拓展】

1.《要药分剂》："络石之功，专于舒筋活络。凡病人筋脉拘挛，不易伸屈者，服之无不获效，不可忽之也。"

2.本品藤茎含络石苷，去甲络石苷，牛蒡苷，黄酮类化合物等。有强心、促进血液循环作用；对金黄色葡萄球菌、痢疾杆菌等有抑制作用。现代常用于治疗肩周炎、颈椎病、高血压、小儿腹泻、脑血管意外后遗症等疾病。

## 丝瓜络　Sīguāluò
### 《本草纲目》

【来源】本品为葫芦科植物丝瓜 *Luffa cylindrica*（L.）Roem. 干燥成熟果实的维管束。主产于江苏、浙江。夏、秋二季果实成熟、果皮变黄、内部干枯时采摘，除去外皮及果肉，洗净，晒干，除去种子。切段，生用。

【性能】甘，平。归肺、胃、肝经。

【功效】祛风，通络，活血，下乳。

【应用】

1.用于风湿痹痛，筋脉拘挛　本品善于祛风通络，唯药力平和，多入复方中应用。治风湿痹痛，筋脉拘挛，肢体麻痹，常与秦艽、防风等配伍。

2.用于胸胁胀痛　本品入肝经能活血通络，常用于气血瘀滞之胸胁胀痛，多配伍柴胡、香附等。

3.用于乳汁不通，乳痈肿痛　本品体轻通利，善治产后乳少或乳汁不通，常与王不留行、路路通等同用；治乳痈肿痛，每与蒲公英、浙贝母等配伍。

此外，本品又能治跌打损伤、胸痹等。

【用法用量】煎服，5～12g。外用适量。

【使用注意】寒痰者慎用。

【知识拓展】

1.《本草纲目》："能通人脉络脏腑，而去风解毒，消肿化痰，祛痛杀虫，治诸血病。"

2. 本品含木聚糖，甘露聚糖，半乳聚糖等。丝瓜络水煎剂有明显的镇痛、镇静和抗炎及降血脂作用。现代常用于治疗肩周炎、颈椎病、支气管炎、急性乳腺炎、产后缺乳等疾病。

（其他祛风湿清热药见表 8-1）

# 第三节　祛风湿强筋骨药

本节药物主入肝肾经，除祛风湿外，兼有补肝肾、强筋骨作用，主要用于风湿日久，肝肾虚损，腰膝酸软，脚弱无力等。风湿日久，易损肝肾；肝肾虚损，风寒湿邪又易侵犯腰膝部位，故选用本节药物有扶正祛邪、标本兼顾的意义。亦可用于肾虚腰痛，骨痿，软弱无力者。

## 桑寄生　Sāngjìshēng
### 《神农本草经》

【来源】本品为桑寄生科植物桑寄生 *Taxillus chinensis*（DC.）Danser 的干燥带叶茎枝。主产于广西、广东。冬季至次春采割，除去粗茎，切段，干燥，或蒸后干燥。切厚片，生用。

【性能】苦、甘，平。归肝、肾经。

【功效】祛风湿，补肝肾，强筋骨，安胎元。

【应用】

1. 用于风湿痹痛，腰膝酸软，筋骨无力　本品苦燥甘补，既能祛风湿，又长于补肝肾、强筋骨，对痹证日久，损及肝肾，腰膝酸软，筋骨无力者尤宜，常与独活、杜仲等同用，如独活寄生汤。

2. 用于崩漏经多，妊娠漏血，胎动不安　本品能补肝肾，养血，而固冲任，安胎元。治肝肾亏虚，崩漏，月经过多，妊娠下血，胎动不安，每与阿胶、续断等配伍，如桑寄生散；或配续断、菟丝子等，如寿胎丸。

3. 用于头晕目眩　本品尚能补益肝肾以平肝，用于头晕目眩属肝肾不足者，可与杜仲、牛膝等药配伍。

【用法用量】煎服，9～15g。

【使用注意】本品性平和，无寒热，无毒性，且有补益之用，故可用于阴阳、寒热多种证候，而无特殊宜忌之例。

【知识拓展】

1.《本经》:"主腰痛,小儿背强,痈肿,安胎,充肌肤,坚发、齿,长须眉。"

2.本品含黄酮类化合物:槲皮素、槲皮苷及少量的右旋儿茶酚。桑寄生有降脂、降压、镇静、利尿作用;对脊髓灰质炎病毒有抑制作用。现代常用于治疗风湿性关节炎、坐骨神经痛、骨质增生症、高血压、高脂血症等疾病。

**附药:槲寄生**

本品为桑寄生科植物槲寄生的干燥带叶茎枝,其性能、功效与应用均与桑寄生相似,过去作桑寄生应用,现《中国药典》已将其单独收载。

五加皮　Wǔjiāpí

《神农本草经》

【来源】本品为五加科植物细柱五加 *Acanthopanax gracilistylus* W.W.Smith 的干燥根皮。习称"南五加皮"。主产于湖北、湖南等地。夏、秋采挖,剥取根皮,晒干。切厚片,生用。

【性能】辛、苦,温。归肝、肾经。

【功效】祛风湿,补肝肾,强筋骨,利尿。

【应用】

1.用于风湿痹病　本品辛能散风,苦能燥湿,温能祛寒,且兼补益之功,尤宜于老人及久病体虚者。治风湿痹证,腰膝疼痛,筋脉拘挛,可单用或配当归、牛膝等,如五加皮酒;亦可与木瓜、松节等同用,如五加皮散。

2.用于筋骨痿软,小儿行迟,体虚乏力　本品有温补之效,能补肝肾,强筋骨。常用于肝肾不足,筋骨痿软,常与杜仲、牛膝等配伍;治小儿发育不良,骨软行迟,则与龟甲、续断等同用。

3.用于水肿,脚气肿痛　本品能利水消肿。治水肿,小便不利,每与茯苓皮、大腹皮等配伍,如五皮散;若治疗寒湿壅滞之脚气肿痛,可与远志同用,如五加皮丸。

【用法用量】煎服,5～10g;或酒浸、入丸散服。

【使用注意】阴虚火旺者慎服。

【知识拓展】

1.《本草求真》:"脚气之病……服此辛苦而温,辛则气顺而化痰,苦则坚骨而益精,温则祛风而胜湿,凡肌肤之瘀血,筋骨之风邪,靡不因此而治。"

2.本品含丁香苷,刺五加苷,维生素 A、$B_1$,挥发油等。五加皮有抗炎、镇痛、抗疲劳、抗应激、抗放射损伤、增强免疫功能作用;能兴奋性腺、肾上腺;还有抗利尿、抗肿瘤及抑菌作用。现代常用于治疗坐骨神经痛、骨质增生、脑血管病、低血压、白细胞减少症等疾病。

## 狗脊 Gǒujǐ

《神农本草经》

【来源】本品为蚌壳蕨科植物金毛狗脊 *Cibotium barometz*（L.）J.Sm. 的干燥根茎。主产于四川、浙江等地。秋、冬二季采挖，除去泥沙，干燥；或去硬根、叶柄及金黄色绒毛，切厚片，干燥，为"生狗脊片"；蒸后，晒至六、七成干，切厚片，干燥，为"熟狗脊片"。生用或砂烫用。

【性能】苦、甘，温。归肝、肾经。

【功效】祛风湿，补肝肾，强腰膝。

【应用】

1. 用于风湿痹痛　本品苦温能温散风寒湿邪，甘温以补肝肾、强腰膝、坚筋骨，能行能补，对肝肾不足，兼有风寒湿邪之腰痛脊强，不能俯仰者最为适宜。常与杜仲、续断等配伍，如狗脊饮；或与萆薢、菟丝子同用，以治腰痛，如狗脊丸。

2. 用于腰膝酸软，下肢无力　本品补肝肾，强腰膝之功，又可用治肝肾虚损，腰膝酸软，下肢无力，可与牛膝、鹿角胶等配伍。

3. 用于肾虚不固，遗尿尿频，带下清稀　本品有温补固摄作用。治肾虚之遗尿尿频，可与补骨脂、益智仁等配伍；若冲任虚寒，带下过多清稀，宜与鹿茸、白蔹同用，如白蔹丸。

此外，狗脊的绒毛有止血作用，外敷可用于金疮出血。

【处方用名】狗脊、蒸狗脊、烫狗脊。

【用法用量】煎服，6～12g。蒸狗脊、烫狗脊长于补肝肾，强筋骨。

【使用注意】肾虚有热，小便不利，或短涩黄赤者慎服。

【知识拓展】

1.《神农本草经》："主腰背强，机关缓急，周痹寒湿，膝痛。颇利老人。"

2. 本品含蕨素，金粉蕨素，欧蕨伊鲁苷，原儿茶酸，5- 甲糠醛，胡萝卜素等。狗脊有增加心肌营养作用；其金黄色绒毛有止血作用。现代常用于治疗坐骨神经痛、骨质增生、颈椎病、腰椎间管狭窄症、强直性脊柱炎等疾病。

## 千年健 Qiānniánjiàn

《本草纲目拾遗》

【来源】本品为天南星科植物千年健 *Homalomena occulta*（Lour.）Schott 的干燥根茎。主产于广西、云南。春、秋二季采挖，洗净，除去外皮，晒干。切片，生用。

【性能】苦、辛，温。归肝、肾经。

【功效】祛风湿，壮筋骨。

【应用】

1.用于风寒湿痹，腰膝冷痛，拘挛麻木，筋骨痿软　本品辛散苦燥温通，主入肝肾经，既能祛风湿，又能强筋骨，颇宜于老人。治风寒湿痹，腰膝冷痛，拘挛麻木，筋骨痿软，可与独活、桑寄生等药配伍，或与牛膝、枸杞子等酒浸服。

【用法用量】煎服，5～10g；或酒浸服。

【使用注意】阴虚内热者慎服。

【知识拓展】

1.《本草正义》："千年健，今恒用之于宣通经络，祛风逐痹，颇有应验。盖气味皆厚，亦辛温走窜之作用也。"

2.本品含挥发油，主要为柠檬烯、芳樟醇、松油醇、橙花醇等。千年健有抗炎、镇痛作用；所含挥发油有显著抑制布氏杆菌、I型单纯疱疹病毒的作用。现代常用于治疗风湿性关节炎、腰椎间盘突出症、骨质增生、骨折愈合迟缓等疾病。

（其他祛风湿强筋骨药见表8-1）

表8-1　其他祛风湿药

| 药名 | 来源 | 性能 | 功效 | 应用 | 用法用量 |
|------|------|------|------|------|----------|
| 徐长卿 | 为萝藦科植物徐长卿的干燥根或根茎 | 辛，温。归肝、胃经 | 祛风除湿，止痛止痒 | 1.用于风湿痹痛 2.用于各种痛证 3.用于风疹湿疹 | 煎服，3～12g，后下 |
| 伸筋草 | 为石松科植物石松的干燥全草 | 微苦、辛，温。归肝、脾、肾经 | 祛风除湿，舒经活络 | 1.用于风寒湿痹 2.用于跌打损伤 | 煎服，3～12g。外用适量 |
| 海风藤 | 为胡椒科植物风藤的干燥藤茎 | 辛、苦，微温。归肝经 | 祛风湿，通经络，止痹痛 | 1.用于风寒湿痹 2.用于跌打损伤 | 煎服，6～12g。外用适量 |
| 青风藤 | 为防己科植物青藤及毛青藤的干燥根茎 | 苦、辛，平。归肝、脾经 | 祛风湿，通经络，利小便 | 1.用于风寒湿痹 2.用于水肿脚气 | 煎服，6～12g。外用适量 |
| 寻骨风 | 为马兜铃科植物绵毛马兜铃的干燥根茎或全草 | 辛、苦，平。归肝经 | 祛风除湿，通络止痛 | 1.用于风湿痹痛 2.用于跌打伤痛 | 煎服，5～10g。或浸酒服 |
| 路路通 | 为金缕梅科植物枫香树的干燥成熟果序 | 苦，平。归肝、肾经 | 祛风通络，利水消肿，通经下乳 | 1.用于风湿痹痛 2.用于水肿胀满 3.用于经闭、乳汁不下 | 煎服，5～10g。外用适量 |

续表

| 药名 | 来源 | 性能 | 功效 | 应用 | 用法用量 |
|------|------|------|------|------|----------|
| 臭梧桐 | 为马鞭草科植物海州常山干燥嫩枝和叶 | 辛、苦，凉。归肝经 | 祛风湿，通经络，平肝阳 | 1.用于风湿痹痛<br>2.用于肝阳上亢，头痛眩晕 | 煎服，5～15g。外用适量。用于治疗高血压不宜久煎 |
| 海桐皮 | 为豆科植物刺桐或乔木刺桐的干燥树皮 | 苦、辛，平。归肝经 | 祛风除湿，通络止痛，杀虫止痒 | 1.用于风湿痹痛<br>2.用于各种痛证<br>3.用于疥癣风疹湿疹 | 煎服，5～15g。外用适量 |
| 雷公藤 | 为卫矛科植物雷公藤干燥根的木质部 | 辛、苦，寒；有大毒。归心、肝、肾经 | 祛风除湿，通络止痛，活血消肿，杀虫解毒 | 1.用于风湿顽痹<br>2.用于各种痛证<br>3.用于疔毒、腰带疮、麻风 | 煎服，3～10g。宜久煎，以降低毒性。外用适量，捣烂或者研末外敷。外敷不超过半小时，否则起泡 |
| 老鹳草 | 为牻牛儿苗科植物牻牛儿苗、老鹳草或野老鹳草的干燥地上部分 | 辛、苦，平。归肝、肾、大肠经 | 祛风除湿，舒经活络，解毒止痢 | 1.用于风湿痹痛<br>2.用于湿热痢疾 | 煎服，9～15g |
| 穿山龙 | 为薯蓣科植物穿龙薯蓣的干燥根茎 | 苦、辛，平。归肝、肺经 | 祛风除湿，活血通络，止咳平喘 | 1.用于风湿痹痛<br>2.用于咳嗽气喘 | 煎服，10～15g |
| 雪莲花 | 为菊科植物绵头雪莲花、鼠曲雪莲花、水母雪莲花等的干燥带花全草 | 甘、苦，温。归肝、肾经 | 祛风除湿，强壮筋骨，补肾助阳，调经止血 | 1.用于风湿痹证<br>2.用于肾虚阳痿<br>3.用于经闭、痛经、崩漏、带下 | 煎服，6～12g |

## 目标检测

**A1 型题**（每道试题有 A、B、C、D、E 五个供选择的备选答案，从中选择一个最佳答案）

1. 独活的功效是

　　A. 祛风湿，通经络，治骨鲠

　　B. 祛风湿，舒经络，利湿退黄

　　C. 祛风湿，止痛，解表

　　D. 祛风湿，补肝肾，安胎

　　E. 祛风湿，止痛，利水

2. 均具有通经络，治风湿痹痛、拘挛麻木的药物是

　　A. 威灵仙、海风藤、青风藤

　　B. 秦艽、臭梧桐、海风藤

C. 秦艽、五加皮、威灵仙

D. 丝瓜络、独活、伸筋草

E. 桑寄生、秦艽、桑枝

3. 含有马兜铃酸，具有肾毒性，国家已经于 2004 年下文停用的祛风湿药是

A. 汉防己            B. 广防己            C. 独活

D. 威灵仙            E. 川乌

4. 被称为"风药中之润剂"，又能利湿退黄的药物是

A. 防风            B. 络石藤            C. 秦艽

D. 徐长卿            E. 桑寄生

5. 善治"腰以下痹痛"的药物是

A. 防己            B. 秦艽            C. 威灵仙

D. 羌活            E. 独活

6. 乌梢蛇的功效是

A. 祛风，通络，止痉      B. 祛风，除湿，止痛      C. 通窍，止痛，排脓

D. 散寒，胜湿，止痛      E. 散寒，止痛，通窍

7. 入煎剂必须先煎的祛风湿药是

A. 威灵仙            B. 独活            C. 川乌

D. 海风藤            E. 伸筋草

8. 路路通的功效是

A. 祛风除湿，舒经活络

B. 祛风除湿，通络止痛

C. 祛风除湿，利水消肿

D. 祛风除湿，止痒止痛

E. 祛风通络，利水消肿，通经下乳

9. 善祛脊背之风湿而强腰膝的药物是

A. 桑寄生            B. 狗脊            C. 五加皮

D. 雪莲花            E. 千年健

10. 桑寄生、五加皮、狗脊均有的功效

A. 祛风湿，补肾阳，强筋骨

B. 祛风湿，强筋骨，利尿

C. 祛风湿，补肝肾，调冲任

D. 祛风湿，补肝肾，强筋骨

E. 祛风湿，强筋骨，下乳

**A2 型题**（每个病例有 A、B、C、D、E 五个供选择的备选答案，从中选择一个最佳答案）

1.患者，男，72 岁，症见腰脊疼痛，膝软无力，畏寒肢冷，舌苔薄白，脉沉尺弱应首选

    A.威灵仙，桑寄生，伸筋草

    B.威灵仙，伸筋草，木瓜

    C.桑寄生，雪莲花，狗脊

    D.桑寄生，海桐皮，青风藤

    E.五加皮，海桐皮，独活

2.患者，女，57 岁。四肢关节肿痛变形，活动受限，出现晨僵现象，舌苔厚白，脉弦紧，宜首选

    A.臭梧桐             B.雷公藤             C.老鹳草

    D.丝瓜络             E.络石藤

**B1 型题**（每组试题前有 A、B、C、D、E 五个供选择的备选答案，从中为每一道试题选择一个与其关系密切的答案）

    A.乌梢蛇             B.蕲蛇             C.威灵仙

    D.木瓜              E.伸筋草

1.被称之为"治痹痛拘挛之要药"的是

2.性善走窜，既能内走脏腑，又能外达肌表，可透骨搜风，通经活络。有"截风要药"之称的药是

3.具有祛风，通络，止痉作用可治疗麻风、疥癣的药是

4.具有祛风湿、通经络、消骨鲠作用，凡风湿痹痛，无论上下皆宜，被称为"治风湿痹痛之要药"的是

扫一扫，知答案

扫一扫，看课件

# 第九章

# 化湿药

【学习目标】

1. 掌握化湿药的定义、功效及应用、注意事项；掌握广藿香、苍术、厚朴、砂仁的性能、功效、应用、用法用量。

2. 熟悉佩兰、豆蔻的功效、应用、用法用量。

3. 会比较相似药物异同；具有在临床合理应用化湿药的能力；能熟练识别常用化湿药饮片。

【定义】凡以化湿运脾为主要功效，常用以治疗湿困脾胃证的药物，称为化湿药。

【性能】本类药物大多辛香温燥，主入脾、胃经。可醒脾化湿，燥湿健脾，使湿邪得去、脾运得健，从而达到化湿运脾的目的。

【功效及主治】化湿药具有化湿运脾，开胃和中，舒畅气机的作用，主要用治湿浊中阻、脾为湿困、运化失常所致的食少倦怠、脘腹痞满、呕吐泛酸、口甘多涎、大便溏薄、舌苔白腻等症。部分化湿药还兼有芳香解暑作用，可用于暑温、湿温等证。

【配伍应用】湿邪阻碍气机、影响脾运，故往往与行气药、健脾药同用。

【注意事项】本类药物辛香温燥，易伤阴耗气，故热病伤津、阴虚及气虚者慎用。因其芳香，多含挥发成分，故入汤剂应当后下，不宜久煎。

广藿香 Guǎnghuòxiāng

《名医别录》

【来源】为唇形科植物广藿香 *Pogostemon cablin*（Blanco）Benth. 的干燥地上部分。主产于广东、海南等地。枝叶茂盛时采割，日晒夜闷，反复直至干燥。茎切段，与叶混匀，生用。

【性能】辛，微温。归脾、胃、肺经。

【功效】芳香化浊，和中止呕，发表解暑。

【应用】

1. 用于湿阻中焦证 本品有良好的芳香化浊、醒脾健胃作用。性微温而不热，味辛燥而不烈，为芳香化浊之要药。治疗湿阻中焦、脾失健运所致的体倦乏力、脘腹痞闷、食少呕吐等症，每与苍术、厚朴等同用，如不换金正气散。

2. 用于呕吐 本品能和中止呕，多用于湿浊中阻所致之呕吐，常与半夏、丁香等同用，如藿香半夏汤。湿浊呕吐偏热者，可配黄连、竹茹等；偏寒者，可配丁香、白豆蔻等；伴脾胃虚弱者，可配党参、白术等。用于妊娠呕吐，可配砂仁、苏梗等。

3. 用于暑湿证及湿温证 本品外可发表解暑，内能化湿祛浊。善治恶寒发热、头痛脘闷、呕恶吐泻等暑月外感风寒、内伤湿滞所致的暑湿证，常配紫苏、厚朴等，如藿香正气散。若湿温病初起，湿热并重者，多与黄芩、滑石等同用，如甘露消毒丹。

【用法用量】煎服，3～10g。

【使用注意】阴虚血燥者慎用。

【知识拓展】

1.《本草正义》："藿香芳香而不嫌其猛烈，温煦而不偏于燥烈，能祛除阴霾湿邪，而助脾胃正气，为湿困脾阳，倦怠无力，饮食不甘，舌苔浊垢者最捷之药。"

2. 本品含挥发油约 1.5%，油中主要成分为广藿香醇，另有苯甲醛、丁香油酚、桂皮醛等。挥发油能促进胃液分泌，增强消化力，对胃肠有解痉作用。此外，尚有扩张微血管而发汗，以及收敛止泻等作用。现代常用于胃肠型感冒、急性胃肠炎、小儿秋季腹泻、肠易激综合征等。

## 佩兰 Pèilán
### 《神农本草经》

【来源】为菊科植物佩兰 *Eupatorium fortunei* Turcz. 的干燥地上部分。主产于江苏、浙江、河北等地。夏、秋二季分两次采割，除去杂质，切段，晒干，生用。

【性能】辛，平。归脾、胃、肺经。

【功效】芳香化湿，醒脾开胃，发表解暑。

【应用】

1. 用于湿阻中焦证 本品气味芳香，其芳香化湿之功与藿香相似而力稍逊，每与之相须为用。长于治疗口中甜腻、多涎、口臭等脾经湿热所致的脾瘅证，可单用煎汤服，如兰草汤，或与藿香、黄芩等同用。

2. 用于暑湿证及湿温证 本品既能化湿，又能解暑。治暑湿证，常与藿香、荷叶等同用；治湿温初起，多与藿香、滑石等同用。

【用法用量】煎服，3～10g。

【知识拓展】

1.《神农本草经》："主利水道，杀蛊毒，辟不祥。久服益气，轻身不老，通神明。"

2.本品全草含挥发油0.5%～2%，油中含聚伞花素、乙酸橙花醇酯；叶含香豆精、邻香豆酸、麝香草氢醌。本品水煎剂，对白喉杆菌、金黄色葡萄球菌、八叠球菌、变形杆菌、伤寒杆菌有抑制作用。挥发油对流感病毒有抑制作用。现代常用于美尼埃、婴儿腹泻、轮状病毒性肠炎等。

## 苍术 Cāngzhú
### 《神农本草经》

【来源】为菊科植物茅苍术 *Atractylodes lancea*（Thunb.）DC. 或北苍术 *Atractylodes chinensis*（DC.）Koidz. 的干燥根茎。前者主产于江苏、湖北、河南等地，以产于江苏茅山一带者质量最好，故名茅苍术。后者主产于内蒙古、山西、辽宁等地。春、秋二季采挖，晒干。切片，生用、麸炒或米泔水炙用。

【性能】辛、苦，温。归脾、胃、肝经。

【功效】燥湿健脾，祛风散寒，明目。

【应用】

1.用于湿阻中焦证 本品芳香燥烈，有良好的燥湿健脾之功。常用于寒湿困脾、脾失运化所致的脘腹痞闷、呕吐泄泻、倦怠乏力、舌苔白腻等症，每与陈皮、厚朴等同用，如平胃散。也可用于湿邪困脾所致痰饮、水肿等，常配利水渗湿药茯苓、泽泻等，如胃苓汤。

2.用于风湿痹痛 本品外祛风湿，内燥脾湿，尤适用于湿痹所致肢体麻木、重着疼痛者，每与薏苡仁、独活等同用，如薏苡仁汤。治湿热痹痛，可配石膏、知母等，如白虎加苍术汤。还可用治湿热痿证、带下、湿疮、湿疹等，常与黄柏同用，如二妙散。

3.用于外感风寒湿表证 本品既能开肌腠而发汗解表，又长于胜湿，故适于风寒表证夹湿所致恶寒发热、肢体酸楚、无汗等，常与羌活、白芷等同用，如神术散。

此外，本品尚能明目，用于夜盲症及眼目昏涩。可单用，或与羊肝、猪肝蒸煮同食。

【处方用名】苍术、麸炒苍术。

【用法用量】煎服，3～9g。

【使用注意】阴虚火旺及气虚多汗者慎用。

【知识拓展】

1.《名医别录》："主头痛，消痰水，逐皮间风水结肿，除心下急满及霍乱吐下不止，暖胃消谷嗜食。"

2. 本品主要含挥发油，以及少量苍术酮、维生素 A 样物质、维生素 B 及菊糖。其挥发油有镇静作用；苍术煎剂有降血糖作用，同时具排钠、排钾作用；其维生素 A 样物质可治疗夜盲及角膜软化症。现代常用于治疗慢性胃炎、秋季腹泻、糖尿病、霉菌性角膜溃疡等。

## 厚朴  Hòupò
### 《神农本草经》

【来源】为木兰科植物厚朴 *Magnolia officinalis* Rehd.et Wils. 或凹叶厚朴 *Magnolia officinalis* Rehd.et Wils.Var. *biloba* Rehd. et Wils. 的干燥干皮、根皮及枝皮。主产于四川、湖北等地。4～6 月剥取，根皮及枝皮直接阴干，干皮置沸水中微煮后堆置阴湿处，"发汗"至内表面变紫褐色或棕褐色时，蒸软取出，卷成筒状，切丝，干燥。生用或姜制用。

【性能】苦、辛，温。归脾、胃、肺、大肠经。

【功效】燥湿消痰，下气除满。

【应用】

1. 用于脘腹胀满  本品苦燥辛散，长于燥湿、行气、消痰以除胀满，为消除胀满的要药。治湿阻中焦、脾胃气滞之脘腹胀满、腹痛呕逆，常与苍术、陈皮等同用，如平胃散；治胃肠积滞所致脘腹胀满、不欲饮食、大便不畅，常与枳实、白术等同用，如枳实消痞丸。治热结便秘、腑气不通之脘腹胀满，常配大黄、枳实，如大承气汤。

2. 用于痰饮喘咳  本品能燥湿消痰，下气平喘。常用于痰饮阻肺、肺失宣肃所致咳喘、咳痰、胸闷等，常与苏子、陈皮等同用，如苏子降气汤。若痰饮夹热，见胸闷气喘，喉间有痰鸣声，烦躁不安者，配麻黄、石膏等，如厚朴麻黄汤；若咳喘因外感风寒而发者，配桂枝、杏仁等，如桂枝加厚朴杏子汤。

3. 用于梅核气  本品燥湿消痰、下气宽中，可用于七情郁结、痰气互阻所致梅核气，配伍半夏、茯苓等，如半夏厚朴汤。

【处方用名】厚朴、姜制厚朴。

【用法用量】煎服，3～10g。

【使用注意】气虚津亏者及孕妇慎用。

【知识拓展】

1.《名医别录》："主温中，益气，消痰下气，治霍乱及腹痛，胀满，胃中冷逆，胸中呕逆不止，泻痢，淋露，除惊，去留热，止烦满，厚肠胃。"

2. 本品含挥发油、木兰箭毒碱、厚朴碱及鞣质等。厚朴煎剂对肺炎球菌、白喉杆菌、溶血性链球菌、枯草杆菌、志贺氏及施氏痢疾杆菌、金黄色葡萄球菌、炭疽杆菌及若干皮肤真菌均有抑制作用；有降压作用；厚朴碱有明显的中枢性肌肉松弛作用。现代常用于治疗慢性咽炎、支气管哮喘、不完全性肠梗阻、慢性胃炎等。

**附药：厚朴花**

为木兰科植物厚朴或凹叶厚朴的干燥花蕾。性味苦，微温。归脾、胃经。功效芳香化湿，理气宽中。用于脾胃湿阻气滞所致胸脘痞闷胀满、纳谷不香等症。煎服，3～9g。

## 砂仁 Shārén
### 《药性论》

【来源】为姜科植物阳春砂 *Amomum villosum* Lour.、绿壳砂 *Amomum villosum* Lour. Var. *xanthioides* T. L. Wu et Senjen 或海南砂 *Amomum longiligulare* T.L.Wu 的干燥成熟果实。阳春砂主产于广东、广西等地，绿壳砂主产于广东、云南等地，海南砂主产于海南及雷州半岛等地。于夏、秋间果实成熟时采收，晒干或低温干燥。用时打碎生用。

【性能】辛，温。归脾、胃、肾经。

【功效】化湿开胃，温脾止泻，理气安胎。

【应用】

1. 用于湿阻中焦及脾胃气滞证　本品辛散温通，气味芬芳，既化湿醒脾，又行气温中，为"醒脾调胃要药。"湿阻、气滞等所致脘腹胀痛均常用，尤以寒湿气滞者最为适宜。用于湿阻中焦，常配厚朴、陈皮等；用于脾胃气滞，常配木香、枳实等，如香砂枳术丸；用于脾虚有气滞胃脘疼痛，常配党参、白术等，如香砂六君子汤。

2. 用于脾胃虚寒吐泻　本品温暖中焦，既温胃止呕，又温脾止泻。可单用研末吞服，或与干姜、附子等药同用。

3. 用于妊娠恶阻及胎动不安　本品能行气和中而止呕安胎。治妊娠呕逆不能食，可单用，如缩砂散，或配伍苏梗、白术等；治气血不足胎动不安，配伍人参、白术等，如泰山盘石散。

【用法用量】煎服，3～6g。后下。

【使用注意】阴虚有热者慎用。

【知识拓展】

1.《药性论》："主冷气腹痛，止休息气痢，劳损，消化水谷，温暖脾胃。"

2. 本品含挥发油，油中主要成分为右旋樟脑、龙脑、乙酸龙脑酯、柠檬烯、橙花叔醇等，并含皂苷。砂仁煎剂有抑制胃酸分泌、抗溃疡、增进胃肠运动、抗血小板凝集等作用。现代常用于治疗急慢性胃炎、胃及十二指肠溃疡、慢性胆囊炎、小儿厌食症等。

## 豆蔻 Dòukòu

### 《开宝本草》

【来源】为姜科植物白豆蔻 *Amomum kravanh* Pierre ex Gagnep. 或瓜哇白豆蔻 *Amomum compactum* Soland ex Maton 的干燥成熟果实。前者主产于泰国、柬埔寨等地，习称"原豆蔻"；后者主产于印度尼西亚，习称"印度尼西亚白蔻"。我国云南、广东等地亦有栽培。于秋季果实由绿色转成黄绿色时采收，晒干生用，用时捣碎。

【性能】辛，温。归肺、脾、胃经。

【功效】化湿行气，温中止呕，开胃消食。

【应用】

1. 用于湿阻中焦及脾胃气滞证　本品可化湿行气，功效类似砂仁，用于湿阻气滞之胸腹胀满，常与藿香、陈皮等同用。若脾虚明显，食少无力，常配黄芪、白术等，如白豆蔻丸。若湿温初起，湿邪偏重，常配薏苡仁、杏仁等，如三仁汤；若热重于湿，常配黄芩、滑石等，如黄芩滑石汤。

2. 用于呕吐　本品性温，既化湿行气，又温胃止呕。故最宜于胃寒湿阻气滞呕吐，可单用为末服，或配藿香、半夏等，如白豆蔻汤。治小儿胃寒，吐乳不食者，可与砂仁、甘草研细末服之。

【用法用量】煎服，3～6g。后下。

【使用注意】阴虚或胃热者慎用。

【知识拓展】

1.《开宝本草》："主积冷气，止吐逆反胃，消谷下气。"

2. 本品含挥发油，油中主要成分为桉叶素、α-樟脑、律草烯及其环氧化物。本品煎剂能促进胃液分泌，增进胃肠蠕动，制止肠内异常发酵，祛除胃肠积气，并能止呕。现代常用于治疗慢性胃炎、胃及十二指肠溃疡等。

（其他化湿药见表9-1）

### 知识链接

豆蔻与砂仁均为辛温之品，具有化湿醒脾，温中行气之功，治疗湿阻中焦及脾胃气滞证常相须为用。但豆蔻芳香而气清，温燥之性较弱，善治中上焦寒湿气滞，又能温中止呕，治疗湿温病证。砂仁香浓气浊，温燥之性较强，专于治中下焦寒湿气滞，又能温脾止泻，理气安胎。

表 9-1 其他化湿药

| 药名 | 来源 | 性能 | 功效 | 应用 | 用法用量 |
|------|------|------|------|------|----------|
| 草果 | 为姜科植物草果的干燥成熟果实 | 辛，温。归脾、胃经 | 燥湿温中，除痰截疟 | 1. 用于中焦寒湿证<br>2. 用于疟疾 | 煎服，3～6g |
| 草豆蔻 | 为姜科植物草豆蔻的干燥近成熟种子 | 辛，温。归脾、胃经 | 燥湿行气，温中止呕 | 1. 用于中焦寒湿证<br>2. 用于寒湿呕吐 | 煎服，3～6g |

## 目标检测

**A1 型题**（每道试题有 A、B、C、D、E 五个供选择的备选答案，从中选择一个最佳答案）

1. 芳香化湿药性味多为

    A. 苦寒      B. 辛苦温      C. 辛温

    D. 辛苦寒      E. 辛寒

2. 既能化湿，解暑，又能止呕的药物是

    A. 佩兰      B. 厚朴      C. 广藿香

    D. 苍术      E. 紫苏

3. 藿香最适于治疗哪种呕吐

    A. 胃寒呕吐      B. 胃热呕吐      C. 胃虚呕吐

    D. 胃有湿热呕吐      E. 脾胃湿浊呕吐

4. 治湿阻中焦证，为增强芳香化湿之功，藿香每与哪味药相须为用

    A. 佩兰      B. 厚朴      C. 苍术

    D. 砂仁      E. 草果

5. 治脾经湿热脾瘅证的药物是

    A. 砂仁      B. 广藿香      C. 佩兰

    D. 苍术      E. 草果

6. 功能发汗解表，又能燥湿健脾的药物是

    A. 羌活      B. 苍术      C. 砂仁

    D. 独活      E. 茯苓

7. 善治夜盲症的药物是

    A. 密蒙花      B. 决明子      C. 夏枯草

    D. 苍术      E. 车前子

8. 砂仁入汤剂时应

    A. 先煎      B. 后下      C. 另炖

D. 包煎　　　　　　　　E. 烊化

9. 厚朴最适于治疗

A. 两胁胀痛　　　　　B. 寒疝腹痛　　　　　C. 腹满胀痛

D. 小腹刺痛　　　　　E. 脘腹冷痛

10. 既能化湿行气，又温中止呕止泻的药物是

A. 白豆蔻　　　　　　B. 砂仁　　　　　　　C. 厚朴

D. 苍术　　　　　　　E. 广藿香

**A2 型题**（每个病例有 A、B、C、D、E 五个供选择的备选答案，从中选择一个最佳答案）

1. 患者，男，12 岁。症见发热恶寒，头痛，胸膈满闷，脘腹疼痛，恶心呕吐，肠鸣泄泻，舌苔白腻。治疗应首选

A. 砂仁　　　　　　　B. 广藿香　　　　　　C. 草豆蔻

D. 苍术　　　　　　　E. 草果

2. 患者，男，24 岁。症见腹胀、腹痛，虽大便不干但很难解，小便正常，舌淡红苔白，脉弦。治疗应首选

A. 苍术　　　　　　　B. 厚朴　　　　　　　C. 广藿香

D. 紫苏　　　　　　　E. 砂仁

3. 患者，女，31 岁。妊娠 3 周，反复发作恶心、呕吐，食欲不振、脘腹胀满，舌苔白腻，脉滑。宜选

A. 佩兰　　　　　　　B. 厚朴　　　　　　　C. 广藿香

D. 砂仁　　　　　　　E. 紫苏

**B1 型题**（每组试题前有 A、B、C、D、E 五个供选择的备选答案，从中为每一道试题选择一个与其关系密切的答案）

A. 广藿香　　　　　　B. 佩兰　　　　　　　C. 砂仁

D. 苍术　　　　　　　E. 厚朴

1. 具有芳香化湿，醒脾开胃，发表解暑之效的药是

2. 具有化湿开胃，温脾止泻，理气安胎的药是

A. 燥湿消痰，下气除满

B. 化湿，解暑，止呕

C. 燥湿行气，温中止呕，开胃消食

D. 燥湿健脾，祛风湿

E. 发表解暑，醒脾开胃

3. 厚朴的功效是

4. 豆蔻的功效是

扫一扫，知答案

扫一扫，看课件

# 第 十 章
# 利水渗湿药

【学习目标】

1.掌握利水渗湿药定义、功效及应用、分类、使用注意事项；掌握茯苓、泽泻、薏苡仁、滑石、车前子、川木通、茵陈、金钱草的性能、功效、应用、用法用量。

2.熟悉猪苓、冬瓜皮、通草、萹蓄、瞿麦、海金沙、石韦、草薢、虎杖的功效、应用、用法用量。

3.会比较相似药物异同以及具有在临床合理应用利水渗湿药的能力；并能熟练识别常用利水渗湿药饮片。

【定义】凡以通利水道，渗泄水湿为主要功效，常用以治疗水湿内停证的药物，称为利水渗湿药。

【性能】本类药物大多甘淡，主归膀胱、小肠经，作用趋向偏于下行，通过渗利水湿，畅通小便，使水湿之邪从小便而去以减轻或消除水湿内停病证。

【功效及主治】利水渗湿药具有利水消肿、利尿通淋、利湿退黄等功效，主要用于小便不利、水肿、泄泻、痰饮、淋证、黄疸、湿疹、带下、湿温等各种水湿病证。

【分类】根据利水渗湿药的药性及功用差异，可分为利水消肿药、利尿通淋药和利湿退黄药三类。

【配伍应用】应用利水渗湿药时，须根据水湿内停的病因、病位、兼证的不同，选用有关药物，并适当配伍。如水肿骤起有表证者，应配伍宣肺解表药；水肿日久，脾肾阳虚者，须配伍温补脾肾药；湿热蕴结者，宜配伍清热药；寒湿相并者，当配伍温里祛寒药；热伤血络而尿血者，可配凉血止血药；至于泄泻、痰饮、湿温、黄疸等，则常与健脾、芳香化湿、清热燥湿等药物配伍。

【注意事项】利水渗湿药易耗伤津液，对阴亏津少、肾虚遗精遗尿者，宜慎用或忌用；有些药物有较强的通利作用，孕妇应慎用。

# 第一节　利水消肿药

本类药物性味甘淡平或微寒，能渗泄水湿，具有利水消肿作用，服药后能使小便畅利，水肿消退。主治水湿内停之水肿、小便不利，也可用于泄泻、痰饮等水湿内停证。

## 茯苓　Fúlíng
《神农本草经》

【来源】为多孔菌科真菌茯苓 *Poria cocos*（Schw.）Wolf 的干燥菌核。寄生于松科植物赤松或马尾松等树根上。野生或栽培，主产于云南、安徽、湖北等地。产云南者称"云苓"，质较优。多于 7～9 月采挖，挖出后除去泥沙，堆置"发汗"后，摊开晾至表面干燥，再"发汗"，反复数次至现皱纹、内部水分大部散失后，阴干，称为"茯苓个"。取之浸润后稍蒸，及时切片，晒干；或将鲜茯苓按不同部位切制，阴干。生用。

【性能】甘、淡，平。归心、脾、肾经。

【功效】利水渗湿，健脾，宁心。

【应用】

1. 用于水肿　本品味甘而淡，甘则能补，淡则能渗，药性平和，既可祛邪，又可扶正，利水而不伤正气，实为利水消肿要药。可用治寒热虚实各种水肿。治疗水湿内停所致之水肿、小便不利，常配伍猪苓、泽泻等，如五苓散；治疗脾肾阳虚之水肿，每与附子、生姜等配伍，如真武汤；治疗水热互结，阴虚小便不利之水肿，多与猪苓、阿胶同用，如猪苓汤。

2. 用于痰饮　本品善渗泄水湿，使湿无所聚，痰无由生，可治痰饮之目眩心悸，每与桂枝、白术等同用，如苓桂术甘汤；若治饮停于胃而呕吐者，多配伍半夏、生姜等，如小半夏加茯苓汤。

3. 用于脾虚泄泻　本品味甘，善入脾经，能健脾补中，治疗脾胃虚弱，倦怠乏力，食少便溏，每与人参、白术同用，如四君子汤。并能健脾渗湿而止泻，尤宜于脾虚湿盛泄泻，多配伍白扁豆、山药等，如参苓白术散。

4. 用于心悸，失眠　本品能益心脾而宁心安神。常用治心脾两虚，气血不足之心悸，失眠，健忘，常配伍黄芪、当归等，如归脾汤；若心气虚，不能藏神，惊恐而不安卧者，多与人参、远志等同用，如安神定志丸。

【用法用量】煎服，10～15g。

【使用注意】虚寒精滑者忌服。

【知识拓展】

1.《本草纲目》："茯苓气味淡而渗，其性上行，生津液，开腠理，滋水源而下降，利小便，故张洁古谓其属阳，浮而升，言其性也；东垣谓其为阳中之阴，降而下，言其功也。"

2.本品主要成分为茯苓聚糖、茯苓酸、蛋白质、脂肪、卵磷脂、麦角甾醇、胆碱、组氨酸及钾盐等。有明显的利尿、镇静、抗溃疡、保肝、降血糖、抗肿瘤等作用。现代常用于急慢性肾炎、胃肠炎、肝炎等。

**附药：茯苓皮 茯神**

1.茯苓皮 茯苓皮为茯苓菌核的黑色外皮。性能同茯苓。功效利水消肿。长于行皮肤水湿，用于皮肤水肿。煎服，15～30g。

2.茯神 茯神为茯苓菌核中间带有松根的部分。性能同茯苓。功效宁心安神，用于心神不安、惊悸、健忘等。煎服，10～15g。

## 薏苡仁 Yìyǐrén
《神农本草经》

【来源】为禾本科植物薏苡 *Coix lacryma-jobi* L. var. *ma-yuen*（Roman.）Stapf 的干燥成熟种仁。我国大部分地区均产，主产于福建、河北、辽宁等地。秋季果实成熟时采割植株，晒干，打下果实，再晒干，除去外壳，黄褐色种皮及杂质，收集种仁。生用或炒用。

【性能】甘、淡，凉。归脾、胃、肺经。

【功效】利水渗湿，健脾止泻，除痹，排脓，解毒散结。

【应用】

1.用于小便不利，水肿 本品甘补淡渗，既渗湿，又健脾，善治脾虚湿滞之证。治水湿内停之水肿、小便不利，多与茯苓、泽泻同用；治脾虚湿盛之水肿腹胀、食少泄泻，常配伍茯苓、白术等。

2.用于脾虚湿盛，食少泄泻 本品能泄且补，标本兼顾。脾虚湿盛之泄泻，常与茯苓、白术等同用，如参苓白术散。

3.用于湿痹拘挛 本品能渗除湿邪，又能舒筋脉，缓和拘挛。故善于治疗湿痹而筋脉挛急疼痛者，因性凉，尤宜于湿热痹痛。治风湿身痛发热，每配伍麻黄、杏仁等，如麻杏苡甘汤；治风湿热痹，多与防己、滑石等同用，如宣痹汤；湿温初起及暑温夹湿，全身疼痛，常与杏仁、白蔻仁等配伍，如三仁汤。

4.用于肺痈，肠痈 本品能上清肺热，下利肠胃之湿，有清热排脓功效。治肺痈胸痛、咳吐脓痰，常与苇茎、桃仁等同用，如苇茎汤；治肠痈，多配伍附子、败酱草等，如薏苡附子败酱散。

【处方用名】薏米、炒薏苡仁。

【用法用量】煎服，9～30g。清利湿热宜生用，健脾止泻宜炒用。

【使用注意】孕妇慎用。

【知识拓展】

1.《本草纲目》："薏苡仁阳明药也，能健脾，益胃。虚则补其母，故肺痿肺痈用之。筋骨之病，以治阳明为本，故拘挛筋急，风痹者用之。土能生水除湿，故泻痢水肿用之。"

2. 本品主要成分为薏苡仁油、薏苡仁酯、脂肪油、氨基酸等。有抗癌、阻止或降低横纹肌痉挛作用，对子宫呈兴奋作用，能降血糖和血钙，有解热、镇静、阵痛作用。现代常用于水肿、肠炎、急性阑尾炎、肺脓肿等。

## 泽泻 Zéxiè
### 《神农本草经》

【来源】为泽泻科植物泽泻 *Alisma orientalis*（Sam.）Juzep. 的干燥块茎。主产福建、四川、江西等地。冬季茎叶开始枯萎时采挖，洗净，干燥，除去须根及粗皮，以水润透切片，晒干。麸炒或盐水炒用。

【性能】甘、淡，寒。归肾、膀胱经。

【功效】利水渗湿，泄热，化浊降脂。

【应用】

1. 用于小便不利，水肿胀满，泄泻，痰饮眩晕　本品淡渗，利水作用较强，治水湿停蓄之水肿、小便不利，常与茯苓、猪苓等配伍，如五苓散。还能"利小便而实大便"，治脾胃伤冷，水谷不分，泄泻不止，常与厚朴、苍术同用，如胃苓汤；尚能泻水湿，行痰饮，治痰饮停聚，清阳不升之头目昏眩，常与白术同用，如泽泻汤。

2. 用于热淋，遗精　本品性寒，既能清膀胱之热，又能泄肾经之虚火，故下焦湿热尤为适宜。治热淋涩痛，常与木通、车前子等同用；治肾阴不足，相火偏亢之遗精、潮热，常配伍熟地黄、牡丹皮等，如六味地黄丸。

3. 用于高脂血症　本品利水渗湿，可化浊降脂，治疗高脂血症，多配伍山楂、决明子等。

【处方用名】泽泻、盐泽泻。

【用法用量】煎服，5～10g。盐泽泻偏于利水渗湿。

【知识拓展】

1.《本草纲目》："泽泻，气平，味甘而淡，淡能渗泄，气味俱薄，所以利水而泄下。神农书列泽泻于上品，复云久服轻身、面生光，陶、苏皆以为信然，愚窃疑之。泽泻行水泻肾，久服且不可，又安有此神功耶，其谬可知。"

2.本品主要成分为泽泻醇 A、B、C、D 及三萜酮醇衍生物、挥发油、小量生物碱、天门冬素等。有显著利尿作用。有降血脂、血压、血糖，抗脂肪、减肥和抗炎等作用。现代常用于高脂血症、脂肪肝、单纯性肥胖、急慢性肾炎、泌尿系统疾病等。

## 猪苓 Zhūlíng
### 《神农本草经》

【来源】为多孔菌科真菌猪苓 *Polyporus umbellatus*（Pers.）Fries 的干燥菌核。寄生于桦树、枫树、柞树的根上。主产于陕西、山西、河北等地。春秋二季采挖，去泥沙，晒干。切片入药，生用。

【性能】甘、淡，平。归肾、膀胱经。

【功效】利水渗湿。

【应用】

用于水湿停滞诸证　本品性味功用较茯苓利水渗湿药力强，无补益、安神之功，治疗水湿内停之水肿、小便不利，常与之相须为用，如五苓散；若治水热互结，热伤阴津之小便不利，宜再配泽泻、阿胶等同用，如猪苓汤。

【用法用量】煎服，6～12g。

【使用注意】无水湿者忌服。

【知识拓展】

1.《本草纲目》："开腠理，治淋、肿、脚气，白浊，带下，妊娠子淋，胎肿，小便不利。"并谓"开腠理，利小便，与茯苓同功。但入补药不如茯苓也。"

2.本品主要成分为麦角甾醇、猪苓多糖、猪苓酮等。有较强利尿作用，能抗肿瘤、防治肝炎。提取物或醇提水溶部分均能增强网状内皮吞噬功能，增强血小板聚集作用。现代常用于急慢性肾炎、胃肠炎、肝炎等。

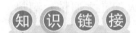

　　茯苓与猪苓均能利水渗湿，用治水肿、小便不利等水湿内停证。然猪苓利水作用强，无补益之功。而茯苓性平和，能补能利，既善渗泄水湿，又能健脾宁心，用于脾虚诸证及心悸、失眠。

## 冬瓜皮 Dōngguāpí
### 《本草拾遗》

【来源】为葫芦科植物冬瓜 *Benincasa hispida*（Thunb，）Cogn. 的干燥外层果皮。食用冬瓜时，洗净，削取外层果皮，晒干。

【性能】甘，凉。归脾、小肠经。

【功效】利尿消肿。

【应用】

1. 用于水肿　本品味甘，药性平和，善于利水消肿。治疗水肿，小便不利，常与五加皮、生姜皮等配伍；若治体虚浮肿，常与赤小豆、红糖等同用。

2. 用于暑热烦渴　本品性凉，有清热解暑之功。治暑热烦渴，单用或与西瓜皮煎汤代茶饮；亦可治疗暑湿证，多与薏苡仁、滑石等同用。

【用法用量】煎服，9 ～ 30g。

【知识拓展】

1.《滇南本草》："止渴，消痰，利小便。"

2. 本品主要成分为蜡类及树脂类物质、烟酸、胡萝卜素、葡萄糖、果糖、蔗糖、有机酸，另含维生素 $B_1$、$B_2$、C。有利尿作用，现代常用于水肿。

附药：冬瓜子

为葫芦科植物冬瓜的干燥成熟种子。性味甘，微寒。归肺、脾、小肠经。功效清热化痰，排脓，利湿。用于痰热咳嗽，肺痈，肠痈，带下，白浊。煎服，10 ～ 15g。

（其他利水消肿药见表 10–1）

# 第二节　利尿通淋药

本类药物性味多苦寒，或甘淡而寒。以利尿通淋为主要作用，主治下焦湿热所致的淋证，如热淋、血淋、石淋及膏淋等。症见小便灼热、短赤涩痛，或兼见尿血，或尿有砂石，或尿如脂膏等。临床应针对病情选用相应的利尿通淋药，并作适当配伍，以提高药效。有的药物还可用于泄泻、水肿、湿疹、湿痹等证。

## 车前子　Chēqiánzǐ
### 《神农本草经》

【来源】为车前科植物车前 *Plantago asiatica* L. 或平车前 *Plantagodepressa* Willd. 的干燥成熟种子。前者分布全国各地，后者分布北方各省。夏、秋二季种子成熟时采收果穗。晒干，搓出种子，除去杂质。生用或盐水炙用。

【药性】甘，微寒。归肝、肾、肺、小肠经。

【功效】清热利尿通淋，渗湿止泻，明目，祛痰。

【应用】

1. 用于淋证，水肿　本品甘寒而利，善通利水道，清膀胱热结。治疗湿热下注于膀胱而致小便淋沥涩痛，每配伍木通、滑石等，如八正散；也可治水湿停滞水肿，小便不利，可配茯苓、泽泻等；若治久病肾虚，腰重脚肿，则与熟地黄、山茱萸等同用，如济生肾气丸。

2. 用于泄泻　本品能利水湿，分清浊而止泻，即利小便而实大便。尤宜于小便不利之水泻，可单用本品研末，米饮送服。

3. 用于目赤肿痛，目暗昏花，翳障　本品能清肝热而明目，善治肝热目赤涩痛，多与菊花、决明子等同用；若治肝肾阴亏，两眼昏花，常与熟地黄、菟丝子等配伍，如驻景丸。

4. 用于痰热咳嗽　本品入肺经，能清肺化痰止咳，治肺热咳嗽，痰多黄稠者，多与瓜蒌、浙贝母等同用。

【处方用名】车前子、盐车前子。

【用法用量】煎服，9～15g；宜包煎。盐车前子泻热利水不伤阴。

【使用注意】肾虚精滑者慎用。

【知识拓展】

1.《神农本草经》："主气癃，止痛，利水道小便，除湿痹。"

2. 本品主要成分为车前子酸、车前甙、黏液质、琥珀酸、车前烯醇、胆碱、脂肪油等。有显著利尿、排石作用。能镇咳、祛痰、抗衰老，对各种杆菌和葡萄球菌有抑制作用。现代常用于泌尿系统感染、泌尿系统结石、肺炎、急慢性肠炎等。

**附药：车前草**

为车前的全草。性能功用与车前子相似，兼有清热解毒功效。多用于热毒痈肿。用量，10～20g。鲜品加倍。外用适量。

## 滑石　Huáshí
《神农本草经》

【来源】为硅酸盐类矿物滑石族滑石，主含含水硅酸镁 $[Mg_3.(Si_4O_{10}).(OH)_2]$，主产于山东、江西、山西等地。全年可采。采挖后，除去泥沙及杂石，洗净，砸成碎块，研粉用，或水飞晾干用。

【性能】甘、淡，寒。归膀胱、肺、胃经。

【功效】利尿通淋，清热解暑；外用祛湿敛疮。

【应用】

1. 用于热淋，石淋　本品甘淡质滑，性寒质重，功善利尿通淋，清热降泄兼排石。为治淋证之要药，尤善治石淋。治热淋，常与车前子、木通等同用，如八正散；治石淋，常与海金沙、金钱草等配伍，如二金排石扬。

2. 用于暑湿，湿温　本品甘淡而寒，既能利水湿，又能解暑热，为暑湿证常用药。治暑热烦渴，小便短赤，每与甘草同用，如六一散；治湿温初起及暑温夹湿，头痛恶寒，身重胸闷，脉弦细而濡，常配伍薏苡仁、白蔻仁等。如三仁汤。

3. 用于湿疮，湿疹，痱子　本品外用有清热收湿敛疮作用。治湿疹湿疮，可单用或与煅石膏等为末，撒布患处；治痱子，可与薄荷、甘草等制成痱子粉外用。

【用法用量】煎服，10～20g。宜包煎。外用适量。

【使用注意】脾虚、热病伤津及孕妇忌用。

【知识拓展】

1.《神农本草经》："主身热泄癖，女子乳难，癃闭，利小便，荡胃中积聚寒热，益精气。"

2. 本品主要成分为含水硅酸镁、氧化铝、氧化镍等。有吸附和收敛作用，能保护创面，吸收分泌物，促进结痂。对伤寒杆菌与副伤寒甲杆菌、脑膜炎球菌有抑制作用。现代常用于泌尿系统感染、泌尿系统结石、湿疹、感冒等。

## 川木通　Chuānmùtōng
### 《神农本草经》

【来源】为毛茛科植物小木通 *Clematis armandii* Franch.、或绣球藤 *Clematis Montana* Buch.-Ham. 的干燥藤茎。春、秋二季采收。除去粗皮，晒干，或趁鲜切薄片，晒干。

【性能】淡、苦，寒。归心、肺、小肠、膀胱经。

【功效】利尿通淋，清心火，通经下乳。

【应用】

1. 用于淋证，水肿　本品能利尿通淋，使湿热之邪下行从小便排出。治疗膀胱湿热，小便短赤，淋沥涩痛，常与车前子、滑石等配伍，如八正散；治疗水肿，可与猪苓、桑白皮等同用。

2. 用于心烦尿赤，口舌生疮　本品味苦性寒，性通利而清降，能上清心经之火，下泄小肠之热。常用治心火上炎，口舌生疮，或心火下移于小肠而致的心烦尿赤，多与地黄、竹叶等配伍，如导赤散。

3. 用于经闭乳少，湿热痹痛　本品入血分，能通经下乳。治血瘀经闭，可与红花、桃仁等同用；若治产后乳汁短少或不通，可与王不留行、穿山甲等配伍。本品还能利血脉、通关节，治疗湿热痹痛，可与桑枝、薏苡仁等同用。

【用法用量】煎服，3～6g。

【使用注意】孕妇慎用。

【知识拓展】

1.《药性本草》:"主治五淋,利小便,开关格,治人多睡,主水肿浮大,除烦热。"

2.本品主要成分为常春藤藤皂苷元、齐墩果酸、木通皂苷、木通苯乙醇苷 B;还含豆甾醇、胡萝卜苷等成分。煎剂有利尿、强心作用,对痢疾、伤寒杆菌及皮肤真菌均有抑制作用。现代常用于泌尿系统感染、急慢性肾炎、乳腺炎、风湿性关节炎等。

**附药:木通**

木通为木通科植物木通、三叶木通或白木通干燥藤茎。切片,晒干,生用。性味苦,寒。归心、小肠、膀胱经。功效利尿通淋,清心火,通经下乳。用于热淋涩痛,水肿,口舌生疮,心烦尿赤,经闭乳少,湿热痹痛。煎服,3 ～ 6g。

**通草** Tōngcǎo

《神农本草经》

【来源】为五加科植物通脱木 *Tetrapanax papyrifer*（Hook.）K. Koch 的干燥茎髓。秋季割取茎,截成段,趁鲜取出髓部,理直,晒干。

【性能】甘、淡,微寒。归肺、胃经。

【功效】利尿通淋,下乳。

【应用】

1.用于湿热淋证　本品甘淡渗湿,清降力缓,通利而不伤正气。治膀胱湿热,小便不利、淋沥涩痛,常与滑石、白茅根等同用。

2.用于产后乳汁不通或乳少　本品有通气上达而行乳汁作用。常配伍猪蹄、穿山甲等同用,如通乳汤。

【用法用量】煎服,5 ～ 10g。

【知识拓展】

1.《日华子本草》:"明目,退热,催生,下胞,下乳。"

2.本品主要成分为肌醇、多聚戊糖、葡萄糖、半乳糖醛酸及谷氨酸等 15 种氨基酸,尚含钙、镁、铁等 21 种微量元素。有利尿作用,并能明显增加尿钾排出量,有促进乳汁分泌等作用。通草多糖具有一定调节免疫和抗氧化的作用。现代常用于泌尿系统感染、乳腺炎等。

**瞿麦** Qúmài

《神农本草经》

【来源】为石竹科植物瞿麦 *Dianthus superbus* L. 和石竹 *Dianthus chinensis* L. 的干燥

地上部分。全国大部分地区有分布，主产于河北、河南、辽宁等地。夏、秋二季花果期采割，除去杂质，晒干。切段生用。

【性能】苦，寒。归心、小肠经。

【功效】利尿通淋，破血通经。

【应用】

1. 用于淋证　本品苦寒泄降，能清心与小肠火，导热下行，有利尿通淋之功，为治淋证常用药。尤以热淋最为适宜，常配伍车前子、萹蓄等，如八正散。

2. 用于闭经，月经不调　本品能破血通经。对于血热瘀阻之经闭或月经不调尤宜，常与桃仁、红花等配伍。

【用法用量】煎服，9～15g。

【使用注意】孕妇忌服。

【知识拓展】

1.《本草备要》："降心火，利小肠，逐膀胱邪热，为治淋要药。"

2. 本品主要成分为花色苷、水杨酸甲酯、丁香油酚、维生素A样物质、皂苷、糖类。煎剂有利尿作用，其穗作用较茎强。还有兴奋肠管，抑制心脏，降低血压，影响肾血容积作用。对杆菌和葡萄球菌均有抑制作用。现代常用于泌尿系统感染、闭经等。

## 萹蓄　Biǎnxù
### 《神农本草经》

【来源】为蓼科植物萹蓄 *Polygonum aviculare* L. 的干燥地上部分。全国大部分地区均产。野生或栽培。夏季叶茂盛时采收。割取地上部分，除去杂质，切断，晒干，生用。

【性能】苦，微寒。归膀胱经。

【功效】利尿通淋，杀虫，止痒。

【应用】

1. 用于淋证　本品性微寒，入膀胱经，清利下焦湿热。多用于热淋、石淋，常配伍车前子、滑石等，如八正散。

2. 用于虫证，湿疹，阴痒　本品苦能燥湿，微寒清热，有杀虫止痒作用。治皮肤湿疹、湿疮、阴痒，可单用本品煎汤外洗；治蛔虫腹痛，可与使君子、苦楝皮等同用，或加米醋煎服。

【用法用量】煎服，9～15g。鲜者加倍。外用适量。

【使用注意】脾虚者慎用。

【知识拓展】

1.《滇南本草》："利小便。治五淋白浊，热淋，瘀精涩闭关窍，并治妇人气郁，胃中

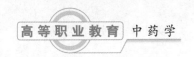

湿热，或白带之症。"

2. 本品主要成分为萹蓄苷、蒽醌类、鞣质、钾盐、蜡等。煎剂有显著利尿作用；有驱虫及缓下作用；能抑制皮肤真菌。现代常用于泌尿系统感染、湿疹、肠道寄生虫病、阴道炎等。

## 海金沙　Hǎijīnshā
### 《嘉祐本草》

【来源】为海金沙科植物海金沙 *Lygodium japonicum*（Thunb.）Sw. 的干燥成熟孢子。主产于广东、浙江等地。秋季孢子未脱落时采割藤叶，晒干，搓揉或打下孢子，除去藤叶，生用。

【性能】甘、咸，寒。归膀胱、小肠经。

【功效】利尿通淋，止痛。

【应用】

**用于各种淋证**　本品甘寒质滑性降，功专利尿通淋止痛，尤善止尿道疼痛而兼排石，为治诸淋尿道涩痛之要药。尤以石淋、血淋为佳。治石淋，常与金钱草、牛膝等同用；治血淋，常配小蓟、白茅根等同用；热淋，常与车前子、木通等同用；治膏淋，多与萆薢等同用。

【用法用量】煎服，6～15g。宜包煎。

【使用注意】肾阴亏虚者慎服。

【知识拓展】

1.《本草纲目》："治湿热肿满，小便热淋、膏淋、血淋、石淋、茎痛，解热毒气。"

2. 本品主要成分为海金沙素、脂肪油等。有利尿排石作用；对葡萄球菌和杆菌有抑制作用。现代常用于泌尿系统感染、急慢性肾炎、乳腺炎、风湿性关节炎等。

## 石韦　Shíwéi
### 《神农本草经》

【来源】为水龙骨科植物庐山石韦 *Pyrrosia sheareri*（Bak.）Ching 和石韦 *Pyrrosia lingua*（Thunb.）Far-well 或有柄石韦 *Pyrrosia petiolosa*（Christ）Ching 的干燥叶。各地普遍野生。主产于浙江、湖北、河北等地。全年均可采收。除去根茎及根，拣去杂质，洗去泥沙，晒干或阴干，切段，生用。

【性能】甘、苦，微寒。归肺、膀胱经。

【功效】利尿通淋，清肺止咳，凉血止血。

【应用】

1.用于湿热淋证　本品有良好的利尿通淋作用，为治湿热淋证之常用药，又凉血止血兼排石，为治石淋、血淋之良药。治石淋，常配伍金钱草、海金沙等；治血淋，多与蒲黄、小蓟等同用；治热淋，每与车前子、瞿麦等配伍。

2.用于肺热咳喘　本品微寒，入肺经，有清肺热，止咳喘作用。治肺热咳喘气急，可与鱼腥草、黄芩、芦根等同用。

3.用于血热出血证　本品微寒，功能凉血止血。治血热妄行之吐血、衄血、崩漏，多与地榆、槐花等同用。

【用法用量】煎服，6～12g。

【知识拓展】

1.《神农本草经》："主劳热邪气，五癃闭不通，利小便水道。"

2.本品主要成分为石韦含 β–谷甾醇、芒果苷、异芒果苷等。煎剂对金黄色葡萄球菌、变形杆菌、大肠杆菌等有不同程度的抑制作用；有抗病毒，镇咳，祛痰作用。现代常用于泌尿系统感染、泌尿系统结石、肺炎、消化道出血、功能性子宫出血等。

## 萆薢　Bìxiè
### 《神农本草经》

【来源】为薯蓣科植物绵萆薢 *Dioscorea spongiosa* J.Q.Xi.、薯蓣 *Dioscorea futschauensis* Uline ex R.Kunth 或粉背薯蓣 *Dioscorea* hypoglauca Palibin 的干燥根茎。前两种称"绵萆薢"，主产于浙江、福建；后一种称"粉萆薢"，主产于浙江、安徽、江西。秋、冬二季采挖。除去须根，洗净，切片，晒干。生用。

【性能】苦，平。归肾、胃经。

【功效】利湿去浊，祛风除痹。

【应用】

1.用于膏淋，白浊　本品善利湿而分清去浊，为治膏淋要药。治下焦虚寒之小便混浊、色白如米泔，常配伍益智、石菖蒲等同用，如萆薢分清饮；若治湿热渗入膀胱所致尿赤白浊，则与黄柏、石菖蒲等配伍。

2.用于风湿痹证　本品有祛风除湿，通络止痛之效。治风寒湿痹，关节屈伸不利，可与羌活、独活等同用；治湿热痹痛，多与黄柏、防己等同用。

【用法用量】煎服，9～15g。

【使用注意】肾阴亏虚遗精滑泄者慎用。

【知识拓展】

1.《本草纲目》"治白浊，茎中痛，痔瘘坏疮。"

2. 本品主要成分为薯蓣皂苷及棕榈酸、β－谷甾醇、鞣质、蛋白质等。其总皂苷有显著降低动脉粥样斑块发生率的作用。所含薯蓣皂苷有抗真菌作用。现代常用于急慢性肾炎、风湿性关节炎等。

（其他利尿通淋药见表 10-1）

# 第三节　利湿退黄药

本类药物性味多苦寒，主入脾、胃、肝、胆经。苦寒则清泄湿热，故以利湿退黄为主要作用，主治湿热黄疸，症见目黄、身黄、小便黄等；寒湿偏盛之阴黄亦可配伍应用。部分药物还可用于湿疮痈肿等证。

### 茵陈　Yīnchén
《神农本草经》

【来源】为菊科植物滨蒿 *Artemisia scoparia* Waldst. Et Kit. 或茵陈蒿 *Artemisia capillaries* Thunb. 的干燥地上部分。我国大部分地区有分布，主产于陕西、山西、安徽等地。春季幼苗高 6 ～ 10cm 时采收或秋季花蕾长成时采割。春季采收的习称"绵茵陈"，秋季采割的称"茵陈蒿"。除去杂质及老茎，晒干。生用。

【性能】苦、辛，微寒。归脾、胃、肝、胆经。

【功效】清利湿热，利胆退黄。

【应用】

1. 用于黄疸　本品苦泄下降，性寒清热，善清利脾胃肝胆湿热，使之从小便而出，为治黄疸之要药。治身目发黄，小便短赤之阳黄证，每与大黄、栀子配伍，如茵陈蒿汤；治黄疸湿重于热者，常配茯苓、猪苓等，如茵陈五苓散；若治脾胃寒湿郁滞，阳气不得宣运之阴黄，宜与附子、干姜等合用，如茵陈四逆汤。

2. 用于湿温，暑湿　本品其气清芬，清利湿热，治疗湿温或暑湿，身热倦怠，胸闷腹胀，小便不利，常与滑石、黄芩等同用，如甘露消毒丹。

3. 用于湿疮瘙痒　本品苦而微寒，其清利湿热之功，可治湿热内蕴之湿疮瘙痒，风疹隐疹，可单味煎汤外洗，也可与黄柏、苦参等同用。

【处方用名】绵茵陈、茵陈蒿。

【用法用量】煎服，6 ～ 15g。外用适量，煎汤熏洗。

【使用注意】蓄血发黄者及血虚萎黄者慎用。

【知识拓展】

1.《神农本草经》："主风湿寒热邪气，热结黄疸。"

146

2. 本品主要成分为挥发油，油中主要成分为 β-蒎烯、茵陈素、茵陈烯酮等。有显著利胆、保肝作用；能降压、解热，对某些皮肤真菌及结核杆菌、流感病毒有抑制作用。现代常用于胆石症、肝炎、高胆固醇血症等。

## 金钱草 Jīnqiáncǎo
### 《本草纲目拾遗》

【来源】为报春花科植物过路黄 *Lysimachia christinae* Hance 的干燥全草。江南各省均有分布。夏、秋二季采收。除去杂质，晒干，切段生用。

【性能】甘、咸，微寒。归肝、胆、肾、膀胱经。

【功效】利湿退黄，利尿通淋，解毒消肿。

【应用】

1. 用于湿热黄疸　本品善清肝胆之火，除下焦湿热，为治湿热黄疸之良药。常与大黄、栀子同用。

2. 用于石淋，热淋　本品有较强的利尿通淋、排石作用，为治石淋之要药。治石淋，可单用大剂量煎汤代茶饮，或配海金沙、鸡内金同用，如三金排石汤；治热淋，小便不利、淋沥涩痛，每与萹蓄、瞿麦等同用。

3. 用于恶疮肿毒，毒蛇咬伤　本品有解毒消肿之功，可用治恶疮肿毒，毒蛇咬伤。可用鲜品捣烂取汁服，并以渣外敷，或与蒲公英、紫花地丁等同用。

【用法用量】煎服，15～60g。鲜品加倍。外用适量。

【知识拓展】

1.《四川中药志》(1960 年版)："除湿退黄，利水通淋，清热解毒。用于湿热黄疸，小便淋漓，水肿，恶疮肿毒，毒蛇咬伤，目赤肿痛。常用于胆结石，尿路结石。"

2. 本品主要成分为槲皮素、查耳酮、谷甾醇、氨基酸、鞣质、挥发油、胆碱、钾盐等。有显著利尿作用，能促进胆汁分泌和排泄，并有排石、镇痛、抑菌、抗炎作用。现代常用于泌尿系结石、胆石症、胆道感染、黄疸等。

### 附药：广金钱草

为豆科植物广金钱草的干燥地上部分。性味甘、淡，凉。归肝、肾、膀胱经。功效利湿退黄，利尿通淋。用于黄疸尿赤，热淋，石淋，小便涩痛，水肿尿少。煎服 15～30g。

## 虎杖 Hǔzhàng
### 《名医别录》

【来源】为蓼科植物虎杖 *Polygonum cuspidatum* Sieb. et Zuce. 的干燥根茎和根。我国大部分地区均产，主产于江苏、江西、山东等地。春秋二季采挖，除去须根，洗净，趁新鲜切短段或厚片，晒干。生用或鲜用。

【性能】微苦，微寒。归肝、胆、肺经。

【功效】利湿退黄，清热解毒，散瘀止痛，化痰止咳。

【应用】

1. 用于湿热黄疸，淋浊带下　本品为清热利湿退黄之良药。治湿热黄疸，常配伍茵陈、栀子等；治湿热蕴结膀胱之小便涩痛，淋浊带下，多与萆薢、薏苡仁等同用。

2. 用于痈疮肿毒，烧烫伤，毒蛇咬伤　本品入血分，有凉血清热解毒作用。治痈疮肿毒，可单用本品煎汤内服，或烧灰外用；治烧烫伤，单研末麻油调敷，亦可与地榆、冰片共研末，调油敷患处；治毒蛇咬伤，煎汤内服或鲜品捣烂外敷。

3. 用于血瘀经闭，痛经，跌打损伤，癥瘕　本品有活血散瘀止痛之功。治经闭、痛经，常配伍益母草、当归等；治跌打损伤、瘀血肿痛，每与乳香、没药同用；治癥瘕积聚，多与三棱、莪术等同用。

4. 用于肺热咳嗽　本品既能苦降泄肺，又能化痰止咳，治肺热咳嗽，可单味煎服，或与黄芩、枇杷叶等同用。

此外，本品还有泻热通便作用，可用于热结便秘。

【用法用量】煎服，9～15g。外用适量。

【使用注意】孕妇忌服。

【知识拓展】

1.《名医别录》："主通利月水，破流血癥结。"

2. 本品主要成分为虎杖苷、大黄素、大黄素甲醚、黄酮类等。能抑制病毒及金黄色葡萄球菌、绿脓杆菌、溶血性链球菌、伤寒、痢疾、大肠杆菌等。现代常用于胆石症、黄疸、肺炎、痛经、骨折等。

（其他利湿退黄药见表10-1）

表10-1　其他利水渗湿药

| 药名 | 来源 | 性能 | 功效 | 应用 | 用法用量 |
|------|------|------|------|------|----------|
| 玉米须 | 为禾本科植物玉蜀黍的花柱和柱头 | 甘、淡、平。归膀胱、肝、胆经 | 利尿消肿，利湿退黄 | 1. 用于水肿，小便不利，淋证<br>2. 用于黄疸 | 煎服，30～60g |
| 香加皮 | 为萝摩科植物杠柳的干燥根皮 | 辛、苦、温；有毒。归肝、肾、心经 | 利水消肿，祛风湿，强筋骨 | 1. 用于下肢浮肿，心悸气短<br>2. 用于风寒湿痹，腰膝酸软 | 煎服，3～6g |
| 赤小豆 | 为豆科植物赤小豆或赤豆的干燥成熟种子。 | 辛、甘、温。归脾、胃经 | 利水消肿，解毒排脓 | 1. 用于水肿胀满，脚气浮肿，黄疸尿赤，风湿热痹<br>2. 用于痈肿疮毒，肠痈腹痛 | 煎服，9～30g |

续表

| 药名 | 来源 | 性能 | 功效 | 应用 | 用法用量 |
|------|------|------|------|------|----------|
| 地肤子 | 为藜科植物地肤的成熟果实 | 辛、苦，寒。归肾、膀胱经 | 利尿通淋，清热利湿，止痒 | 1. 用于淋证<br>2. 用于阴痒带下，风疹，湿疹 | 煎服，9～15g. |
| 灯心草 | 为灯心草科植物灯心草的干燥茎髓 | 甘、淡，微寒。归心、肺、小肠经 | 清心火，利小便 | 用于心烦失眠，尿少涩痛，口舌生疮 | 煎服，1～3g |
| 冬葵子 | 为锦葵科植物冬葵的成熟种子 | 甘，寒。归大肠、小肠、膀胱经 | 利水通淋，滑肠，下乳 | 1. 用于淋证水肿<br>2. 用于妇女产后乳汁不行<br>3. 用于肠燥便秘 | 煎服，6～15g |
| 垂盆草 | 为景天科植物垂盆草的干燥全草 | 甘、淡，凉。归肝、胆、小肠经 | 利湿退黄，清热解毒 | 1. 用于湿热黄疸，小便不利<br>2. 用于痈肿疮疡 | 煎服，15～30g |

## 目标检测

**A1 型题**（每道试题有 A、B、C、D、E 五个供选择的备选答案，从中选择一个最佳答案）

1. 既能用于小便不利、水肿，又能用于脾虚证的药物是

    A. 泽泻          B. 猪苓          C. 车前子

    D. 茯苓          E. 滑石

2. 既能利水消肿，渗湿健脾，除痹，又能清热排脓的药物是

    A. 薏苡仁        B. 车前子       C. 五加皮

    D. 茯苓          E. 滑石

3. 可用于暑湿泄泻，利小便以实大便的药物是

    A. 防己          B. 车前子       C. 藿香

    D. 茵陈          E. 苍术

4. 车前子入汤剂时，其用法是

    A. 先煎          B. 后下          C. 另炖

    D. 烊化          E. 包煎

5. 外用有清热收湿作用，可用治湿疹、痱子等皮肤病的药物是

    A. 茯苓          B. 猪苓          C. 车前子

    D. 滑石          E. 芒硝

6. 海金沙的功效是

    A. 除湿退黄               B. 利水通淋，解暑       C. 利水渗湿

    D. 清热利水，杀虫       E. 利尿通淋，止痛

7. 具有利尿通淋，清肺止咳，止血功效的药物是

    A. 车前子                B. 泽泻                C. 石韦

    D. 萆薢                  E. 地肤子

8. 有清热利湿，退黄疸功效的药物是

    A. 薏苡仁                B. 茯苓                C. 石韦

    D. 车前子              E. 金钱草

9. 善于治疗砂淋、石淋的药物是

    A. 车前子                B. 茯苓                C. 猪苓

    D. 金钱草             E. 薏苡仁

10. 金钱草的功效是

    A. 利水通淋

    B. 利湿退黄，利尿通淋，解毒消肿

    C. 利水通淋，退黄

    D. 利水通淋，止咳

    E. 利水消肿，安神健脾

**A2 型题**（每个病例有 A、B、C、D、E 五个供选择的备选答案，从中选择一个最佳答案）

1. 患者，女，74 岁。脘腹胀满，不思饮食，四肢乏力，心悸失眠，且常见下肢水肿，舌体胖大，边有齿痕，舌苔薄白，脉象虚弱首选的药物是

    A. 白术                B. 苍术                C. 茯苓

    D. 厚朴                E. 陈皮

2. 患者，男，29 岁。全身皮肤发黄，伴有发热，头痛，恶心，呕吐，舌质红，苔黄腻，脉弦滑首选的药物是

    A. 车前子                B. 茵陈                C. 泽泻

    D. 茯苓                E. 猪苓

**B1 型题**（每组试题前有 A、B、C、D、E 五个供选择的备选答案，从中为每一道试题选择一个与其关系密切的答案）

    A. 清肺化痰，排脓    B. 利尿通淋，通经下乳    C. 利尿通淋，清热解暑

    D. 利水渗湿，祛风湿    E. 利水通淋，杀虫

1. 萆薢的功效是

2. 通草的功效是

A. 茯苓       B. 猪苓       C. 泽泻

D. 薏苡仁       E. 滑石

3. 具有健脾，利水渗湿，除痹功效的药物是

4. 具有利水渗湿，泄热功效的药物是

扫一扫，知答案

扫一扫，看课件

第十一章

# 温里药

【学习目标】

1. 掌握温里药定义、功效及应用、注意事项；掌握附子、干姜、肉桂、吴茱萸的性能、功效、应用、特殊用量用法和使用注意。

2. 熟悉小茴香、丁香、高良姜、胡椒的功效、主治及使用注意。

3. 会比较相似药物异同以及具有在临床合理应用温里药的能力。能熟练识别常用温里药饮片。

【定义】凡以温里祛寒为主要功效，常用以治疗里寒证的药物，称为温里药。

【性能】本类药物味辛性温热，主入心、脾、胃、肝、肾经，能驱散脏腑间寒邪，可用于外寒直中脏腑经络或者阳气不足、阴寒内生所致的里寒证。即《内经》所谓"寒者热之"、《神农本草经》"疗寒以热药"之意。

【功效及主治】温里药具有温里祛寒的基本功效，因其主要归经不同而有多种兼有功效。本类药物均能温中散寒止痛，可治疗外寒入侵或直中脾胃或脾胃虚寒证，症见脘腹冷痛、呕吐泄泻、食欲不振、舌淡苔白等；入肺经者，能温肺化饮，用于治肺寒痰饮证，症见痰鸣咳喘、痰白清稀、舌淡苔白滑等；入肝经者，暖肝散寒止痛，用治寒侵肝经的少腹冷痛、寒疝腹痛或厥阴经头痛等；入肾经者，能温肾助阳，用于治肾阳不足，症见阳痿宫冷、腰膝冷痛、夜尿频多、滑精遗尿等；入心肾经者，可温阳通脉，用于治心肾阳虚证，症见心悸怔忡、畏寒肢冷、小便不利、肢体浮肿等；少数药能回阳救逆，用于亡阳证，症见畏寒蜷卧、汗出神疲、四肢厥逆、脉微欲绝。

【配伍应用】温里药应根据不同证候作适当配伍。里寒兼有表寒者，当与辛温解表药配伍；脾肾阳虚者，宜与温补脾肾阳药配伍；脾胃虚寒常兼气虚，宜配伍补气药；肺寒证常有痰饮，配伍温化寒痰药；寒凝肝脉，气滞不通者，常与行气药配伍；寒凝经脉、气滞血瘀者，宜配伍活血化瘀药；寒湿内阻者，宜与芳香化湿药或温燥祛湿药配伍，以温散寒湿；亡阳气脱者，宜与大补元气药同用，以补气回阳固脱。

【注意事项】本类药物多辛热燥烈，易耗阴动火，故凡属实热证、阴虚火旺、津血亏虚者忌用，孕妇慎用；热伏于里，热深厥亦深，真热假寒证禁用；部分药物有毒，应注意炮制、剂量及用法，避免中毒，保证用药安全；根据《素问·六元正气大论》"用温远温，用热远热"的理论，气候炎热时或素体火旺者当减少其剂量。

## 附子 Fùzǐ
### 《神农本草经》

【来源】为毛茛科植物乌头 *Aconitum carmichaeli* Debx. 的子根的加工品。主产于四川、湖北、陕西等地，习惯认为四川江油一带产者品质最佳，为地道药材。6月下旬至8月上旬采挖。加工炮制为盐附子、黑附片（黑顺片）、白附片、淡附片、炮附片。本品味麻，刺舌。盐附子以根大、饱满，灰黑色，表面光滑者为佳；黑附片以片匀、棕黄色、有光泽者为佳；白附片以身干、片匀、黄白色、半透明者为佳。

【性能】辛、甘，大热；有毒。归心、肾、脾经。

【功效】回阳救逆，补火助阳，散寒止痛。

【应用】

1. 用于亡阳证　本品辛甘大热，纯阳燥烈，能上助心阳以通脉、中温脾阳以祛寒、下补肾阳以益火，能挽救散失之元阳，为回阳救逆之要药；治疗阳气衰微、阴寒内盛或大汗、大吐、大泻所致亡阳证，与干姜、炙甘草同用，如四逆汤；若亡阳兼有气脱者，须与大补元气药人参配伍，共奏回阳救逆，补气固脱之效，如参附汤。

2. 用于阳虚证　本品药性大热，通行十二经，补火助阳，走而不守，凡肾、脾、心，诸脏腑阳气衰弱者均适用，常为补阳方中主药。治疗肾阳不足，命门火衰之阳痿滑精、宫寒不孕、腰膝冷痛、夜尿频多等，常配伍肉桂、山茱萸等，如右归丸；治脾肾阳虚，寒湿内盛所致脘腹冷痛、大便溏泻等，常配伍干姜、人参等，如附子理中汤；治脾肾阳虚，水湿内停所致小便不利、肢体浮肿者，常与茯苓、白术等同用，如真武汤；治心阳衰弱，心悸气短、胸痹心痛者，可与人参、桂枝等同用；治阳虚兼外感风寒者，则须与麻黄、细辛配伍，即麻黄附子细辛汤。

3. 用于寒痹证　本品能温通经络，逐经络中风寒湿邪，有较强的止痛作用，尤善治疗寒痹疼痛剧烈者，可与桂枝、白术等同用，如甘草附子汤。

【处方用名】附子、附片、淡附片、炮附片。

【用法用量】煎服，3～15g；宜先煎0.5～1小时，至口尝无麻辣感为度。附子、附片都应用炮制品；淡附片偏于回阳救逆；炮附片偏于温肾暖脾。

【使用注意】本品辛热燥烈，易伤阴动火，故热证、阴虚阳亢及孕妇忌用；反半夏、瓜蒌、贝母、白蔹、白及；生品外用，内服须炮制；若内服过量或炮制、煎煮方法不当，可引起中毒。

【知识拓展】

1.《神农本草经》："主风寒咳逆邪气，温中，金疮，破癥坚积聚，血瘕，寒湿踒躄，拘挛膝痛，不能行步。"

2.本品主要成分为多种乌头生物碱，有镇痛、强心、抗炎、抗心律失常、抗休克、抗衰老以及局部麻醉等作用。现代常用于治疗病态窦房结综合征、心力衰竭、感染性休克等。

### 干姜 Gānjiāng
《神农本草经》

【来源】为姜科植物姜 *Zingiber officinale* Rosc. 的干燥根茎。主产于四川、湖北、广东等地。冬季采挖，除去须根及泥沙，趁鲜切片晒干或低温干燥。生用。

【性能】辛，热。归脾、胃、肾、心、肺经。

【功效】温中散寒，回阳通脉，温肺化饮。

【应用】

1.用于脾胃寒证 本品善温中散寒、健运脾阳，为温暖中焦之主药。无论外寒内侵之实寒证，还是阳气不足之虚寒证，均可选用。治疗寒邪直中脏腑所致腹痛的实寒证，单用本品即有效；治疗胃寒呕吐，配高良姜，如二姜丸；治疗脾胃虚寒，脘腹冷痛，食欲不振，饮食减少，呕吐泄泻，则须与补脾益气的人参、白术等配伍，如理中丸。

2.用于亡阳证 本品辛热，有温阳守中、回阳通脉的功效，用于亡阳证。用治心肾阳虚、阴寒内盛所致亡阳厥逆、脉微欲绝者，每与附子相须为用，既助附子的回阳救逆之功，又可降低附子毒性，如四逆汤。

3.用于寒饮喘咳证 本品辛热，上能温肺散寒以化饮，中能温脾运水以绝痰。为治疗寒饮咳喘常用药。用治肺寒痰饮之咳嗽气喘、形寒背冷、痰多清稀等，常与麻黄、细辛等配伍，如小青龙汤。

【用法用量】煎服，3～10g。

【使用注意】本品阴虚内热、血热妄行者忌用。

【知识拓展】

1.《本草求真》："干姜，大热无毒，守而不走，凡胃中虚冷，元阳欲绝，合以附子同投，则能回阳立效，故书有附子无姜不热之句。"

2.本品主要成分为挥发油，除此外还有 β-谷甾醇、胡萝卜苷、棕榈酸、环丁二酸酐等非挥发性成分，具有镇静消炎、抗菌、止泻、抗肿瘤、抗氧化、改善局部血液循环，抑制血栓等作用。现代常用治疗急性胃肠炎、慢性胃炎、急性肠梗阻、褥疮、肛裂、手足皲裂等。

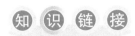

　　附子与干姜虽都温中散寒，回阳救逆，常相须为用，用治亡阳证及中焦寒证。但附子大热，峻散三焦寒邪，又能补火助阳，为回阳救逆之要药；干姜温里回阳之力不及附子，主要治疗中上二焦寒证，温中止痛、温肺化饮是其所长。


## 肉桂　Ròuguì
### 《神农本草经》

【来源】为樟科植物肉桂 *Cinnamomum cassia* Presl 的干燥树皮。主产于广东、广西等地。多于秋季剥取，刮去栓皮、阴干。捣碎，生用。

【性能】辛、甘，大热。归肾、脾、心、肝经。

【功效】补火助阳，引火归元，散寒止痛，温经通脉。

【应用】

1. 用于肾阳不足证　本品辛甘大热，能够补火助阳，治命门火衰之要药。治疗肾阳不足，命门火衰的畏寒肢冷、腰膝冷痛、夜尿频多，常与附子相须为用，配伍熟地黄、山茱萸、山药等；治疗肾阳虚兼肾精不足之阳痿宫寒，常配伍熟地黄、枸杞子等，如右归丸；治疗肾阳亏虚，足冷面赤、虚喘、汗出、心悸、尺脉沉弱等，常与附子、干姜等同用，如回阳救急汤。

2. 用于寒凝疼痛　本品味辛能行，温经通脉，有散寒止痛之功，适用多种寒凝疼痛证。治疗寒邪内侵或脾胃虚寒的脘腹冷痛，可单用；或与干姜、高良姜等同用，如大已寒丸；治疗胸阳不振，胸痹心痛，与附子、干姜配伍，如桂附丸；治疗风寒湿痹，常与独活、桑寄生同用，如独活寄生汤；若治冲任虚寒之闭经、痛经等证，与当归、川芎等同用，如少腹逐瘀汤；治疗阳虚寒凝，血滞痰阻的阴疽等，常配伍鹿角胶、白芥子等，如阳和汤。

3. 用于寒凝血瘀证　本品辛散温通，善温通经脉，散寒止痛。常与活血化瘀药配伍，用于寒凝血瘀证。治疗妇人产后瘀血阻滞，恶露不尽、腹痛不止，常与当归、川芎配伍。治疗妇人气滞血瘀的症瘕积聚，与莪术、桃仁等同用，如蓬莪术丸；治疗寒疝腹痛，须与小茴香、乌药配伍，如暖肝煎；治疗跌打损伤，瘀肿疼痛，常与活血疗伤药配伍，如当归散。

此外，气虚血少证，常用少量肉桂配入补气养血方中，有温运阳气，鼓舞气血生长之效，如十全大补汤、人参养荣汤中用肉桂，即是此义。

【用法用量】煎服，1～5g，入煎剂宜后下；研末冲服，1～2g。

【使用注意】本品阴虚内热、实热证，血热妄行出血及孕妇慎用。不宜与赤石脂同用。

【知识拓展】

1.《神农本草经》："主上气咳逆结气，喉痹，吐吸，利关节，补中益气。"

2.本品含挥发油，主要成分为桂皮醛，有扩张外周血管、增强冠脉及脑血流量、抗心肌缺血、抑制血小板聚集、抗溃疡作用；对革兰阴性菌、革兰阳性菌、多种致病性真菌有抑制作用。现代临床治疗小儿腹泻、小儿口角流涎、老年性支气管肺炎、冻疮、神经性皮炎等疾病。

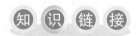

附子与肉桂虽都均能补火助阳，散寒止痛，治疗三焦虚寒、实寒诸证，二者每须为用。但附子温里作用较强，以温补脾肾为主，又善回阳救逆；肉桂药力较附子为缓，以温补命门为主，又能温通经脉，引火归元。

## 吴茱萸　Wúzhūyú

《神农本草经》

【来源】为芸香科植物吴茱萸 *Evodia rutaecarpa*（Juss.）Benth.、石虎 *Evodia. Rutaecarpa*（Juss.）Benth.Var.*officinalis*（Dode）Huang 或疏毛吴茱萸 *Eodia.rutaecarpa*（Juss.）Benth.Var.*bodinieri*（Dode）Huang 的干燥近成熟果实。主产于贵州、广西等地。8～11月果实尚未开裂时采集，晒干或低温干燥。生用或制用。

【性能】辛、苦，热；有小毒。归肝、脾、胃、肾经。

【功效】散寒止痛，降逆止呕，助阳止泻。

【应用】

1.用于寒凝疼痛　本品辛散苦泄，入肝经，善散肝经之寒邪，又能疏肝气之郁滞，为治疗肝寒气滞之主药。治疗厥阴头痛，干呕吐涎沫，苔白脉迟，常与生姜、人参同用，如吴茱萸汤；治疗寒疝腹痛，每与小茴香、川楝子等配伍；若治冲任虚寒，瘀血阻滞之痛经，常与桂枝、当归等配伍，如温经汤；用治疗寒湿脚气肿痛，须与木瓜、紫苏叶等同用，如鸡鸣散。

2. 用于胃寒呕吐  本品性热，入胃经，有温中散寒，降逆止呕，兼能制酸。用治疗胃寒腹痛，呕吐不止，常与人参、生姜配伍，如吴茱萸汤；用治疗肝郁化火，肝胃不和的胁痛口苦，呕吐吞酸等，常与黄连配伍，如左金丸。

3. 用于虚寒泄泻  本品性热助阳，苦燥除湿，入脾肾经，温脾散寒，燥湿止泻。用治脾肾阳虚，五更泄泻，每与补骨脂、肉豆蔻、五味子同用，即四神丸。

此外，以本品外用有燥湿止痒作用。治疗湿疹、湿疮，可单用，或与收湿止痒药配伍，煎洗或干粉撒布患处；若研末用米醋调敷足心（涌泉穴），可治疗高血压和口舌生疮。

【用法用量】煎服，2～5g。外用适量。

【处方用名】吴茱萸、制吴茱萸。

【使用注意】本品辛热燥烈，易耗气动火，不宜多用、久服。阴虚有热者忌用。

【知识拓展】

1.《神农本草经》："主温中下气，止痛，咳逆寒热，除湿，血痹，逐风邪，开腠理。"

2. 本品含挥发油及吴茱萸碱、吴茱萸酸、吴茱萸啶酮、吴茱萸精、吴茱萸苦素等成分，有止呕、抗溃疡、保肝、抑制血小板聚集、镇痛、抗菌、强心等作用，外用可治疗小儿腹泻、高血压、溃疡性口腔炎；内服治疗呃逆、腮腺炎、疥疮等。

## 小茴香  Xiǎohuíxiāng
### 《新修本草》

【来源】为伞形科植物茴香 *Foeniculum vulgare* Mill. 的干燥成熟果实。全国各地均产。秋季果实初熟时采割植株，晒干，打下果实，除去杂质。生用或盐水炙用。

【性能】辛、温。归肝、肾、脾、胃经。

【功效】散寒止痛，理气和胃。

【应用】

1. 用于疝气痛  本品辛温，能温肾暖肝，行气止痛，为治疗寒疝腹痛之要药。治疗寒凝气滞、疝气疼痛，常配伍乌药、青皮等，如天台乌药散；治疗肝气郁滞，睾丸偏坠胀痛，则须与橘核；荔枝核同用，如香橘散。

2. 用于痛经  本品散肝经寒邪，行气止痛。可治疗肝经受寒之少腹冷痛，或冲任虚寒，气滞血瘀之痛经，常与当归、肉桂配伍，如少腹逐瘀汤，亦可单用本品炒热，布包裹温熨腹部，达到止痛作用。

3. 用于中焦寒凝气滞证  本品既能温中散寒止痛，又行气止痛。治胃寒气滞之脘腹胀痛，每与高良姜、乌药等配伍；治脾胃虚寒之脘腹胀痛、呕吐食少，与白术、陈皮等同用。

【处方用名】小茴香、盐茴香。

【用法用量】煎服，3～6g。生用，长于理气和胃口；盐水炙用，长于温肾散寒止痛。

【使用注意】本品辛香温散，热证及阴虚火旺者忌用。

【知识拓展】

1.《开宝本草》："主膀胱肾间冷气及盲肠气，调中止痛，呕吐。"

2.本品含挥发油，主要是反式茴香脑、柠檬烯、小茴香酮，及脂肪油、脂肪酸等成分，能兴奋肠收缩，松弛支气管平滑肌，有利胆，抗溃疡，抗菌，抗癌，镇痛等作用。现代临床以小茴香为主，常用于治疗小儿脐周腹痛、十二指肠溃疡等。

## 丁香 Dīngxiāng

### 《雷公炮炙论》

【来源】为桃金娘科植物丁香 *Eugenia caryophyllata* Thunb. 的干燥花蕾。习称公丁香。主产于马来西亚、印度尼西亚等地，我国海南、广东等地也有栽培。花蕾由绿转红时采集，晒干。生用。

【性能】辛，温。归脾、胃、肾经。

【功效】温中降逆，补肾助阳。

【应用】

1.用于胃寒呕吐　本品辛温芳香，暖脾胃而行气滞，尤善降逆止呕，为治胃寒呕吐，呃逆之要药。治胃寒呕吐，可配伍半夏、生姜；治脾胃虚寒吐泻，同砂仁、白术同用；治虚寒呃逆，常与柿蒂、人参同用，如丁香柿蒂汤；治疗妊娠恶阻，与人参、藿香配伍。

2.用于脘腹冷痛　本品能温中散寒止痛，可用治疗胃寒脘腹冷痛，常与延胡索、五灵脂等配伍。

3.用于阳痿，宫寒　本品温肾助阳起痿之功，可用于治疗肾阳虚衰之阳痿、腰膝酸痛等，多与附子、肉桂等补肾助阳药同用。

【处方用名】丁香；公丁香。

【用法用量】煎服，1～3g。外用适量。

【使用注意】本品辛散，热证及阴虚火旺者慎用。畏郁金。

【知识拓展】

1.《日华子本草》："治口气，反胃，疗肾气，奔豚气，阴痛，壮阳，暖腰膝。"

2.本品含丁香油酚、乙酰丁香油酚等挥发油，能促进胃液分泌，增强消化力，减轻恶心呕吐，缓解腹部气胀；有镇痛抗炎、抗菌；杀螨，抗血小板聚集等作用。现代临床用于治疗妊娠呕吐、口腔溃疡、头痛等。

### 附药：母丁香

为丁香的成熟果实，又名鸡舌香。性味功效与公丁香相似，气味较淡，功力较逊。用量1～3g。

## 高良姜　Gāoliángjiāng
《名医别录》

【来源】为姜科植物高良姜 *Alpinia officinarun* Hance 的干燥根茎。主产于广东、广西等地，夏末秋初采挖，除去须根及残留鳞片，洗净，切段，晒干。生用。

【性能】辛、热。归脾、胃经。

【功效】温胃止呕，散寒止痛。

【应用】

1. 用于胃寒腹痛　本品能温中散寒止痛，为治疗胃寒脘腹冷痛之常用药，与炮姜相须为用，如二姜丸；治疗胃寒肝郁，脘腹胀痛，须与疏肝解郁药香附配伍，入良附丸。

2. 用于胃寒呕吐　本品能温中和胃止呕。治疗胃寒呕吐，常与半夏、生姜等同用；若治疗虚寒呕吐，多与党参、白术等配伍。

【用法用量】煎服，3～6g。

【使用注意】本品辛热温散，实热证及阴虚火旺者忌用。

【知识拓展】

1.《名医别录》："主暴冷，胃中冷逆，霍乱腹痛。"

2. 本品含挥发油、高良姜酚、高良姜素等成分。能促进胃液分泌，有止泻、镇痛、抗炎、抗溃、抗血小板凝聚等作用。现代临床用于治疗胃痛、复发性口腔溃疡、心绞痛等。

## 胡椒　Hújiāo
《新修本草》

【来源】为胡椒科常绿藤本植物胡椒 *piper nigrum* L. 的干燥果实。分布于热带、亚热带地区，我国华南及西南地区有引种。10月至次年4月当果穗基部的果实开始变红时，剪下果穗，晒干或烘干后，即成黑褐色，取下果实，通称黑胡椒。如果在全部果实变红时采收，用水浸渍数天，擦去外果皮，晒干，表面呈灰白色，通称白胡椒。生用。

【性能】辛、热。归胃、大肠经。

【功效】温中散寒。

【应用】

用于胃寒腹痛　本品能温中散寒止痛，治疗胃寒腹痛，食欲不振，呕吐泄泻，可与高良姜、荜茇配伍，也可单用胡椒粉置膏药中贴脐部，治疗寒性腹泻。

本品亦能下气消痰，治疗癫痫痰多。常用作调味品，少剂量能增强食欲和驱除肠道积气。

【用法用量】煎服，2～4g；研末服 0.6～1.5g。外用适量。

【知识拓展】

1.《本草纲目》："胡椒，大辛热，纯阳之物，肠胃寒湿者宜之。热病人食之，动火伤气，阴受其害。"

2.本品果实含挥发油、二氢胡椒酰胺、胡椒酰胺、胡椒碱等成分。具有抑制中枢神经系统、促进胆汁分泌、抗炎、抗惊厥、镇静镇痛作用。现代常用于治疗胃痛、腹泻等。

（其他温里药见表 11-1）

表 11-1　其他温里药

| 药名 | 来源 | 性能 | 功效 | 应用 | 用法用量 |
|------|------|------|------|------|----------|
| 花椒 | 为芸香科植物花椒或青椒的干燥成熟果皮 | 辛，温；有小毒。归脾、胃、肾经 | 温中，止痛，杀毒 | 1.用于脘腹冷痛，呕吐泄泻<br>2. 虫积腹痛<br>3. 皮肤瘙痒 | 煎服，2～5g；外用适量，煎汤熏洗 |
| 椒目 | 为芸香科植物花椒的种子 | 苦辛，寒；有毒。归脾、膀胱经 | 行水，平喘 | 1.水肿胀满<br>2. 痰饮喘咳 | 煎服，2～5g |
| 荜茇 | 为胡椒科植物荜茇的近成熟或成熟果穗 | 辛，热。归胃、大肠经 | 温中，止痛，止呕 | 1.用于胃寒腹痛<br>2. 用于呕吐，呃逆，泄泻 | 煎服，1.5～3g；外用适量 |

## 目标检测

**A1 型题**（每道试题有 A、B、C、D、E 五个供选择的备选答案，从中选择一个最佳答案）

1.附子与干姜共同的功效是

A. 回阳救逆 　　　　B. 补火助阳 　　　　C. 温肺化饮

D. 降逆止呕 　　　　E. 温经通脉

2.治疗下元虚冷，虚阳上浮之证宜首选

A. 细辛 　　　　B. 吴茱萸 　　　　C. 肉桂

D. 高良姜 　　　　E. 干姜

**A2 型题**（每个病例有 A、B、C、D、E 五个供选择的备选答案，从中选择一个最佳答案）

1.患者，男，45 岁。巅顶头痛，干呕吐涎沫，四肢厥冷，苔白，脉弦，宜选

A. 附子 　　　　B. 肉桂 　　　　C. 干姜

D. 吴茱萸 　　　　E. 细辛

2.患者，女，38 岁。胃脘冷痛时轻时重，遇寒则加重，得温痛减，胁肋胀痛，嗳气

吞酸，呃逆呕吐，口不渴，舌淡，苔白滑，脉弦，宜选

  A. 高良姜配延胡索   B. 高良姜配茯苓   C. 高良姜配香附

  D. 高良姜配生姜    E. 高良姜配半夏

  **B1 型题**（每组试题前有 A、B、C、D、E 五个供选择的备选答案，从中为每一道试题选择一个与其关系密切的答案）

  A. 回阳救逆第一要药

  B. 肾阳不足，命门火衰要药

  C. 肝寒气滞之主药

  D. 寒疝腹痛之要药

  E. 胃寒呕吐，呃逆之要药

 1. 小茴香长于

 2. 丁香长于

扫一扫，知答案

扫一扫，看课件

## 第十二章

# 理气药

【学习目标】

1. 掌握理气药定义、功效及应用、分类、使用注意事项；掌握陈皮、枳实、木香、香附、薤白、川楝子的性能、功效、应用、用法用量。

2. 熟悉青皮、乌药、沉香、大腹皮、佛手的功效、应用、用法用量。

3. 会比较相似药物异同以及具有在临床合理应用理气药的能力；并能熟练识别常用理气药饮片。

【定义】凡以疏理气机为主要功效，常用于治疗气滞或气逆证的药物，称为理气药。

【性能】本类药大多辛苦温而芳香，主归脾、胃、肝、肺经。味辛能行，味苦能泄，芳香能走窜，性温能通行，故有疏理气机作用，并可通过畅达气机、消除气滞而达到止痛之效。即《素问》"逸者行之""结者散之""木郁达之"之意。

【功效及主治】理气药以疏通气机为主要功效，因其作用部位、疗效特点和强弱的不同，而分别具有理气健脾、疏肝解郁、理气宽胸、行气止痛、破气散结等功效。可用于脾胃气滞或肝气郁滞所引起的脘腹胀痛、嗳气吞酸、胁肋胀痛、抑郁不乐、月经不调等症，以及胸中气滞，胸闷不舒等症。

【配伍应用】使用理气药时，应根据气滞证部位的不同选择相应的理气药，并随证配伍。如兼有饮食积滞者，应配伍消导药；有脾胃气虚者，宜配伍补中益气药；有湿热阻滞者，当配伍清热除湿药；寒湿困脾者，则应配伍苦温燥湿药；若肝气郁滞，兼有肝血不足者，宜配伍养血柔肝之品。兼有外邪客肺，痰饮阻肺者，可配伍宣肺解表、祛痰化饮之品。有瘀血阻滞者，可配伍活血祛瘀药。

【注意事项】本类药物多辛温香燥，易耗气伤阴，故气阴不足者慎用；作用峻猛的破气药孕妇忌用。理气药多含挥发油成分，如汤剂一般不宜久煎，以免影响疗效。

## 陈皮　Chénpí

*《神农本草经》*

【来源】为芸香科植物橘 *Citrus reticulata* Blanco 及其栽培变种的成熟干燥果皮。主产于广东、福建、四川等地。秋末冬初果实成熟时采收果皮，晒干或低温干燥。以陈久者为佳，故称陈皮。产广东新会者称新会皮、广陈皮。切丝，生用。

【性能】辛、苦，温。归脾、肺经。

【功效】理气健脾，燥湿化痰。

【应用】

1. 用于脾胃气滞证　本品辛行温通，有行气止痛、健脾和中之功，因其苦温而燥，故寒湿中阻之气滞最宜。治疗中焦寒湿脾胃气滞，脘腹胀痛、恶心呕吐、泄泻等，常与苍术、厚朴等同用，如平胃散；若食积气滞，脘腹胀痛，每配伍山楂、神曲等，如保和丸；若外感风寒，内伤湿滞之腹痛、呕吐、泄泻，多与藿香、苏叶等同用，如藿香正气散；若脾虚气滞，腹痛喜按、不思饮食、食后腹胀、便溏、舌淡者，可与党参、白术等同用，如异功散；若脾胃气滞较甚，脘腹胀痛较剧者，每与木香、枳实等同用，以增强行气止痛之功。

2. 用于痰湿壅滞证　本品既能燥湿化痰，又能温化寒痰，且辛行苦泄而能宣肺止咳，为治湿痰之要药。治湿痰咳嗽，多与半夏、茯苓等同用，如二陈汤；若治寒痰咳嗽，多与干姜、细辛等配伍。也可治疗呕吐、呃逆，常配伍生姜、竹茹等，如橘皮竹茹汤。

3. 用于胸痹　本品辛行温通，入肺走胸，而能行气通痹止痛。治疗胸痹胸中气塞短气，常配伍枳实、生姜，如橘皮枳实生姜汤。

另外，在补益方中常少佐本品，以助脾运，使补而不滞。

【处方用名】陈皮；橘皮。

【用法用量】煎服，3～10g。

【知识拓展】

1.《本草纲目》："橘皮，苦能泻能燥，辛能散，温能和。其治百病，总是取其理气燥湿之功，同补药则补，同泻药则泻，同升药则升，同降药则降。"

2. 本品主要成分为挥发油，油中主要成分为右旋柠檬烯、枸橼醛等；尚含橙皮苷、昔奈福林、川皮酮及维生素 B、C 等。有缓解胃肠痉挛，促进胃液分泌，助消化、抗溃疡、利胆溶石，扩张气管而祛痰平喘等作用。现代常用于慢性胃炎、胃溃疡、支气管炎、上呼吸道感染、胆结石等。

**附药：橘核　橘络　橘叶　化橘红**

1. 橘核　为橘的种子。性味苦，平。归肝经。功效理气散结，止痛。用于疝气疼痛，睾丸肿痛及乳房结块等。煎服，3～10g。

2.**橘络**　为橘的中果皮及内果皮之间的纤维束群。性味甘、苦，平。归肝、肺经。功效行气通络，化痰止咳。用于痰滞经络之胸痛，咳嗽，痰多。煎服，3～5g。

3.**橘叶**　为芸香科植物橘及其栽培变种的叶。性味辛、苦，平。归肝经。功效疏肝行气，散结消肿。用于胁肋作痛，乳痈，乳房结块等。煎服，6～10g。

4.**化橘红**　为芸香科植物化州柚或柚的未成熟或接近成熟外层果皮。性味辛、苦，温。归肺、脾经。功效理气宽中，燥湿化痰。用于湿痰或寒痰咳嗽，食积呕恶，胸闷等。煎服，3～10g。

## 青皮　Qīngpí
### 《本草图经》

【来源】为芸香科植物橘 *Citrus reticulata* Blanco 及其栽培变种的幼果或未成熟果实的干燥果皮。产地同陈皮。5～6月间收集自落的幼果，晒干，称为"个青皮"，7～8月间采收未成熟的果实，在果皮上纵剖成四瓣至基部，除去瓤肉，晒干，习称"四花青皮"。生用或醋炙用。

【性能】苦、辛，温。归肝、胆、胃经。

【功效】疏肝破气，消积化滞。

【应用】

1.**用于肝郁气滞证**　本品辛散温通，苦泄下行而奏疏肝理气、散结止痛之功。尤宜于肝郁气滞之胸胁胀痛、疝气疼痛、乳房肿痛。治肝郁胸胁胀痛，常配柴胡、郁金等；治乳房胀痛或结块，常配柴胡、浙贝母等；治乳痈肿痛，常配瓜蒌皮、蒲公英等；若治寒疝疼痛，多与乌药、小茴香等同用，如天台乌药散。

2.**用于气滞脘腹疼痛**　本品辛行温通，入胃而行气止痛。治疗脘腹胀痛，可与大腹皮同用，如青皮散；若治脘腹冷痛，则配伍桂枝、陈皮，如三皮汤。

3.**用于食积腹痛**　本品辛行苦降温通，有消积化滞、和降胃气、行气止痛之功。治食积气滞腹痛，可配伍木香、槟榔等，或与枳实、大黄等同用。

4.**用于癥瘕积聚、久疟痞块**　本品气味峻烈，苦泄力大，辛散温通力强，能破气散结。治气滞血瘀之癥瘕积聚，久疟痞块等，多与三棱、莪术等同用。

【处方用名】青皮、醋青皮。

【用法用量】煎服，3～10g。醋炙疏肝止痛力强。

【使用注意】本品性燥烈，易耗气伤正，气虚者及孕妇慎用。

【知识拓展】

1.《本草图经》："主气滞、下食，破积结及膈气。"

2.本品主要成分与陈皮相似，但所含昔奈福林较之为高。所含挥发油对胃肠道有温和的刺激作用，能促进消化液分泌，抑制肠管及胆囊平滑肌而解痉，有利胆、显著升压、兴奋呼吸、祛痰平喘作用。现代常用于胃溃疡、急慢性支气管哮喘、胆囊炎等。

**知 识 链 接**

陈皮与青皮均能理中焦之气而健胃，用于脾胃气滞之脘腹胀痛，食积不化等症。但陈皮性温而不峻，行气力缓，偏入脾肺，长于燥湿化痰，用于痰饮停滞肺胃之咳嗽气喘、呕哕、腹痛、泄泻。青皮性较峻烈，行气力猛，苦泄下行，偏入肝胆，能疏肝破气，散结止痛，消积化滞，主治肝郁乳房胀痛或结块，胁肋胀痛，疝气疼痛，食积腹痛，症瘕积聚等症。

## 枳实 Zhǐshí
《神农本草经》

【来源】本品为芸香科植物酸橙 *Citrus aurantium* L. 及其栽培变种或甜橙 *Citrus sinensis* Os-beck 的干燥幼果。主产于四川、江西、湖南等地。5～6月收集自落的果实，除去杂质，自中部横切为两半，晒干或低温干燥，较小者直接晒干或低温干燥。切薄片，生用或麸炒用。

【性能】苦、辛、酸，微寒。归脾、胃经。

【功效】破气消积，化痰散痞。

【应用】

1.用于积滞内停，痞满胀痛，泻痢后重，大便不通　本品辛行苦降，入脾胃经，功善破气除痞，消积导滞。治食积气滞，脘腹胀满疼痛，常与山楂、麦芽等同用，如曲麦枳术丸；治热结便秘，腹满胀痛，可与大黄、芒硝等同用，如大承气汤；治湿热泻痢、里急后重，可与黄芩、黄连等同用，如枳实导滞丸。

2.用于痰阻气滞，胸痹，结胸　本品能行气化痰以消痞，破气除满而止痛。治痰浊闭阻、胸阳不振之胸痹，胸中满闷、疼痛，每与薤白、桂枝同用，如枳实薤白桂枝汤；治痰热结胸，常与黄连、瓜蒌同用，如小陷胸加枳实汤；治心下痞满，食欲不振，可与半夏曲、厚朴等同用，如枳实消痞丸。

3.用于脏器下垂　本品与补气升阳药同用，可增强补中益气升提之作用，可用治胃下垂、子宫脱垂、脱肛等脏器下垂，多配伍黄芪、白术等。

【处方用名】枳实、炒枳实。

【用法用量】煎服，3～10g。炒后性较平和。

【使用注意】孕妇慎用。

【知识拓展】

1.《名医别录》："除胸胁痰癖，逐停水，破结实，消胀满，心下急痞痛，逆气，胁风痛，安胃气，止溏泄，明目。"

2.本品主要成分为挥发油，黄酮苷、甲基酪胺、昔奈福林等。能兴奋胃肠平滑肌，使胃肠收缩节律；兴奋子宫使子宫收缩有力。有明显持久升压作用，增加冠脉血流量，强心，用于各种休克的救治。有抗过敏、抗炎、增强免疫等作用。现代常用于慢性胃炎、急慢性肠炎、冠心病、脏器下垂等。

### 附药：枳壳

枳壳为芸香科植物酸橙及其栽培变种的干燥未成熟果实。性味、归经与枳实相同，但作用较为缓和。功能理气宽中，行气消胀。用于胸胁气滞，胀满疼痛，食积不化，痰饮内停，脏器下垂。煎服，3～10g。孕妇慎用。

## 木香 Mùxiāng
### 《神农本草经》

【来源】为菊科植物木香 *Aucklandia lappa* Decne. 的根。主产于云南。秋、冬季采挖，晒干或烘干。生用或煨用。

【性能】辛、苦，温。归脾、胃、大肠、胆、三焦经。

【功效】行气止痛，健脾消食。

【应用】

1. 用于脾胃气滞证　本品辛行苦泄温通，芳香气烈而味厚，善通行脾胃之滞气，既为行气止痛之要药，又为健脾消食之佳品。治脾胃气滞，脘腹胀痛，可单用本品，或配伍砂仁、藿香等，如木香调气散；若治脾虚气滞，脘腹胀满、食少便溏，可与党参、白术等同用，如香砂六君子汤。

2. 用于泻痢里急后重　本品辛行苦降，善行大肠之滞气，为治湿热泻痢，里急后重之要药。常与黄连相须为用，如香连丸；若治饮食积滞之脘腹胀满、大便秘结或泻而不爽，可与槟榔、青皮等同用，如木香槟榔丸。

3. 用于腹痛胁痛，黄疸，疝气疼痛　本品气香醒脾，味辛能行，味苦主泄，入三焦和胆经，故既能行气健脾，又能疏肝利胆。治脾失运化、肝失疏泄而致湿热郁蒸、气机阻滞之脘腹胀痛、胁痛、黄疸，多配伍郁金、大黄等；若治寒疝腹痛及睾丸偏坠疼痛，可与川楝子、小茴香等同用，如导气汤。

4. 用于气滞血瘀之胸痹　本品辛行苦泄，性温通行，能通畅气机，气行则血行，故可止痛。治寒凝气滞之心痛，常与赤芍、姜黄等同用，如二香散；若治气滞血瘀之胸痹，多配伍郁金、甘草等，如颠倒木金散。

此外，本品气芳香能醒脾开胃，故在补益方剂中用之，能减轻补益药的滋腻和滞气之弊，有助于消化吸收，如归脾汤。

【处方用名】木香、云木香、广木香、煨木香。

【用法用量】煎服，3～6g。生用行气力强，煨用行气力缓而实肠止泻，用于泄泻腹痛。

【知识拓展】

1.《本草求真》："木香，下气宽中，为三焦气分要药。然三焦则又以中为要。"

2. 本品主要成分为木香醇、木香烯、木香碱等。对胃肠道有兴奋和抑制双向作用；有促进消化液分泌、胃肠蠕动、胆囊收缩及抗消化性溃疡作用。对伤寒、痢疾、大肠杆菌及多种真菌有抑制作用。现代常用于慢性胃炎、细菌性痢疾、急慢性肠炎、胃十二指肠溃疡、胆结石等。

## 香附 Xiāngfù
### 《神农本草经》

【来源】为莎草科植物莎草 *Cyperus rotundus* L. 的干燥根茎。全国大部分地区均产，主产于山东。秋季采挖，晒干。生用，或醋炙用。

【性能】辛、微苦、微甘，平。归肝、脾、三焦经。

【功效】疏肝解郁，调经止痛，理气宽中。

【应用】

1. 用于肝郁气滞之胁痛、腹痛　本品辛散行气，入肝经，为疏肝解郁，行气止痛之要药。治肝气郁结之胁肋胀痛，多与柴胡、川芎等同用，如柴胡疏肝散；治寒凝气滞、肝气犯胃之胃脘疼痛，每配伍高良姜，如良附丸；若治寒疝腹痛，多与小茴香、乌药等同用；治气、血、痰、火、湿、食六郁所致胸膈痞满、脘腹胀痛、呕吐吞酸、饮食不化等，则配伍川芎、苍术等，如越鞠丸。

2. 用于月经不调，痛经，乳房胀痛　本品主入肝经，有调经止痛功效，为妇科调经之要药。治月经不调、痛经，可单用，或与柴胡、川芎等同用，如香附归芎汤；若治乳房胀痛，多与柴胡、青皮等同用。

3. 用于脾胃气滞腹痛　本品还能理气宽中，也常用于脾胃气滞证。治疗脘腹胀痛、胸膈噎塞、嗳气吞酸、纳呆，可配伍砂仁、甘草等，如快气汤，或上方再加乌药、苏叶同用，如缩砂香附汤。

【处方用名】香附、醋香附、炒香附。

【用法用量】煎服，6～10g。醋炙止痛力增强。

【知识拓展】

1.《本草纲目》："乃气病之总司，妇科之主帅也。"

2.本品主要成分为香附烯，香附酮，香附醇等。还含生物碱，强心苷，黄酮类及三萜。有雌激素样作用；对子宫有抑制作用，能降低其收缩力和张力；对金黄色葡萄球菌及真菌有抑制作用。有镇痛、解热、强心及降压等作用。现代常用于痛经、慢性胃炎等。

## 乌药　Wūyào
### 《本草拾遗》

【来源】为樟科植物乌药 *Lindera aggregata*（Sims）Kosterm. 的块根。主产于浙江、安徽、江苏等地。全年均可采挖，除去细根，洗净，趁鲜切片，晒干。生用或麸炒用。

【性能】辛，温。归肺、脾、肾、膀胱经。

【功效】行气止痛，温肾散寒。

【应用】

1.用于寒凝气滞之胸腹诸痛　本品能行气散寒止痛。治胸腹胁肋闷痛，可与薤白、瓜蒌皮等同用；治寒疝腹痛，多与小茴香、青皮等同用，如天台乌药散；若治寒凝气滞之痛经，可与当归、香附等同用，如乌药汤。

2.用于尿频，遗尿　本品辛散温通，入肾与膀胱经，能温肾散寒而缩尿止遗功效。治肾阳不足、膀胱虚冷之小便频数、小儿遗尿，常与益智仁、山药同用，如缩泉丸。

【用法用量】煎服，6～10g。

【知识拓展】

1.《本草求真》："凡一切病之属于气逆，而见胸腹不快者，皆宜用此。"

2.本品主要成分为乌药烷，乌药烃，乌药醇及生物碱（乌药酸，乌药内酯）。对胃肠道平滑肌有兴奋和抑制双向调节作用，能促进消化液的分泌。有兴奋大脑皮质，促进呼吸，兴奋心肌，加速血液循环，升压及发汗作用。现代常用于腹股沟斜疝、痛经、腹痛等。

## 沉香　Chénxiāng
### 《名医别录》

【来源】为瑞香科植物沉香 *Aquilaria agallocha* Roxb. 及白木香 *Aquilaria sinensis*（Lour.）Gilg 含有树脂的木材。沉香主产于东南亚、印度等地，白木香主产于海南、广东、云南等地。全年均可采收，割取含树脂的木材，除去不含树脂的部分，阴干，打碎或锉末。生用。

【性能】辛、苦，微温。归脾、胃、肾经。

【功效】行气止痛，温中止呕，纳气平喘。

【应用】

1. 用于胸腹胀痛　本品气芳香走窜，味辛行散，性温祛寒，善散胸腹阴寒，行气以止痛。治寒凝气滞之胸腹胀痛，常与乌药、木香等同用，如沉香四磨汤；若治脾胃虚寒之脘腹冷痛，每配伍肉桂、干姜等，如沉香桂附丸。

2. 用于胃寒呕吐　本品辛温散寒，味苦质重性降，善温胃降气而止呕。治寒邪犯胃，呕吐清水，可与荜澄茄、胡椒等同用，如沉香丸；若治脾胃虚寒，呕吐呃逆，经久不愈者，可与丁香、白豆蔻等同用。

3. 用于虚喘证　本品既能温肾纳气，又能降逆平喘。治下元虚冷、肾不纳气之虚喘证，常与肉桂、附子等同用，如黑锡丹；若治上盛下虚之痰饮喘嗽，常与苏子、半夏等配伍，如苏子降气汤。

【用法用量】煎服，1～5g，宜后下；或磨汁冲服，或入丸、散剂，每次 0.5～1g。

【知识拓展】

1.《本草新编》："沉香，温肾而又通心，用黄连、肉桂以交心肾者，不若用沉香更为省事，一药而两用之也。"

2. 本品主要成分为挥发油，油中主要成分为苄基丙酮、对甲氧基苄基丙酮、氧化桂皮酸、对甲氧基氢化桂皮酸等。对小肠运动有抑制作用，有促进消化液及胆汁分泌等作用。现代常用于胃炎、胃溃疡、支气管哮喘等。

### 薤白　Xièbái
《神农本草经》

【来源】为百合科植物小根蒜 *Allium macrostemon* Bge. 或薤 *Alliumchinensis* G. Don 的地下干燥鳞茎。全国各地均有分布，主产于江苏、浙江等地。夏、秋二季采挖，洗净，除去须根，蒸透或置沸水中烫透，晒干。生用。

【性能】辛、苦，温。归心、肺、胃、大肠经。

【功效】通阳散结，行气导滞。

【应用】

1. 用于胸痹证　本品辛散苦降、温通滑利，善散阴寒之凝滞，通胸阳之闭结，为治胸痹之要药。治寒痰阻滞、胸阳不振所致胸痹证，常与瓜蒌、半夏等配伍，如瓜蒌薤白白酒汤、瓜蒌薤白半夏汤、枳实薤白桂枝汤等；若治痰瘀胸痹，则与丹参、川芎等同用。

2. 用于脘腹痞满胀痛，泻痢里急后重　本品辛行苦降，有行气导滞、消胀止痛之功。治胃寒气滞之脘腹痞满胀痛，可与高良姜、砂仁等同用；若治胃肠气滞，泻痢里急后重，可单用本品，或与木香、枳实等配伍。

【用法用量】煎服，5～10g。

【使用注意】气虚无滞及胃弱纳呆、不耐蒜味者不宜用。

【知识拓展】

1.《本草求真》："薤，味辛则散，散则能使在上寒滞立消；味苦则降，降则能使在下寒滞立下；气温则散，散则能使在中寒滞立除；体滑则通，通则能使久痼寒滞立解。"

2. 本品主要成分为挥发油，油中主要成分为二甲基二硫、二甲基三硫等。尚含大蒜氨酸，甲基大蒜氨酸，大蒜糖等。能促进纤维蛋白溶解，降血脂，抑制血小板聚集，抑制动脉平滑肌细胞增生等。有抗菌、抗肿瘤作用。现代常用于冠心病心绞痛、急性肠炎、急慢性胃炎等。

## 佛手 Fóshǒu
### 《滇南本草》

【来源】为芸香科植物佛手 *Citrus medica* L. var.*sarcodactylis* Swingle 的干燥果实。主产于广东、福建、云南等地。秋季果实尚未变黄或刚刚变黄时采收，纵切成薄片，晒干或低温干燥。生用。

【性能】辛、苦、酸，温，归肝、脾、胃、肺经。

【功效】疏肝理气，和胃止痛，燥湿化痰。

【应用】

1. 用于肝郁胸胁胀痛　本品辛行苦泄，善疏肝解郁，行气止痛。治肝郁气滞及肝胃不和之胸胁胀痛，脘腹痞满等，可与柴胡、香附等同用。

2. 用于气滞脘腹疼痛　本品辛行苦泄，气味芳香，能醒脾理气，和中导滞。治脾胃气滞之脘腹胀痛、呕恶食少等，多与木香、香附等同用。

3. 用于久咳痰多，胸闷作痛　本品芳香醒脾，苦温燥湿而善健脾化痰，辛行苦泄又能疏肝理气。治咳嗽日久痰多，胸膺作痛者，可与丝瓜络、瓜蒌皮等配伍。

【用法用量】煎服，3～10g。

【知识拓展】

1.《滇南本草》："补肝暖胃，止呕吐，佛手消胃寒痰，治胃气疼痛，止面寒疼，和中行气。"

2. 本品主要成分为柠檬油素及微量香叶木苷和橙皮苷等。有祛痰作用；对肠管平滑肌有明显抑制作用，能缓解肠痉挛；能扩张冠状动脉，增加冠脉血流量；有催眠，镇痛作用。现代常用于慢性肝炎、慢性胃炎、冠心病心绞痛、支气管炎等。

## 川楝子　Chuānliànzǐ
### 《神农本草经》

【来源】为楝科植物川楝树 *Melia toosendan* Sieb. et Zucc. 的干燥成熟果实。我国南方各地均产，以四川产者为佳。冬季果实成熟时采收，除去杂质，干燥。用时打碎。生用或炒用。

【性能】苦，寒；有小毒。归肝、小肠、膀胱经。

【功效】疏肝泄热，行气止痛，杀虫。

【应用】

1. 用于肝郁化火所致诸痛　本品苦寒降泄，能清肝火，泄郁热，行气止痛。治肝郁气滞或肝郁化火之胸腹诸痛，每与延胡索配伍，如金铃子散；若治肝胃气痛，多与延胡索同用，或以金铃子散与四逆散合用。用治疝气痛，以治疗热疝为宜，可配伍延胡索、香附等。

2. 用于虫积腹痛　本品苦寒有毒，能驱杀肠道寄生虫，味苦又能降泄气机而行气止痛。可用治蛔虫等引起的虫积腹痛，每与槟榔、使君子等同用。

此外，本品苦寒有毒，能清热燥湿，杀虫而疗癣。治头癣、秃疮，可用本品焙黄研末，以油调膏外涂。

【处方用名】川楝子、炒川楝子、金铃子。

【用法用量】煎服，5 ～ 10g。外用适量。炒用寒性减低。

【使用注意】本品有毒，不宜过量或持续服用，以免中毒。又因性寒，脾胃虚寒者慎用。

【知识拓展】

1.《本草纲目》："导小肠膀胱之热，因引心包相火下行，故心腹痛及疝气为要药。"

2. 本品主要成分为川楝素，楝树碱，三柰醇及脂肪等。所含川楝素对猪蛔虫、水蛭等有明显的杀灭作用；能兴奋肠管平滑肌，有利胆作用；对黄色葡萄球菌及皮肤真菌有抑制作用。现代常用于疝气、肝炎、肠道寄生虫病等。

## 大腹皮　Dàfùpí
### 《神农本草经》

【来源】为棕榈科植物槟榔 *Areca catechu* L. 的干燥果皮。冬季至次春采收未成熟的果实，煮后干燥，纵剖两瓣，剥取果皮，习称"大腹皮"；春末至秋初采收成熟果实，煮后干燥，剥取果皮，打松，晒干，习称"大腹毛"。

【性能】辛，微温。归脾、胃、大肠、小肠经。

【功效】行气宽中，行水消肿。

【应用】

1. 用于胃肠气滞，脘腹胀闷，大便不爽　本品辛能散，主入脾胃经，能行气导滞、宽中除胀而止痛。治食积气滞之脘腹痞胀、嗳气吞酸、大便秘结或泻而不爽，可与山楂、麦芽等同用；若治湿阻气滞之脘腹胀满，可与藿香、陈皮等同用。

2. 用于水肿胀满，脚气浮肿，小便不利　本品味辛，能开宣肺气而行水消肿。治疗水湿外溢，皮肤水肿、小便不利，常配伍茯苓皮、五加皮等，如五皮饮；若治脚气肿痛，二便不通，可与桑白皮、木通等同用。

【用法用量】煎服，5 ～ 10g。

【知识拓展】

1.《日华子本草》："下一切气，止霍乱，通大小肠，健脾开胃，调中。"

2. 本品主要成分为槟榔碱、槟榔次碱、α - 儿茶素等。有兴奋胃肠道平滑肌、促胃肠动力作用，并有促进纤维蛋白溶解、杀绦虫等作用。现代常用于慢性胃炎、细菌性痢疾、急慢性肠炎等。

（其他理气药见表 12-1）

表 12-1　其他理气药

| 药名 | 来源 | 药性 | 功效 | 应用 | 用法用量 |
|---|---|---|---|---|---|
| 檀香 | 为檀香科植物檀香树干的心材 | 辛，温。归心、脾、胃、肺经 | 理气调中，散寒止痛 | 1. 用于胃脘冷痛<br>2. 用于气滞血瘀胸痹 | 煎服，2 ～ 5g |
| 香橼 | 为芸香科植物香圆的果实 | 辛、苦、酸，温。归肝、脾、肺经 | 疏肝解郁，理气宽中，化痰止咳 | 1. 用于肝郁气滞，脾胃气滞证<br>2. 用于痰湿壅滞诸证 | 煎服，3 ～ 10g |
| 甘松 | 为败酱科植物甘松的干燥根及根茎 | 辛、甘，温。归脾、胃经 | 行气止痛，开郁醒脾 | 1. 用于中焦寒凝气滞证<br>2. 用于脾胃不和证 | 煎服，3 ～ 6g |
| 荔枝核 | 为无患子科植物荔枝的干燥成熟种子 | 辛、微苦，温。归肝、肾经 | 理气散结，祛寒止痛 | 1. 用于寒疝腹痛，睾丸肿痛<br>2. 用于痛经，产后腹痛 | 煎服，5 ～ 10g，或入丸散剂 |
| 玫瑰花 | 为蔷薇科植物玫瑰的干燥花蕾 | 甘、微苦，温。归肝、脾经 | 疏肝解郁，和血散瘀，止痛 | 1. 用于胸胁脘腹胀痛<br>2. 用于月经不调，乳房胀痛<br>3. 用于跌打损伤 | 煎服，3 ～ 6g |
| 刀豆 | 为豆科植物刀豆的成熟种子 | 甘，温。归胃、肾经 | 降气止呃，温肾助阳 | 1. 用于呃逆，呕吐<br>2. 用于肾虚腰痛 | 煎服，6 ～ 9g |
| 柿蒂 | 为柿树科植物柿的干燥宿萼 | 苦，涩，平。归胃经 | 降气止呃 | 用于呃逆 | 煎服，5 ～ 10g |

**目标检测**

**A1 型题**（每道试题有 A、B、C、D、E 五个供选择的备选答案，从中选择一个最佳答案）

1. 可用于肝气郁滞之胁肋作痛，又可用于食积不化的药物是
   A. 青皮　　　　　　B. 陈皮　　　　　　C. 柴胡
   D. 川楝子　　　　　E. 香附

2. 既能用于食积停滞，腹痛便秘，泻痢不畅，里急后重，又能用于痰浊阻塞气机，胸脘痞满的药物是
   A. 枳实　　　　　　B. 陈皮　　　　　　C. 佛手
   D. 香附　　　　　　E. 木香

3. 枳实的理气功效是
   A. 破气　　　　　　B. 降气　　　　　　C. 纳气
   D. 疏肝　　　　　　E. 行气

4. 既能行气止痛，又能健脾消食的药物是
   A. 木香　　　　　　B. 香附　　　　　　C. 佛手
   D. 沉香　　　　　　E. 乌药

5. 用于下元虚冷，肾不纳气之虚喘，宜选用的药物是
   A. 木香　　　　　　B. 沉香　　　　　　C. 乌药
   D. 川楝子　　　　　E. 陈皮

6. 用于肝气郁滞或肝胃不和所致的胁肋作痛兼见热象者，最宜选用的药物是
   A. 香附　　　　　　B. 延胡索　　　　　C. 沉香
   D. 川楝子　　　　　E. 木香

7. 既能行气止痛，又能杀虫疗癣的药物是
   A. 川楝子　　　　　B. 木香　　　　　　C. 佛手
   D. 沉香　　　　　　E. 香附

8. 善于治疗肝气郁滞之痛经，称"乃气病之总司，妇科之主帅"的药物是
   A. 香附　　　　　　B. 木香　　　　　　C. 沉香
   D. 青皮　　　　　　E. 陈皮

9. 香附、乌药、木香共同的功效是
   A. 降逆止呃　　　　B. 疏肝解郁　　　　C. 行气止痛
   D. 行气导滞　　　　E. 消肿散结

10. 寒痰湿浊凝滞于胸中，胸阳不振，咳唾胸痹，宜选用的药物是
    A. 木香　　　　　　B. 陈皮　　　　　　C. 香附

    D. 青皮                 E. 薤白

**A2 型题**（每个病例有 A、B、C、D、E 五个供选择的备选答案，从中选择一个最佳答案）

1. 患者，男，48 岁。形体消瘦，脘腹胀痛，有时隐隐作痛，纳食不香。诊断为胃下垂首选的药物是

    A. 陈皮               B. 青皮            C. 枳实

    D. 木                 E. 香附

2. 患者，男，42 岁。胁肋胀痛，脘腹灼热疼痛，口苦，舌质红，脉弦数首选的药物是

    A. 木香               B. 香附            C. 乌药

    D. 川楝子           E. 陈皮

**B1 型题**（每组试题前有 A、B、C、D、E 五个供选择的备选答案，从中为每一道试题选择一个与其关系密切的答案）

    A. 通阳散结，行气导滞

    B. 散寒通阳，解毒散结，调经止痛

    C. 通阳散结，疏肝解郁，宽中化痰

    D. 通阳散结，燥湿化痰

    E. 疏肝解郁，调经止痛，理气调中

1. 薤白的功效是

2. 香附的功效是

    A. 乌药               B. 沉香            C. 川楝子

    D. 木香               E. 薤白

3. 具有行气止痛，温肾散寒功效的药物是

4. 具有行气止痛，温肾纳气功效的药物是

扫一扫，知答案

扫一扫，看课件

## 第十三章

# 消食药

【学习目标】

1. 掌握消食药的定义、功效及应用、分类、注意事项；掌握山楂、神曲、麦芽、莱菔子的性能、功效、应用、特殊用法及特殊使用注意。

2. 熟悉鸡内金的功效、主治、特殊用法。

3. 会比较相似药物异同以及具有在临床合理应用消食药的能力；并能熟练识别常用消食药饮片。

【定义】凡以消积导滞，促进消化为主要作用，治疗饮食积滞病症的药物，称为消食药。

【性能】本类药物大多味甘性平，主入脾、胃经。

【功效及主治】消食药主要用于饮食积滞所致脘腹胀满、嗳气吞酸、恶心呕吐、不思饮食、大便失常及脾胃虚弱，消化不良等证。

【配伍应用】使用消食药时应针对食积的性质及其兼证，选择适当的药物配伍。若宿食停积、脾胃气滞者，应配理气药以行气导滞。若脾胃气虚、运化无力者，须配健脾益胃药以标本兼顾、消补并用。若脾胃虚寒者，宜配温里药以温运脾阳，散寒消食。若兼湿浊中阻者，宜配芳香化湿药以化湿醒脾、消食开胃。若食积化热，可配清热药，或配苦寒攻下药以泄热化积。

【注意事项】食积停滞有上中下之分，病在上脘恶心欲吐，可用涌吐药以吐之；停积在下大便秘结，可用泻下药以导之，停积在中焦，脘腹胀闷，嗳气吞酸，不思饮食者则以消导药治之。消食药以祛邪为主，虽多数力缓，但仍有耗气之弊，故气虚而无积滞者慎用。

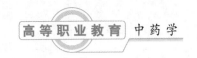 

## 山楂 Shānzhā
### 《神农本草经》

【来源】为蔷薇科植物山里红 *Crataeguspinnatifida* Bge.var.*Major* N.E.Br. 或山楂 *Crataeguspinnatifida* Bge. 的干燥成熟果实。主产于山东、河南、河北等地。秋季果实成熟时采收，切片，干燥。生用或炒用。

【性能】酸、甘，微温。归脾、胃、肝经。

【功效】消食健胃，行气散瘀，化浊降脂。

【应用】

1. 用于肉食积滞证　本品有消积化滞之功，为消化油腻肉积之要药。凡肉食积滞之脘腹胀满、嗳气吞酸、腹痛便溏者，单用煎服有效，或配莱菔子、神曲等同用；食积气滞，脘腹胀痛较甚者，宜与青皮、枳实等同用。

2. 用于泻痢腹痛　能行气止痛。治伤食泻痢腹痛，以焦山楂煎服，亦可与木香、槟榔等同用；痢疾初起，里急后重，身热腹痛，可配黄连、苦参等同用；若脾虚食滞，可配党参、白术等同用。

3. 用于瘀阻胸腹痛、痛经　本品能同行气血，有活血祛瘀止痛之功。治瘀滞胸胁作痛，可配川芎、桃仁等同用；治产后瘀阻腹痛、恶露不尽，或瘀阻痛经，多与红花、当归等同用。

近年单用本品制剂治疗冠心病、高血压病、高脂血症等，均有较好疗效。

【处方用名】山楂、炒山楂、焦山楂。

【用法用量】煎服，9～12g。生用消食散瘀，焦山楂消食止泻。

【使用注意】本品多食可引起胃酸过多，故胃酸分泌过多者慎用。

【知识拓展】

1.《本草纲目》："化饮食，消肉积，癥瘕，痰饮痞满吞酸，滞血痛胀。"

2. 主要成分为黄酮类、齐墩果酸、亚油酸、脂肪酸、鞣质、皂苷、维生素 C 等。所含脂肪酸能促进脂肪消化，并增加胃消化酶的分泌而促进消化。所含多种有机酸能提高蛋白酶的活性，使肉食宜消化。本品还具有抗氧化、增强免疫力、收缩子宫、抑菌、镇静等作用。

## 神曲 Shénqǔ
### 《药性论》

【来源】为面粉或麸皮和其他药物混合后经发酵而成的加工品。全国各地均产。其制法是以面粉或麸皮与杏仁泥、赤小豆粉，以及鲜青蒿、鲜苍耳、鲜辣蓼自然汁，混合拌匀，使干湿适宜，做成小块，放入筐内，复以麻叶或楮叶，保温发酵一周，长出黄菌丝时取出，切成小块，晒干即成。生用或炒用。

【性能】甘、辛，温。归脾、胃经。

【功效】消食和胃。

【应用】

用于饮食积滞证　本品有消食健胃、和中止泻之功。善于消米面食积，常炒焦与焦麦芽、焦山楂同用，称"焦三仙"；若脾胃虚弱，食滞中阻，可配党参、陈皮等同用，如健脾丸；治疗食积证，宜与山楂、莱菔子等同用，如保和丸。

此外，凡丸剂中有金石、贝壳类药物者，可用本品糊丸以助消化，如磁朱丸。

【处方用名】神曲、炒神曲、焦神曲。

【用法用量】煎服，6～15g。

【知识拓展】

1.《药性论》："化水谷宿食，癥结积滞，健脾暖胃。"

《本草纲目》："消食下气，除痰逆、霍乱、泻痢胀满诸气。"

2.本品含酵母菌、淀粉酶、维生素 B 复合体、麦角固醇、挥发油、苷类、蛋白质等。具有促进消化、增进食欲的作用。

**附药：建曲**

建曲为麦粉、麸皮、紫苏、荆芥、防风、厚朴等数十种药物经发酵专制而成，主产于福建泉州。性味苦、辛，微温。功效与神曲消食化积相似，兼发散之功，善于治暑湿泄泻、呕吐不食。用法用量与神曲同。

## 麦芽　Màiyá
### 《药性论》

【来源】为禾本科植物大麦 *Hordeum vulgare* L. 的成熟果实经发芽干燥的炮制加工品。全国各地均产。将麦粒用水浸泡后，保持适宜温、湿度，待幼芽长至约 5mm 时，晒干或低温干燥。生用或炒用。

【性能】甘，平。归脾、胃经。

【功效】行气消食，健脾开胃，回乳消胀。

【应用】

1.用于米面薯芋食滞证　本品善促进淀粉性食物的消化，常与山楂、神曲、鸡内金等同用。小儿乳食停滞，单煎服或研末服有效。治脾虚食少、食后饱胀，可与白术、党参、陈皮等同用。

2.用于断乳，乳房胀痛　单用生麦芽或炒麦芽120g（或生、炒麦芽各60g）煎服有效。

此外，本品能疏肝解郁，用于肝气郁滞或肝胃不和之证。

【处方用名】麦芽、炒麦芽、焦麦芽。

【用法用量】煎服，10～15g。大剂量30～120g。生麦芽消食兼能疏肝，炒麦芽偏于消食和胃并能回乳，焦麦芽偏于消食止泻。

【使用注意】授乳期妇女不宜使用。

【知识拓展】

1.《药性论》:"消化宿食，破冷气，去心腹胀满。"

《本草纲目》:"消化一切米面诸果食积。"

2. 本品含淀粉酶、转化糖酶、蛋白质分解酶、维生素B、葡萄糖、麦芽糖、胆碱、大麦芽碱等。所含消化酶及维生素B有助消化作用。麦芽煎剂对胃酸与胃蛋白酶的分泌有促进作用。此外，还具有降血脂、保肝等作用。

知 识 链 接

山楂、神曲与麦芽三药炒焦入药合称"焦三仙"，同能消食导滞，治疗食积不化证。但山楂善消肉食之积，又能活血化瘀，治疗瘀血之产后腹痛、冠心病等；神曲善消米面食积兼止泻发表，食积兼腹泻或表邪者适宜；麦芽善消米面薯芋等淀粉性积滞兼能疏肝理气，回乳，治疗肝郁证、溢乳症等。

### 莱菔子 Láifúzǐ
#### 《日华子本草》

【来源】为十字花科植物萝卜 *Raphanus sativus* L. 的干燥成熟种子。全国各地均产。夏季果实成熟时采割植株，晒干，搓出种子，除去杂质，再晒干。生用或炒用。用时捣碎。

【性能】辛、甘，平。归肺、脾、胃经。

【功效】消食除胀，降气化痰。

【应用】

1. 用于食积气滞证　本品味辛能行散，既能消食，又善行气，故善治食积气滞、脘腹胀满，与山楂、神曲、陈皮等同用，如保和丸。

2. 用于痰盛气喘证　本品有消食开胃、化痰止咳、降气平喘之功，可与白芥子、紫苏子同用，如三子养亲汤。

【处方用名】莱菔子、炒莱菔子。

【用法用量】煎服，5～12g。生用长于祛痰，炒用长于消食除胀。

【使用注意】本品辛散耗气，故气虚及无食积、痰滞者慎用。不宜与人参同用。

【知识拓展】

1.《日华子本草》："水研服吐风痰，醋研消肿毒。"

《本草纲目》："下气定喘，治痰，消食，除胀，利大小便，止气痛，下痢后重，发疮疹。"

2. 本品含芥子酸、亚油酸、亚麻酸等，并含芥子碱及少量挥发油等。生用或炒用均能增强兔离体回肠的节律性收缩，抑制小鼠的胃排空，提高豚鼠胃幽门部环形肌紧张性和降低胃底纵行肌紧张性，炒后作用大于生用。此外，本品还具有一定的镇咳、祛痰作用，其提取液有明显的降压作用。

## 鸡内金 Jīnèijīn
### 《神农本草经》

【来源】为雉科动物家鸡 *Gallus gallusdomesticus* Brisson 的干燥砂囊内壁。全国各地均产。杀鸡后，取出鸡肫，立即剥下内壁，洗净，干燥。生用或炒用。

【性能】甘，平。归脾、胃、小肠、膀胱经。

【功效】健胃消食，涩精止遗，通淋化石。

【应用】

1. 用于饮食积滞，小儿疳积　本品有较强的消食化积作用，并能运脾健胃。用于米面薯芋肉食等各种食滞证。病情轻者，单用研末服有效；较重者，可与山楂、麦芽、青皮等同用。治小儿脾虚疳积，可与白术、山药、使君子等同用。

2. 用于肾虚遗精、遗尿　治遗精，可与芡实、菟丝子等同用。治遗尿，常配桑螵蛸、覆盆子、益智仁等同用。

3. 用于石淋，胆结石　常与金钱草、海金沙等配伍，以增强化石、排石之功。

【处方用名】鸡内金、炒鸡内金、醋鸡内金。

【用法用量】煎服，3～10g；研末服，每次 1.5～3g。

【知识拓展】

1.《神农本草经》："主泄利。"

《本草纲目》："治小儿食疟，疗大人淋漓、反胃，消酒积。"

2. 本品含胃激素、角蛋白、微量胃蛋白酶、淀粉酶、多种维生素、氨基酸等。口服鸡内金粉后，胃液的分泌量、酸度和消化力均提高，胃运动加强、排空加快。其酸提取液或煎剂能加速放射性锶的排泄。

（其他消食药见表 13-1）

179

表 13-1 其他解表药

| 药名 | 来源 | 性能 | 功效 | 应用 | 用法用量 |
|---|---|---|---|---|---|
| 谷芽 | 为禾本科植物粟的成熟果实经发芽干燥的炮制加工品 | 甘，温。归脾、胃经 | 消食和中，健脾开胃 | 1.用于食积停滞证 | 煎服，9～15g |
| 稻芽 | 为禾本科植物稻的成熟果实经发芽干燥的炮制加工品 | 甘，温。归脾、胃经 | 消食和中，健脾开胃 | 1.用于食积停滞证 | 煎服，9～15g |
| 鸡矢藤 | 为茜草科植物鸡矢藤或毛鸡矢藤的根或全草 | 甘、苦，微寒。归肺脾、胃、肝、肺经 | 消食健胃，化痰止咳，清热解毒，止痛 | 1.用于饮食积滞，小儿疳积 2.用于热痰咳嗽 3.用于热毒泻痢，咽喉肿痛，疮痈肿毒 4.用于多种痛症 | 煎服，15～60g |

## 目标检测

**A1 型题**（每道试题有 A、B、C、D、E 五个供选择的备选答案，从中选择一个最佳答案）

1. 消化油腻肉食积滞的要药是

    A. 山楂             B. 麦芽            C. 莱菔子

    D. 鸡内金           E. 厚朴

2. 消食并可解表的药物是：

    A. 山楂             B. 建曲            C. 麦芽

    D. 鸡矢藤          E. 阿魏

3. 主治米面薯芋类积滞的药物是

    A. 神曲             B. 麦芽            C. 莱菔子

    D. 鸡内金           E. 鸡矢藤

4. 食积气滞应首选的药物是

    A. 山楂             B. 稻芽            C. 莱菔

    D. 鸡内金           E. 鸡矢藤

5. 临床可广泛用治各种食积及小儿疳积的药物是

    A. 山楂             B. 厚朴            C. 麦芽

    D. 莱菔子           E. 鸡内金

**A2 型题**（每个病例有 A、B、C、D、E 五个供选择的备选答案，从中选择一个最佳答案）

1. 患者，女，30 岁。产后瘀阻腹痛、恶露不尽，可与当归、红花配伍使用的是

    A. 山楂             B. 神曲            C. 麦芽

    D. 谷芽                    E. 鸡内金

2. 患者，男，24 岁，症见咳嗽痰多、胸闷食少，可与白芥子、苏子同用的是

    A. 山楂                    B. 神曲                    C. 麦芽

    D. 莱菔子                  E. 鸡内金

**B1 型题**（每组试题前有 A、B、C、D、E 五个供选择的备选答案，从中为每一道试题选择一个与其关系密切的答案）

    A. 食积兼血瘀胸痛          B. 食积兼外感表证          C. 食积兼肝郁胁痛

    D. 食积兼胆结石            E. 食积兼咳喘胸闷

1. 山楂主治

2. 麦芽主治

扫一扫，知答案

# 第十四章

# 驱虫药

扫一扫，看课件

【学习目标】

　　1. 掌握驱虫药的定义、功效及应用、使用注意事项；掌握使君子、槟榔的性能、功效、应用、用法用量、使用注意。

　　2. 熟悉苦楝皮的功效、应用、用法用量、使用注意。

　　3. 具有在临床中合理应用驱虫药的能力，能熟练识别常用驱虫药饮片。

　　【定义】凡以驱除或杀灭人体寄生虫为主要功效，主要用以治疗虫证的药物，称为驱虫药。

　　【性能】本类药物主入脾、胃、大肠经，部分具有一定毒性，对人体内的寄生虫，尤其是肠道寄生虫，具有杀灭或麻痹作用，并能促使虫体排出体外。

　　【功效及主治】驱虫药功效以杀虫为主，主要用治蛔虫、绦虫、蛲虫、钩虫、姜片虫等所引起的多种肠道寄生虫病。症见绕脐腹痛，多食善饥，或不思饮食，或嗜食异物，久则形体消瘦，面色萎黄，腹部膨大，青筋暴露，身体浮肿等。部分药物兼有消积、行气、利水、通便、截疟等功效，可用于小儿疳积、积滞泻痢、水肿脚气、大便秘结、疟疾等病证。

　　【配伍应用】使用驱虫药时应根据寄生虫的种类及患者体质强弱、病情缓急选择合适药物，并针对不同兼证合理配伍相应药物。如便秘者，配伍泻下药；兼有积滞者，配伍消积导滞药；脾胃虚弱者，配伍健脾益胃药；体质虚弱者，配伍补虚药，先补后攻，或攻补兼施。

　　【注意事项】驱虫药物一般宜空腹服用，使药物充分作用于虫体而确保疗效；本类药物多损耗正气，部分具有毒性，使用时需控制剂量；素体虚弱、年老体衰及孕妇慎用驱虫药；发热或腹痛剧烈者，暂时不宜驱虫，需待症状缓解后，方可服用驱虫药。

## 使君子 Shǐjūnzǐ
### 《开宝本草》

【来源】为使君子科植物使君子 *Quisqualis indica* L. 的干燥成熟果实。主产于四川、福建、云南等地。秋季果皮变紫黑色时采收，除去杂质，干燥。

【性能】甘，温。归脾、胃经。

【功效】杀虫消积。

【应用】

1. 用于蛔虫病，蛲虫病　本品善驱蛔虫及蛲虫。因味甘气香，质地油润，兼有润肠通便之功效，尤宜于小儿，为儿科驱蛔之要药。治疗蛔虫病，轻证则单用本品炒香嚼服，重证则常配伍苦楝皮、槟榔等，如使君子散；治疗蛲虫病，则配伍百部、槟榔等。

2. 用于小儿疳积　本品气香辛散，味甘入脾，可健脾益胃，消积导滞，治疗小儿疳积，症见面色萎黄、形瘦腹大、腹痛有虫者，可配伍槟榔、神曲等，如肥儿丸。

【处方用名】使君子、使君子仁、炒使君子仁。

【用法用量】煎服，9～12g，捣碎；入丸散或单用，使君子仁6～9g，作1～2次分服。炒香嚼服，小儿每岁1～1.5粒，1日总量不超过20粒。

【使用注意】用量过大易导致眩晕、呃逆、呕吐、腹泻等反应。与热茶同服，亦导致呃逆、腹泻，故忌与热茶同服。

【知识拓展】

1.《本草纲目》："此物味甘气温，既能杀虫，又益脾胃，所以能敛虚热而止泻痢，为小儿诸病要药。""忌饮热茶，犯之则泻。"

2. 本品主要成分为使君子酸钾、砒啶、葫芦巴碱、脂肪油等。使君子酸钾有麻痹猪蛔虫头部的作用；使君子所含砒啶类及油对人和动物均有明显驱蛔效果；其粉有驱蛲虫作用；水浸剂对某些皮肤真菌有抑制作用。现代常用于蛔虫病、蛲虫病、阴道滴虫病等。

## 苦楝皮 Kǔliànpí
### 《名医别录》

【来源】为楝科植物川楝 *Melia toosendan* Sieb. et Zucc. 或楝 *Melia azedarach* L. 的干燥树皮和根皮。前者主产于四川、湖北、贵州等地，后者全国大部分地区均产。春、秋二季剥取，晒干，或除去粗皮，晒干。

【性能】苦，寒；有毒。归肝、脾、胃经。

【功效】杀虫，疗癣。

【应用】

1. 用于蛔虫病，蛲虫病　本品苦寒有毒，杀虫作用较强，可用于治疗多种肠道寄生虫病。治疗蛔虫病，可单用本品，水煎、熬膏、制成片剂或糖浆服用，或配伍槟榔、使君子等，如化虫丸；治疗蛲虫病，可配伍百部、乌梅，水煎取汁，保留灌肠；治疗钩虫病，可配伍石榴皮，如楝榴二皮饮。

2. 用于疥癣　本品苦寒有毒，可清热燥湿、杀虫止痒，治疗疥疮、头癣、体癣、湿疮，可单用本品研末，以醋或猪脂调涂患处。

【处方用名】苦楝皮；苦楝根皮。

【用法用量】煎服，3～6g；外用适量，研末，猪脂调涂患处。

【使用注意】本品有毒，不宜过量或持续使用。孕妇及肝病患者忌用。有效成分难溶于水，需文火久煎。

【知识拓展】

1.《名医别录》："疗蛔虫，利大肠。"

2. 本品主要成分为川楝素、苦楝酮、苦楝萜酮内酯、苦楝萜醇内酯、苦楝萜酸甲酯等。本品煎剂或醇提取物对猪蛔虫有抑制或麻痹作用；本品对小鼠蛲虫有麻痹作用；本品可抗血吸虫。现代常用于多种肠道寄生虫病、体癣、疥疮、蛔虫性肠梗阻、滴虫性阴道炎等。

## 槟榔　Bīngláng
### 《名医别录》

【来源】为棕榈科植物槟榔 *Areca catechu* L. 的干燥成熟种子。主产于海南、福建、云南等地，春末至秋初采收成熟果实，用水煮后，干燥，除去果皮，取出种子，干燥。

【性能】苦、辛，温。归胃、大肠经。

【功效】杀虫，消积，行气，利水，截疟。

【应用】

1. 用于多种肠道寄生虫病　本品杀虫作用广泛，可用于治疗绦虫病、蛔虫病、姜片虫病、蛲虫病、钩虫病等多种肠道寄生虫病。治疗绦虫病效果最佳，可单用，或配伍木香，如圣功散，现代多配伍南瓜子，疗效更佳；治疗蛔虫病、蛲虫病，可配伍苦楝皮、使君子等；治疗姜片虫病，可配伍乌梅、甘草等；治疗钩虫病，可配伍贯众、榧子等。

2. 用于食积气滞、泻痢后重　本品辛散苦泄，入胃、大肠经，善行胃肠之气，行气以消积导滞，缓泻以通便。治疗食积气滞所致腹胀便秘，可配伍木香、大黄等，如木香槟榔丸；治疗湿热泻痢所致里急后重，可配伍木香、黄连等，如芍药汤。

3. 用于水肿、脚气肿痛　本品辛温，既能行气，又能利水。治疗水肿实证所致二便不通，可配伍商陆、泽泻等，如疏凿饮子；治疗寒湿脚气肿痛，可配伍木瓜、吴茱萸等，如鸡鸣散。

4. 用于疟疾　本品可用于治疗疟疾所致寒热往来、发作不止，可配伍常山、草果等，如截疟七宝饮。

【处方用名】槟榔、炒槟榔、焦槟榔。

【用法用量】煎服，3～10g；驱绦虫、姜片虫，30～60g。炒槟榔缓和药性，焦槟榔消食导滞。

【使用注意】脾虚便溏或气虚下陷者忌用。

【知识拓展】

1.《本草纲目》："治泻痢后重，心腹诸痛，大小便气秘，痰气喘息。疗诸疟，御瘴疠。"

2. 本品主要成分为槟榔碱、槟榔次碱、去甲基槟榔碱、脂肪油、鞣质及槟榔红色素等。槟榔碱能使绦虫虫体引起弛缓性麻痹；本品对蛲虫、蛔虫、钩虫、姜片虫、血吸虫均有麻痹或驱杀作用。现代常用于绦虫病、糜烂性胃炎、乳糜尿、麻痹性肠梗阻等。

（其他驱虫药见表 10-1）

表 10-1　其他驱虫药

| 药名 | 来源 | 性能 | 功效 | 应用 | 用法用量 |
|---|---|---|---|---|---|
| 南瓜子 | 为葫芦科植物南瓜的干燥成熟种子 | 甘、平。归胃、大肠经 | 杀虫 | 用于绦虫病 | 研粉，60～120g，冷开水调服 |
| 鹤草芽 | 为蔷薇科植物龙牙草的干燥冬芽 | 苦、涩，凉。归肝、小肠、大肠经 | 杀虫 | 用于绦虫病 | 研粉吞服，每日30～45g；小儿0.7～0.8g/kg，每日1次，晨起空腹顿服 |
| 雷丸 | 为白蘑科真菌雷丸的干燥菌核 | 微苦，寒。归胃、大肠经 | 杀虫消积 | 1. 用于绦虫病、钩虫病、蛔虫病<br>2. 用于小儿疳积 | 15～21g，不宜入煎剂，一般研粉服，1次5～7g，饭后用温开水调服，1日3次，连服3天 |
| 鹤虱 | 为菊科植物天名精的干燥成熟果实 | 苦、辛，平；有小毒。归脾、胃经 | 杀虫消积 | 1. 用于蛔虫病、蛲虫病、绦虫病<br>2. 用于小儿疳积 | 煎服，3～9g |
| 榧子 | 为红豆杉科植物榧的干燥成熟种子 | 甘，平。归肺、胃、大肠经 | 杀虫消积，润肺止咳，润燥通便 | 1. 用于钩虫病、蛔虫病、绦虫病<br>2. 用于小儿疳积<br>3. 用于肺燥咳嗽<br>4. 用于肠燥便秘 | 煎服，9～15g |

## 目标检测

**A1 型题**（每道试题有 A、B、C、D、E 五个供选择的备选答案，从中选择一个最佳答案）

1. 驱虫药的归经主要为

    A. 胃、大肠          B. 脾、肺          C. 肝、胆

    D. 肝、胃          E. 大肠、小肠

2. 内服使君子，每日的最大用量是

    A.30 粒          B.25 粒          C.20 粒

    D.50 粒          E.40 粒

3. 具有疗癣功效的药是

    A. 槟榔          B. 雷丸          C. 鹤草芽

    D. 使君子          E. 苦楝皮

4. 槟榔善杀

    A. 钩虫          B. 蛲虫          C. 绦虫

    D. 蛔虫          E. 阴道滴虫

5. 使君子善杀

    A. 钩虫          B. 姜片虫          C. 绦虫

    D. 蛔虫          E. 阴道滴虫

**A2 型题**（A、B、C、D、E 五个供选择的备选答案，从中选择一个最佳答案）

1. 患者，男，4 岁。寒热往来，日久不愈，面色萎黄，形体消瘦，腹部膨大，腹部时痛，经儿科检查，诊断为疟疾、疳积、肠道蛔虫，宜首选

    A. 南瓜子          B. 槟榔          C. 使君子

    D. 雷丸          E. 榧子

扫一扫，知答案

扫一扫，看课件

# 第十五章

# 止血药

【学习目标】

1.掌握止血药的含义、功效及应用、分类、注意事项；掌握凉血止血药小蓟、地榆、白茅根，化瘀止血药三七、茜草，收敛止血药白及、仙鹤草与温经止血药艾叶的性能、功效、应用、特殊用法和特殊使用注意。

2.熟悉大蓟、槐花、侧柏叶、蒲黄、棕榈炭、血余炭、藕节、炮姜、灶心土的功效、主治、用量用法和使用注意。

3.具备临床合理应用止血药的能力以及会比较相似止血药功用异同；并能熟练识别常用止血药饮片。

【定义】凡以制止体内外出血为主要作用，用以治疗出血证的药物，称为止血药。

【性能】本章药物多味苦涩或甘，其药性有寒、温、散、敛的不同，主入心、肝二经，兼入脾经，均入血分。苦寒既可清血分之热，又可泄血分之滞，涩能收敛血流而止血，甘可缓和药性，具有减缓血行，制止体内外出血之功。

【功效及主治】止血药能促进血液凝固，制止出血，适用于各种出血证。如上部的出血证：咯血、吐血、衄血；下部的出血证：便血、尿血、崩漏、月经过多；外部的出血证：紫癜、外伤出血等。

【分类】根据止血药的药性和功效不同，本章药物相应分为凉血止血药、化瘀止血药、收敛止血药和温经止血药四类。

【配伍应用】应用止血药时，必须根据出血的原因和不同的证型，选择适宜的药物，并作相应的配伍。如血热妄行之出血，应选用凉血止血药并配伍清热凉血药；气虚不能摄血之出血，应选用收敛止血药并配伍补气药；瘀滞出血，应选用化瘀止血药并配伍活血药和行气药；阳虚出血，应配伍温阳止血药；阴虚阳亢出血者，应配伍滋阴潜阳药；前人有

"下血必升举，吐衄必降气"之说，故对便血、崩漏可配伍升举之品，而对吐血、衄血则可配伍降气之品。

【注意事项】前人认为止血药炮制成炭后，其止血效果更好，有"红见黑则止"的说法，如李时珍说："烧灰诸黑药皆能止血。"一般来说，此理论是正确的，因为炭性收敛，有增强收敛和吸附止血的作用。但也有特殊药物，因生药炒炭后，会改变药性，也能影响止血效果。如侧柏叶、小蓟炒成炭后，止血效果反而比生品差。故止血药是否炒炭，应视具体药物而定。对出血兼瘀者，不宜单独使用凉血止血药和收敛止血药，以免凉遏恋邪留瘀。若大量出血，血脱则亡阴，又气随血脱，气脱则亡阳，引起阴阳衰竭，危及生命，当急投大补元气之品，以救气脱。及时而有效地制止出血，可避免血液耗损，能够防止因失血过多，从而挽救生命。

# 第一节　凉血止血药

本类药物性味多属寒凉，多入血分，以凉血止血为主要作用，主要用于血热出血证。应用本类药物时，常配伍清热凉血药以增强凉血止血作用；若血热夹瘀之出血，宜与化瘀止血药同用，或少佐化瘀行气之品。

本类药物易于凉遏留瘀，当中病即止，不宜过量使用；虚寒性出血证，原则上不宜用本类药物。

## 大蓟　Dàjì
### 《名医别录》

【来源】为菊科植物大蓟 *Cirsium japonicum* DC. 的干燥地上部分或根。全国大部分地区均产。夏秋季花开时采割地上部分，或秋末挖根，晒干。生用或炒炭用。

【性能】苦、甘，凉。归心、肝经。

【功效】凉血止血，散瘀解毒消痈。

【应用】

1. 用于血热出血证　本品寒凉而入血分，能凉血止血。治血热妄行之吐血、咯血、衄血、崩漏、尿血等，可单用或配小蓟、侧柏叶等，如十灰散。

2. 用于热毒疮痈　本品能清热解毒，散瘀消痈。不论内服外用均可，鲜品更佳，可单用或与其他清热解毒药同用。

【处方用名】大蓟、大蓟炭。

【用法用量】煎服，9～15g；鲜品30～60g；外用适量。生用偏于凉血消肿，炒炭偏于止血。

【知识拓展】

1.《别录》:"主女子赤白沃,安胎,止吐血、鼻衄。"

2. 本品主要含三萜和甾体类、挥发油类,长链炔醇类和黄酮苷类化合物等。大蓟水煎液灌胃能显著缩短凝血时间;对多种细菌有抑制作用;尚有降压、抗炎、利尿作用。现代常用于治疗高血压、炎症性出血、肝炎等。

## 小蓟 Xiǎojì
### 《名医别录》

【来源】为菊科植物刺儿菜 *Cirsium setosum*(Wild.)MB. 的干燥地上部分。全国大部分地区均产。夏秋二季花开时采收,晒干。生用或炒炭用。

【性能】苦、甘,凉。归心、肝经。

【功效】凉血止血,散瘀解毒消痈。

【应用】

1. 用于血热出血证  本品有凉血止血之功,似大蓟而力稍逊。用于血热妄行之多种出血证。因兼能利尿,故尤宜于尿血、血淋,常与大蓟、白茅根等同用,如十灰散、小蓟饮子。

2. 用于热毒疮痈  本品有清热消痈之功。治热毒疮痈,可单用本品内服,亦可取鲜品捣敷患处。

【处方用名】小蓟、小蓟炭。

【用法用量】煎服,5～12g;鲜品可用 30～60g;外用适量。

【知识拓展】

1.《本草拾遗》:"破宿血,止新血,暴下血,血痢,金疮出血,呕吐等,绞取汁温服;作煎和糖,合金疮及蜘蛛蛇蝎毒,服之亦佳。"

2. 本品主要含芦丁等黄酮、蒲公英甾醇等三萜、生物碱、绿原酸等有机酸、甾醇等。小蓟水煎剂可明显缩短出血时间,促进血液凝固;对多种细菌有明显的抑制作用。现代常用于治疗多种出血症、高血压、糖尿病眼底出血、急性肾小球肾炎等。

## 地榆 Dìyú
### 《神农本草经》

【来源】为蔷薇科植物地榆 *Sanguisorba officinalis* L. 和长叶地榆 *Sanguisorba officinalis* L.var.*longifolia*(Bert.)Yü et Li 的干燥根。前者主产于东北及内蒙古、山东、山西等;后者主产于安徽、浙江、江苏等地。春季将发芽时或秋季植株枯萎后采挖,干燥。生用或炒炭用。

【性能】苦、酸、涩，微寒。归肝、大肠经。

【功效】凉血止血，解毒敛疮。

【应用】

1. 用于各种血热出血证　本品苦寒降泄，善治下焦血热之便血、痔血、血痢、崩漏等。治便血、痔血，常配伍槐花、栀子等；治崩漏，常与生地黄、黄芩等同用。

2. 用于烧烫伤、湿疹及疮疡肿毒　本品既能解毒，又能收敛生肌，为治烫伤要药。治烧烫伤，可单用研末，麻油调敷；治湿疹及皮肤溃烂，可单用浓煎，亦可与苦参、大黄同煎，以纱布浸药汁外敷；治疮疡肿毒，可单用捣敷或配清热解毒药。

【处方用名】地榆、地榆炭。

【用法用量】煎服，9～15g；外用适量，研末涂敷患处。生用，清热凉血力胜；炒炭用，长于止血。

【使用注意】地榆含有水解型鞣质，易被身体大量吸收，引起中毒性肝炎，故大面积烧伤患者，不宜使用地榆制剂外敷。

【知识拓展】

1.《日华子本草》：“排脓，止吐血，鼻洪，月经不止，血崩，产前后诸血疾，赤白痢并水泻，浓煎止肠风。”

2. 本品主要含鞣质，尚含地榆皂苷、没食子酸等。地榆具有止血、促进伤口愈合及抑菌、止泻、抗溃疡等作用。临床用于烧烫伤、上消化道出血、慢性前列腺炎、溃疡性结肠炎、白细胞减少症等。

## 槐花　Huáihuā
《日华子本草》

【来源】为豆科植物槐 *Sophora japonica* L. 的干燥花及花蕾。前者习称“槐花”，后者称“槐米”。主产于辽宁、河南、山东等地。夏季采收，及时干燥。生用、炒用或炒炭用。

【性能】苦，微寒。归肝、大肠经。

【功效】凉血止血，清肝泻火。

【应用】

1. 用于血热出血证　本品性寒而苦降，善清大肠之火热而凉血止血，故治便血、痔血。治便血、痔血，常与地榆相须为用，亦可配荆芥、侧柏叶等，如槐花散；治咯血、衄血，常与白茅根、侧柏叶等同用。

2. 用于肝火上炎之目赤、头痛　本品能清泻肝火而明目。治疗肝火上炎之目赤、头痛等，可单用本品煎汤代茶，或配夏枯草、菊花等。

【处方用名】槐花、炒槐花、槐花炭。

【用法用量】煎服，5～10g。生用，长于清热泻火；炒炭，长于止血。

【知识拓展】

1.《日华子本草》："治五痔，心痛，眼赤，杀腹藏虫及热，治皮肤风并肠风泻血，赤白痢。"

2.本品主要含黄酮，其主要成分为芦丁、槲皮素等。近期研究表明槐花能降低毛细血管的通透性，增强毛细血管的抵抗力，还具有扩张冠状动脉，增强心肌收缩力，减慢心率，降低血压，防治动脉硬化等多种活性。现代临床常用于治疗高血压、糖尿病、银屑病等。

附药：槐角

槐角为槐树的成熟果实。性味、归经、功用与槐花相似，而止血之力弱于槐花，但槐角清降泄热力强于槐花，且能润肠，常用于痔疮肿痛出血之证。用量10～15g。孕妇慎用。

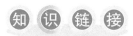

地榆与槐花均味苦微寒，入肝、大肠经，具有凉血止血的功效，治疗血热引起的出血证，且善于清大肠之火，故尤多用于大肠火盛之便血、痔血，常相须为用。然地榆善清下焦血分之热，且兼收敛之性，止血之力较强，又善治妇女血热崩漏、月经过多；尚能解毒敛疮，治烧烫伤、湿疹等证。而槐花善清肝火，为治肝火上炎的头痛、目赤之佳品。

## 侧柏叶　Cèbǎiyè
### 《名医别录》

【来源】为柏科植物侧柏 *Platycladus orientalis*（L.）Franco 的干燥枝梢及叶。全国各地均产。多于夏秋季采收，阴干。生用或炒炭用。

【性能】苦、涩，微寒。归肺、肝、脾经。

【功效】凉血止血，祛痰止咳，生发乌发。

【应用】

1.用于各种出血证　本品苦涩性寒，有较好的凉血止血作用，又兼有收敛止血，为治各种出血病证之要药，尤以血热出血者为佳。治血热妄行之吐血、衄血，可与鲜生地黄、鲜艾叶等同用，如四生丸；治肠风、痔血或血痢，可配槐花、地榆等药；治虚寒性出血，血色紫黯者，宜配艾叶、炮姜等温经止血药同用。

2. 用于咳嗽痰多　本品有清泄肺热，祛痰止咳之功。治肺热咳嗽，痰多黄稠，可配黄芩、瓜蒌等以清肺化痰。

3. 用于血热脱发及须发早白　本品为末，麻油外涂或制成酊剂外用。

【处方用名】侧柏叶、侧柏炭。

【用法用量】煎服，6～12g；外用适量。祛痰止咳宜生用，止血宜炒炭。

【知识拓展】

1.《名医别录》："主吐血、衄血、痢血、崩中赤白……去湿痹，生肌。"

2. 本品主要含挥发油，尚含侧柏双黄酮类、脂肪酸及其酯等。侧柏叶煎剂可显著缩短凝血时间，且对多种细菌有明显的抑制作用；其煎剂、醇提物及提取物黄酮均有镇咳、祛痰、平喘作用。现代常用于治疗慢性气管炎、细菌性痢疾、秃发等疾病。

## 白茅根　Báimáogēn
### 《神农本草经》

【来源】为禾本科植物白茅 Imperata cylindrical Beauv.var.major（Nees）C.E.Hubb. 的干燥根茎。全国大部分地区均有分布。春秋二季采挖，晒干。生用或炒炭用。

【性能】甘，寒。归肺、胃、膀胱经。

【功效】凉血止血，清热利尿。

【应用】

1. 用于血热出血证　本品有凉血止血之功，尤善治上部火热出血。广泛用于血热妄行之吐血、衄血、咯血、尿血及崩漏等证。其性寒降，又兼利尿作用，故又常用于治疗膀胱湿热之尿血、血淋，可单用本品大剂量煎服，或配大蓟、小蓟等以增强凉血止血之功，如十灰散。

2. 用于热淋、水肿　本品有清热利尿之功。治热淋及血淋，可与小蓟、蒲黄等同用；治水肿、小便不利，可与车前子、赤小豆等同用；治湿热黄疸，多与茵陈、栀子同用。

3. 用于肺热咳嗽、胃热呕逆、热病烦渴　本品治疗胃热呕吐，常配葛根同用，如茅葛汤；肺热咳嗽，常与桑白皮同用，如如神汤。

【处方用名】白茅根、茅根炭。

【用法用量】煎服，9～30g；鲜品30～60g。生用偏于凉血，清热利尿；炒炭偏于止血。

【知识拓展】

1.《本经》："主劳伤虚羸，补中益气，除瘀血、血闭寒热，利小便。"

2. 本品主要含淀粉及糖类，尚含有机酸、白茅素等三萜及白头翁素等。白茅根能显著缩短出凝血时间、利尿及对结核杆菌、肺炎球菌、卡他球菌等有抑制作用；有抗乙型肝炎病毒作用。临床常用于治疗急性肾炎、高血压病、上消化道出血等。

（其他凉血止血药见表 15–1）

# 第二节　化瘀止血药

本类药物味多苦泄，药性寒温皆有，主入肝经。功善止血，又能化瘀，能消散瘀血而止血，具有止血而不留瘀的特点。主要用于因瘀血内阻而血不循经之出血证，以出血色紫黯，或夹有血块，或疼痛部位固定不移，或有包块等，舌质紫黯或有紫斑、紫点，脉涩为特点。取其活血化瘀之功，部分药物亦可用于跌打损伤、瘀滞心腹疼痛、经闭、痛经等证。

本类药物多具行散之性，孕妇及出血无瘀者应慎用。

三七　Sānqī
《本草纲目》

【来源】为五加科植物三七 *Panax notoginseng*（Burk.）F.H.Chen 的干燥根和根茎。主产于云南、广西、四川等地。秋季花开前采挖，洗净，晒干。捣碎或碾细粉生用。

【性能】甘、微苦，温。归肝、胃经。

【功效】散瘀止血，消肿定痛。

【应用】

1. 用于各种出血证　本品既能止血又能化瘀，具有止血而不留瘀，化瘀不伤正的特点，故出血兼有血瘀者尤为适宜。广泛用于体内外各种出血证，单用本品内服外用均有良效，也可与花蕊石、血余炭等同用，如化血丹。

2. 用于跌打损伤，瘀滞肿痛　本品能活血化瘀而消肿止痛，为伤科要药。治疗上述诸证，可单用或配其他活血药，如当归、红花等；也可配当归、土鳖虫等，如化血丹。

此外，本品还广泛用于胸痹心痛、癥瘕积聚、瘀血中风、血瘀经闭、痛经及产后瘀阻腹痛等瘀血诸证。另民间常用本品与猪肉炖服，治疗虚损劳伤。

【用法用量】煎服，3 ～ 9g；研粉吞服，每次 1 ～ 3g；外用适量。

【使用注意】孕妇慎用。

【知识拓展】

1.《本草纲目》："止血，散血，定痛。金刃箭伤、跌扑杖疮、血出不止者，嚼烂涂，或为末掺之，其血即止。亦主吐血，衄血，下血，血痢，崩中……虎咬蛇伤诸病。"

2. 本品主要含四环三萜皂苷活性成分，其主要成分为三七总皂苷、三七素、黄酮、氨基酸等。本品中三七素有显著的止血作用，三七总皂苷有显著抗凝作用，能抑制血小板聚集，促进纤溶。现代常用于治疗心脑血管疾病、高脂血症、出血性疾病等。

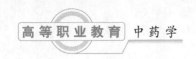

## 茜草 Qiàncǎo
### 《神农本草经》

【来源】为茜草科植物茜草 *Rubia cordifolia* L. 的干燥根及根茎。主产于安徽、江苏、山东等地。春秋二季采挖，晒干。生用或炒炭用。

【性能】苦，寒。归肝经。

【功效】凉血止血，祛瘀通经。

【应用】

1. 用于血热出血证　本品既能凉血止血，又能活血通经。治血热妄行之吐血、衄血，常配大蓟、侧柏叶等，如十灰散；治血热崩漏，可与生地黄、蒲黄等同用。

2. 用于血瘀经闭、跌打损伤、风湿痹痛等　本品有活血通经作用，尤宜于妇科瘀血证。治血瘀经闭、痛经，常配当归、红花等；治跌打损伤及风湿痹痛，可单用本品泡酒服，或配鸡血藤、海风藤等。

【处方用名】茜草、茜草炭。

【用法用量】煎服，6～10g。生用长于凉血止血，活血祛瘀；炒炭增强止血。

【使用注意】孕妇慎用。

【知识拓展】

1.《本草纲目》："通经脉，治骨节风痛，活血行血。"

2. 本品主要含茜草素、茜草色素、黑茜素等蒽醌成分。药理研究表明茜草具有止血、抗肿瘤、抑菌、升高白细胞及兴奋子宫等多种作用。现代常用于治疗出血性疾病、月经不调、功能失调性子宫出血等。

## 蒲黄 Púhuáng
### 《神农本草经》

【来源】为香蒲科植物狭叶香蒲 *Typha angustifolia* L. 和东方香蒲 *Typha orientalis* Presl 或同属植物的干燥花粉。主产于江苏、浙江、安徽等地。夏季采收蒲棒上部的黄色雄花穗，晒干碾轧，筛取花粉。生用或炒炭用。

【性能】甘，平。归肝、心包经。

【功效】止血，化瘀，通淋。

【应用】

1. 用于各种出血证　本品性平，既能止血又能化瘀，对出血证无论属寒属热，有无瘀血，均可配伍应用，但以属实夹瘀者尤宜。既可单味应用，又可配伍其他止血药。治外伤出血，可单味外敷。

2. 用于瘀滞心腹疼痛  本品有化瘀止痛之功。治瘀滞胸痛、胃脘疼痛，以及产后瘀阻腹痛、痛经等，常与五灵脂同用，即失笑散。

3. 用于淋证  本品能化瘀止血，利尿通淋。治诸淋，常配冬葵子、生地黄等，如蒲黄散。

【处方用名】蒲黄、蒲黄炭。

【用法用量】煎服，5～10g，包煎；外用适量。生用，长于化瘀通淋；炒炭，长于止血。

【使用注意】孕妇慎用。

【知识拓展】

1.《本草纲目》："凉血活血，止心腹诸痛。生则能行，熟则能止。与五灵脂同用，能治一切心腹诸痛。"

2. 本品主要含黄酮类、氨基酸类、多糖类等，黄酮类有明显抗血小板、镇痛作用；煎剂有显著降血脂、兴奋子宫及肠道平滑肌作用；增强免疫功能。此外，本品还有抗炎、镇痛、利胆、抑菌等作用。现在常用于治疗冠心病、高脂血症、原发性高血压、多种出血病症。

（其他化瘀止血药见表 15-1）

# 第三节  收敛止血药

本类药物多具涩味或质黏，且大多性平，或寒凉，主入肝、胃、肺经。有收敛止血之功，可用于多种出血证而无明显瘀滞者。

对于出血兼有瘀血阻滞或出血初起邪实者，当慎用或配伍活血之品，使止血而不留瘀。

### 白及  Báijí
《神农本草经》

【来源】为兰科植物白及 *Bletilla striata*（Thunb.）Reichb.f. 的干燥块茎。主产于四川、贵州、湖南等地。夏秋季采挖，置沸水中煮或蒸至无白心，晒至半干，除去外皮，晒干。生用。

【性能】苦、甘、涩，微寒。归肺、胃、肝经。

【功效】收敛止血，消肿生肌。

【应用】

1. 用于各种出血证  本品善于收敛止血，可用于多种出血证，主要归肺、胃经，故为治疗肺胃出血的要药。常与三七同用，既可加强止血之功，又可避免留瘀之弊。治肺阴不足之咯血，常配伍枇杷叶、阿胶等，如白及枇杷丸；治胃出血之吐血、便血，常与乌贼骨同用，如乌及散。

2. 用于疮疡肿痛及手足皲裂等　本品有消肿散结，生肌敛疮之功。治疮疡初起，常配金银花、天花粉等，如内消散；治疮疡溃后不收口，可单用本品研末外用，亦可配用其他生肌敛疮之品；治手足皲裂，肛裂，以白及粉麻油调涂患处。

【用法用量】煎服，6～15g；入丸散，每次3～6g；外用适量。

【使用注意】不宜与乌头类药材同用。

【知识拓展】

1.《本经》："主痈肿恶疮败疽，伤阴死肌，胃中邪气，贼风鬼击，痱缓不收。"

2. 本品主要含黏液质，其主要成分为白及甘露聚糖。白及有缩短凝血时间及抑制纤溶作用；可减轻盐酸对大鼠胃黏膜损伤，保护胃黏膜作用；体外试验对结核杆菌有明显的抑制作用；尚有抗肿瘤作用。现代常用于治疗结核病、胃溃疡出血、慢性萎缩性胃炎等。

## 仙鹤草　Xiānhècǎo
### 《滇南本草》

【来源】为蔷薇科植物龙芽草 *Agrimonia pilosa* Ledeb. 的干燥地上部分。全国大部分地区均产。夏秋二季茎叶茂盛时采收。晒干，生用。

【性能】苦、涩，平。归心、肝经。

【功效】收敛止血，止痢，杀虫，截疟，解毒，补虚。

【应用】

1. 用于多种出血证　本品味涩性平，功能收敛止血，治疗出血证，不论寒热虚实皆可应用。血热出血，常配伍鲜生地黄、牡丹皮等；虚寒性出血，常与黄芪、炮姜等同用。

2. 用于泻痢　本品能收敛止泻，故以慢性泻痢为宜。治慢性泻痢，单用本品即效，亦可配用其他药物。

3. 用于滴虫性阴道炎，疟疾　本品有杀虫作用。治滴虫性阴道炎，可煎取浓汁，冲洗阴道，或与白鲜皮、苦参等药煎水同用；本品有截疟作用，治疗疟疾寒热往来，可单用本品大剂量水煎服或研末于疟疾发作前2小时服用。

4. 用于痈肿疮毒　本品能解毒消肿，用于治疗痈肿疮毒，单用或与其他清热解毒药配伍。

5. 用于脱力劳伤　本品有补虚强壮的作用，可用于劳力过度所致的脱力劳伤，症见神疲乏力而纳食正常者，多与大枣同用，或配党参、龙眼肉等药同用。

【用法用量】煎服，6～12g，大剂量可用至30～60g；外用适量。

【知识拓展】

1.《滇南本草》:"治妇人月经或前或后,赤白带下,面寒腹痛,日久赤白血痢。"

2. 本品主要含仙鹤草素、仙鹤草酚、黄酮、内酯等多种化学成分。药理研究表明仙鹤草具有促凝血、有抗菌、抗阴道滴虫、抗疟及调整心律,降低血糖等多种作用。现代常用于治疗细菌性痢疾、支气管扩张、心律失常等。

## 棕榈炭 Zōnglǘtàn
### 《本草拾遗》

【来源】为棕榈科植物棕榈 *Trachycarpus fortunei*(Hook.f.)H.Wendl. 的干燥叶柄及叶鞘纤维。主产于长江以南各省区。全年可采。晒干,煅炭用。

【性能】苦、涩,平。归肺、肝、大肠经。

【功效】收敛止血。

【应用】

用于多种出血证 本品炒炭后长于收敛止血,可用于多种出血证,为收敛止血要药,尤以崩漏多用,以无瘀滞者为宜。治吐血、便血、尿血、崩漏等出血而无瘀者,单用即效,亦可配伍血余炭、侧柏叶等;血热妄行之出血者,可与大蓟、侧柏叶等药同用,如十灰散;阳虚失血者,可与艾叶、炮附子等同用,以温阳止血,如棕艾散;脾不统血,冲任不固之崩漏,当与黄芪、白术等同用,以益气摄血。

此外,取其收涩之功,尚可用于久泻久痢,妇女带下日久等证。

【用法用量】煎服,3 ~ 9g。

【使用注意】出血兼有瘀滞、湿热下痢初起及带下有邪热者慎用。

【知识拓展】

1.《日华子本草》:"止鼻衄、吐血……治肠风,赤白痢,崩中带下,烧存性用。"

2. 本品主要含大量纤维素及鞣质等。棕榈水煎剂、棕榈炭水煎液及混悬液等,均可缩短出、凝血时间;棕榈炭的水煎液及混悬液有明显止血作用,临床应以煅炭入药为宜。现代常用于治疗多种疾病导致的出血、外伤出血等。

## 血余炭 Xuèyútàn
### 《神农本草经》

【来源】为健康人发洗净后的加工品。取头发,除去杂质,碱水洗去油垢,清水漂净,晒干,焖煅成炭,放凉,研极细末用。

【性能】苦,平。归肝、胃经。

【功效】收敛止血,化瘀,利尿。

【应用】

1. 用于各种出血证　血余炭有类似陈棕炭的收涩止血作用，但又能散瘀，故不致留瘀为患。常与其他止血药配伍使用。如上部出血，可用本品研末，加入鲜藕汁半杯中内服；对于下部出血，可与棕炭等配合同用。

2. 小便不利，黄疸　本品有化瘀、利尿的作用，治小便不利或点滴不通，多与滑石、冬葵子等配伍，如滑石白鱼散；治瘀阻黄疸，可与猪膏同用，如猪膏发煎。

此外，本品还能收湿敛疮，治疗化脓性中耳炎，多与枯矾同用，等份为末，吹患处。

【用法用量】煎服，5～10g；研末服，每次1.5～3g；外用适量。

【知识拓展】

1.《药性论》：“能消瘀血，关格不通，利水道。”

2. 本品主要成分是一种优角蛋白。血余炭对于金黄色葡萄球菌、伤寒杆菌、甲型副伤寒杆菌及福氏痢疾杆菌等均有抑制作用；有明显止血作用。现代常用于治疗产后尿潴留、下泌尿道感染、内外伤出血等。

## 藕节　Ǒujié
### 《药性论》

【来源】为睡莲科植物莲 *Nelumbo nucifera* Gaertn. 的干燥根茎节部。主产于浙江、江苏、安徽等地。秋、冬二季采挖。生用或炒炭用。

【性能】甘、涩，平。归肝、肺、胃经。

【功效】收敛止血，化瘀。

【应用】

用于多种出血证　本品既能收敛止血，又能散瘀，具有止血而不留瘀的特点。但本品止血力弱，常须配伍其他止血药，方可奏效。治疗血热出血证，可用鲜品，配伍生地黄、大蓟等以凉血止血；治疗虚寒性出血，可用本品炒炭，配伍艾叶、炮姜等以温经止血。

【处方用名】藕节、藕节炭。

【用法用量】煎服，9～15g。生用，长于散瘀；炒炭，长于收敛止血。

【知识拓展】

1.《本草纲目》：“能止咳血，唾血，血淋，溺血，下血，血痢，血崩。”

2. 本品主要含鞣质、氨基酸、淀粉等。藕节能缩短凝血时间。现代常用于治疗上消化道出血、鼻出血、功能性子宫出血等。

（其他收敛止血药见表15-1）

# 第四节　温经止血药

本类药物性多温热，主入肝脾二经而能温经止血，适用于脾不统血，冲任不固之虚寒性出血，如便血、崩漏、紫癜等，以出血日久，色黯淡为特征。应用本类药物时，若属脾不统血者，当配伍益气健脾药；若属肾虚冲脉失固者，宜配伍益肾暖宫之品。

本类药物性温热，血热妄行及阴虚火旺之出血证忌用。

## 艾叶　Àiyè
### 《名医别录》

【来源】为菊科植物艾 Artemisia argyi Levl.et Vant. 的干燥叶。主产于湖北、山东、安徽等地。春末夏初花未开时采摘。晒干或阴干。生用、捣绒或炒炭用。

【性能】辛、苦，温；有小毒。归肝、脾、肾经。

【功效】温经止血，散寒止痛，调经安胎，祛湿止痒。

【应用】

1. 用于虚寒性出血证　本品为温经止血之要药，可用于虚寒性出血，尤宜于崩漏、胎漏下血。治崩漏下血，常与阿胶、生地黄等同用，如胶艾汤；治血热妄行的衄血、咯血，可用鲜艾叶配伍凉血止血的鲜生地黄、鲜侧柏叶、鲜荷叶，即四生丸。

2. 用于虚寒性腹痛　本品有温经散寒止痛之功。治脾胃虚寒之脘腹冷痛，可配伍干姜、肉桂等；或单味煎服。

3. 用于虚寒性的月经不调、胎动不安　本品为妇科温经散寒，调经止痛之要药。治虚寒性之月经不调、痛经、宫冷不孕，常配香附、当归等，如艾附暖宫丸；治下焦虚寒，冲任不固之胎动不安、胎漏下血，常与川续断、桑寄生等同用。

4. 用于泻痢霍乱，妇女带下及湿疹，疥癣　本品苦温燥湿，能祛湿止痒。治寒湿下注之泻痢、带下，单用即效，或配陈皮、苍术等药；治湿疹、疥癣，可单用，或与黄柏、花椒等煎水外洗，或配枯矾研末外敷。

此外，将艾绒制成艾条、艾炷，进行温灸，能使热气内透，起到温煦气血，散寒止痛，透达经络的作用。

【处方用名】艾叶、醋艾叶、艾叶炭。

【用法用量】煎服，3～9g；外用适量，供熏洗、捣敷或灸治用。炒炭，长于温经止血；醋炙，偏于散寒止痛；绒制用于灸法。

【知识拓展】

1.《本草从新》："理气血，逐寒湿，暖子宫，止诸血，温中开郁，调经安胎。"

2.本品主要含挥发油、萜类、黄酮醇、三萜类、桉叶烷类等。抗菌、抗病毒、祛痰、止咳平喘、抗过敏、止血。此外，尚有强心、镇静、利胆等作用。现代常用于治疗慢性支气管炎、泌尿系统感染、妇科及皮肤疾病。

### 炮姜　Páojiāng
《珍珠囊》

【来源】为姜科植物姜 *Zingiber officinale* Rosc. 的干燥根茎的炮制加工品。主产于四川、贵州等地。秋冬季采挖，除去须根。以干姜砂烫至鼓起，表面呈棕褐色，或炒炭至外表色黑，内至棕褐色入药。

【性能】辛，热。归脾、胃、肾经。

【功效】温经止血，温中止痛。

【应用】

1.用于虚寒性吐血、便血、崩漏等　本品有温经止血作用，为治疗脾阳虚、脾不统血之出血证的要药。可单用为末服之，亦可与艾叶、侧柏叶等止血药同用，或与黄芪、附子等同用，以温阳健脾。崩漏下血，多与棕榈炭、乌梅炭等同用。

2.用于虚寒腹痛、腹泻等　本品有温中止痛、止呕、止泻之功，寒邪直中之水泻，单用即效。治中焦虚寒，腹痛吐泻，可与人参、白术等同用；治脾肾阳虚，腹痛久泻，可配伍炮附子、煨肉豆蔻等，如火轮丸。产后血虚寒凝，小腹疼痛，多与当归、川芎等配伍，如生化汤。

【用法用量】煎服，3～9g。

【知识拓展】

1.《医学入门》："温脾胃，治里寒水泄，下痢肠辟，久疟，霍乱，心腹冷痛胀满，止鼻衄，唾血，血痢，崩漏。"

2.本品主要含挥发油，其主要成分为姜烯、姜烯酮、姜辣素、姜酮、龙脑、姜醇等。炮姜与姜炭醚提物灌胃，能显著缩短小鼠凝血时间；其水煎剂、混悬剂灌胃，亦可缩短出凝血时间；临床常用于治疗胃及十二指肠溃疡、消化不良、过敏性肠炎等。

### 灶心土　Zàoxīntǔ
《名医别录》

【来源】为烧木柴或杂草的土灶内底部中心的焦黄土块。全国农村均有。在拆修柴火灶或烧柴火时，将烧结的土块取下，用刀削去焦黑部分及杂质即可。

【性能】辛，温。归脾、胃经。

【功效】温中止血，止呕，止泻

【应用】

1. 主治脾气虚寒，摄血无力所致吐血、便血、崩漏下血等　本品为温中止血之要药，脾不统血之各种出血证，均可用之。对吐血、便血疗效更佳，常配伍附子、阿胶等，如黄土汤。

2. 主治中焦虚寒呕吐、妊娠呕吐　本品降逆止呕作用较佳，用于脾胃虚寒呕吐，常配伍半夏、干姜等；治疗妊娠恶阻、呕吐不食，常配伍苏梗、砂仁等。

3. 用于脾胃虚寒之脘腹疼痛，久泻　本品温脾涩肠止泻，治疗脾虚久泻可与附子、干姜等配伍，以增强温中止泻功效；胎前下痢，产后不止，以山楂、黑糖为丸，本品煎汤代水送服，如伏龙肝汤。

【用法用量】15～30g，布包，先煎。或用60～120g，煎汤代水。

【使用注意】出血、呕吐、泄泻属热证者禁服。

【知识拓展】

1.《名医别录》："主妇人崩中，吐下血，止咳逆，止血，消痈肿毒气。"

2. 本品主要含硅酸（$H_2SiO_3$）、氧化铝（$Al_2O_3$）及三氧化二铁（$Fe_2O_3$）等。本品有缩短凝血时间，抑制纤溶酶及增加血小板第三因子活性等作用。现代常用于治疗慢性腹泻、多种疾病引起的功能失调性子宫出血、妊娠呕吐等。

（其他温经止血药见表15-1）

表15-1　其他止血药

| 药名 | 来源 | 药性 | 功效 | 应用 | 用法用量 |
|------|------|------|------|------|----------|
| 苎麻根 | 为荨麻科植物苎麻的干燥根和根茎 | 甘、寒。归心、肝经 | 凉血止血，安胎，清热解毒 | 1. 血热出血证 2. 胎漏下血，胎动不安，用于热毒疮疡 | 煎服，10～30g |
| 花蕊石 | 为变质岩类岩石蛇纹大理岩 | 酸、涩、平。归肝经 | 止血，化瘀 | 咯血，吐血兼有瘀滞证 | 煎服，10～15g |
| 降香 | 本品为豆科植物降香植树干和根的干燥心材。 | 辛、温。归肝、脾经 | 化瘀止血，理气止痛 | 吐血，衄血，外伤出血，肝郁胁痛，胸痹刺痛，跌扑伤痛，呕吐腹痛 | 煎服，9～15g，后下 |
| 鸡冠花 | 为苋科植物鸡冠花的干燥花序 | 甘、涩、凉。归肝、大肠经 | 收敛止血，止带，止痛 | 吐血，崩漏，便血，痔血，赤白带下，久痛不止 | 煎服，6～12g |
| 紫珠叶 | 为马鞭草科植物杜虹花的干燥叶 | 苦、涩、凉。归肝、肺、胃经 | 凉血收敛止血，散瘀解毒消肿 | 衄血，咯血，吐血，便血，崩漏，外伤出血，热毒疮疡，水火烫伤 | 煎服，3～15g；研末吞服，1.5～3g |

**目标检测**

**A1 型题** （每道试题有 A、B、C、D、E 五个供选择的备选答案，从中选择一个最佳答案）

1. 功能凉血止血，尤善治尿血、血淋的药物是
    A. 大蓟              B. 小蓟              C. 侧柏叶
    D. 槐花               E. 地榆

2. 治疗血热夹瘀的出血证，宜选用
    A. 地榆               B. 艾叶              C. 仙鹤草
    D. 茜草               E. 降香

3. 蒲黄入汤剂宜
    A. 先煎               B. 后下              C. 包煎
    D. 烊化               E. 另炖

4. 止血药中能清肺胃热的药物是
    A. 白茅根            B. 小蓟              C. 槐花
    D. 紫珠               E. 地榆

5. 素有伤科要药之称的药物是
    A. 大蓟               B. 艾叶              C. 三七
    D. 花蕊石            E. 棕榈炭

6. 治疗肺胃出血，宜首选
    A. 槐花               B. 小蓟              C. 地榆
    D. 白及               E. 白茅根

7. 有温经止血作用，为治疗脾阳虚、脾不统血之出血证的要药
    A. 地榆               B. 槐花              C. 灶心土
    D. 炮姜               E. 艾叶

8. 内服能治下焦血热所致的出血证，外用又能疗烫伤、湿疹的药物是
    A. 穿心莲            B. 垂盆草            C. 白蔹
    D. 地榆               E. 白及

9. 止血药中有小毒的药物是
    A. 三七               B. 蒲黄              C. 花蕊石
    D. 艾叶               E. 地榆

10. 在下列药物中，能清肝泻火的药物是
    A. 白茅根            B. 侧柏叶            C. 槐花
    D. 炮姜               E. 灶心土

**A2 型题**（每个病例有 A、B、C、D、E 五个供选择的备选答案，从中选择一个最佳答案）

1. 患者，34 岁，男。心烦口渴，面赤口疮，夜寐不安，小便黄赤灼热，尿血，鲜红，舌红脉数宜选

  A. 丹参       B. 延胡索       C. 川芎

  D. 蒲黄       E. 姜黄

2. 患者，男，19 岁。面色萎黄，神倦懒言，腹部隐痛，喜热饮，便溏，便血紫黯，甚则黑色，舌淡苔薄白，脉沉细无力宜选

  A. 灶心土配白术     B. 灶心土配生姜     C. 灶心土配小蓟

  D. 灶心土配大蓟     E. 灶心土配茜草

**B1 型题**（每组试题前有 A、B、C、D、E 五个供选择备选答案，从中为每一道试题选择一个与其关系密切的答案）

  A. 尿血、血淋      B. 便血、痔血      C. 崩漏、下血

  D. 吐血、咯血      E. 外伤出血

1. 艾叶善治

2. 白及善治

  A. 蒲黄       B. 茜草       C. 大蓟

  D. 小蓟       E. 三七

3. 具有化瘀止血，兼有利尿功效的药物是

4. 具有化瘀止血，凉血通经功效的药物是

  A. 大蓟       B. 小蓟       C. 侧柏叶

  D. 槐花       E. 白茅根

5. 凉血止血，清肝火的药物是

6. 凉血止血，化痰止咳的药物是

扫一扫，知答案

扫一扫，看课件

# 第十六章

# 活血化瘀药

【定义】凡以通畅血行，消散瘀血为主要功效，用以治疗瘀血证的药物，称活血化瘀药或活血祛瘀药。简称活血药或化瘀药。其中作用强烈的药，又有破血药、逐瘀药之称。

【性能】活血化瘀药味多辛、苦，少数动物类药物具有咸味，辛能行血，苦能泄滞，咸入血分，药性多温，能温通血脉，本章药物主归肝、心二经，入血分，善走散通行。

【功效及主治】活血化瘀药味主要具有活血化瘀之功，并通过活血化瘀而达到止痛、调经、疗伤、破血消癥等效果。活血化瘀药主要用于瘀血证，如瘀血阻滞所致之胸、腹、头诸痛；癥瘕积聚；中风半身不遂，肢体顽麻；关节痹痛日久；跌扑损伤，骨折瘀肿；痈肿疮疡及出血色紫，妇人痛经、经闭等内、外、伤、妇等各科瘀血阻滞病证。以痛如针刺，固定不移为疼痛特点。

【分类】根据活血化瘀药作用的强弱及主治特点的不同，分为活血止痛药、活血调经药、活血疗伤药及破血消癥药四类。

【配伍应用】使用本章药物时，根据气和血的关系，常配伍理气药以增强活血化瘀的效果。此外，还应审证求因，根据病情需要合理配伍。如寒凝血瘀证，常配伍温里散寒药；若瘀热互结证，常配伍清热凉血药；若风湿痹痛证，常与祛风湿药相配；若癥瘕积聚证，常配伍软坚散结药；若因虚致瘀，须配伍补虚药。

【注意事项】使用活血化瘀药时，应注意：本章药物易耗血动血，月经过多，出血无瘀血现象者忌用；孕妇慎用或忌用。

# 第一节　活血止痛药

本类药物大多具有辛散温通之性，主入肝、心经。以活血、行气为主要功效，且有良好的止痛作用。主要用于气滞血瘀所致的头痛、胸胁痛、心腹痛、痛经、产后腹痛、风湿痹痛及跌打损伤等各种血瘀疼痛证。

## 川芎　Chuānxiōng
### 《神农本草经》

【来源】为伞形科植物川芎 *Ligusticum chuanxiong* Hort. 的干燥根茎。主产于四川、云南、贵州等地。夏季采挖，晒后烘干，切片。生用、醋炙或酒制用。

【性能】辛，温。归肝、胆、心包经。

【功效】活血行气，祛风止痛。

【应用】

1. 用于血瘀气滞诸痛　本品辛散温通，通达气血，既能活血，又能行气，为"血中气药"。治多种血瘀气滞疼痛，其能"下调经水""下行血海"，尤善治妇科血瘀诸证，为妇科活血调经之要药。血瘀经闭、痛经，心脉瘀阻之胸痹心痛等，常配伍赤芍、红花等同用，如血府逐瘀汤；冲任虚寒、瘀血阻滞之少腹里急，月经不调常与吴茱萸、桂枝等配伍，如温经汤；产后恶露不行，瘀滞腹痛，常配伍当归、炮姜等同用，如生化丸；肝郁气滞，胁肋疼痛，常配伍柴胡、白芍等同用，如柴胡疏肝散；跌扑损伤，瘀血肿痛，常配伍三七、乳香等同用；疮疡脓成，体虚不溃，常配伍黄芪、穿山甲同用，如透脓散。

2. 用于头痛，风湿痹痛　本品辛温升散，上行巅顶，能祛风止痛，为治头痛之要药。无论风寒、风热、风湿、血虚、血瘀之头痛均可配伍应用。如外感风邪头痛常与薄荷、荆芥等同用，如川芎茶调散；治风热头痛，常与柴胡、藁本等同用，如川芎散；治风湿头痛，常与羌活、独活等同用；治血虚头痛，可与当归、白芍等配伍；治瘀血头痛，常与桃仁、红花等同用，如通窍活血汤。

本品走而不守，"旁通四肢"，且能祛风止痛，常用于治疗风湿痹证，常配伍独活、桂枝等同用，如独活寄生汤。

【处方用名】川芎、酒川芎。

【用法用量】煎服，3～10g；研末服1.5～3g。酒炒后能增强活血行气、止痛作用。

【使用注意】凡阴虚火旺、多汗、热盛及无瘀滞之出血和孕妇均应慎用。

【知识拓展】

1.《神农本草经》："气味辛、温，无毒。主中风入脑，头痛，寒痹，筋挛缓急，金疮，妇人血闭无子。"

2. 本品主要有效成分为挥发油（以苯酞及其二聚体类成分为主）、生物碱和有机酸等，具有清除氧自由基、钙拮抗、扩血管、抗血小板聚集和血栓形成、神经保护等多种药理作用。现代常用于心脑血管疾病、支气管哮喘、偏头痛、肾病综合征、糖尿病肾病等。

## 延胡索　Yánhúsuǒ
### 《雷公炮炙论》

【来源】为罂粟科植物延胡索 *Corydalis yanhusuo* W. T. Wang 的干燥块茎。又名：延胡、玄胡索、元胡索、元胡等。主产于浙江、江苏、湖北等地。夏初茎叶枯萎时采挖，除去根须，洗净，置沸水中煮至恰无白心时，取出，晒干。

【性能】辛、苦，温。归肝、脾经。

【功效】活血，行气，止痛。

【应用】

**用于血瘀气滞疼痛**　本品辛散苦泄，性温，为活血行气止痛之要药，专治一身上下诸痛。治气郁化火之心胸胁肋脘腹疼痛，常与川楝子相使为用，如金铃子散；治胃寒冷痛，常配伍桂枝、高良姜等同用；胃痛气滞胀痛者，常配伍木香、砂仁等同用；膈下积块，痛处不移，常配伍桃仁、香附等同用，如膈下逐瘀汤；妇人痛经，产后腹痛，常与当归、蒲黄等配伍，如延胡索散；寒疝腹痛，常配伍橘核、乌药等同用，如橘核丸；跌打损伤，常配五灵脂、没药等同用，如手拈散；风湿痹痛，常与桂枝、秦艽等同用。

【处方用名】延胡索、元胡、醋延胡索。

【用法用量】煎服，3～10g；研末吞服，每次1.5～3g。止痛多醋炙。

【知识拓展】

1.《本草纲目》："延胡索，味苦微辛，气温，入手、足太阴、厥阴四经，能行血中气滞，气中血滞，故专治一身上下诸痛，用之中的，妙不可言。"

2. 延胡索中的化学成分主要为叔胺类、季胺类生物碱。新的研究发现，延胡索具有降压和抗心律失常、抗心肌缺血、抗实验性胃溃疡、抗肿瘤、抗氧化、保肝等多种药理活性。现代多用于冠心病、心律失常、胰腺癌、慢性肝炎等疾病的治疗。

## 郁金 Yùjīn

《药性论》

【来源】为姜科植物温郁金 *Curcuma wenyujin* Y. H. Chen et C. Ling、姜黄 *Curcuma longa* L.、广西莪术 *Curcuma kwangsiensis* S. G. Lee et C. F. Liang 或蓬莪术 *Curcuma phaeocaulis* Val. 的干燥块根。前两者分别习称"温郁金"和"黄丝郁金",其余按性状不同习称"桂郁金"或"绿丝郁金"。主产于四川、浙江、广西等地。冬季茎叶枯萎后采挖,除去泥沙和细根,蒸或煮至透心,切片,干燥。生用或醋炙用。

【性能】辛、苦,寒。归肝、心、肺经。

【功效】活血止痛,行气解郁,利胆退黄,凉血清心。

【应用】

1. 用于血瘀气滞疼痛　本品辛散苦泄,主入肝经,既能活血止痛,又能疏肝行气,为血瘀气滞疼痛证之要药,尤善于疗胸胁腹痛。因其味苦性寒,入血分能活血凉血,故长于治疗血瘀兼有郁热者。治胸胁腹痛,常配伍木香同用;治胁下痞块,常配伍鳖甲、莪术等;治妇女经行腹痛、乳胀,常配伍柴胡、栀子等,如宣郁通经汤。

2. 用于热病神昏,癫痫　本品入肝、心二经,能清心解郁开窍。治湿温病,湿浊蒙蔽心窍者,常与石菖蒲相使,如菖蒲郁金汤;治痰火蒙蔽心窍之癫痫、癫狂,常配伍牛黄、白矾等同用,如白金丸。

3. 用于肝胆湿热证　本品苦寒清泄,能清湿热而退黄疸。治湿热黄疸,常配伍茵陈、栀子等同用;

4. 用于血热出血证　本品能顺气降火而凉血止血。善治吐血、衄血及妇女倒经,常配伍生地、山栀子等同用;治尿血、血淋,常配伍小蓟、生地等同用,如槐花郁金散。

【用法用量】煎服,3～10g。

【使用注意】不宜与丁香同用。

【知识拓展】

1.《本草纲目》:"治血气心腹痛,产后败血冲心欲死,失心颠狂蛊毒。"

2. 本品主要含挥发油、姜黄素、多糖、少量微量元素等成分,其中挥发油为郁金抗肿瘤的有效成分,姜黄素为莪术降血脂、抗氧化、抗炎的主要有效成分。现代临床用于恶性肿瘤、高脂血症、慢性肝炎、乳腺增生症等多种疾病的治疗。

## 姜黄 Jiānghuáng

《新修本草》

【来源】为姜科多年生草本植物姜黄 *Curcuma longa* L. 的干燥根茎。主产于四川等地。

冬季茎叶枯萎后采挖，蒸或煮至透心，晒干，切片生用。

【性能】辛、苦，温。归脾、肝经。

【功效】破血行气，通经止痛。

【应用】

1. 用于血瘀气滞疼痛　本品辛散温通苦泄，既入血分，又入气分，能活血行气止痛，且祛瘀力强，多用于寒凝血瘀气滞痛证。治寒凝气滞血瘀之心胸疼痛难忍、血瘀经闭或产后腹痛，常配伍当归、川芎等同用，如姜黄散；治肝胃气滞寒凝之胸胁疼痛，常配伍枳壳、桂心等同用；治跌打损伤，常配伍苏木、乳香等同用。

2. 用于风湿痹痛　本品外散风寒湿邪，内行气血，通经止痛。长于行肢臂而通痹止痛，多配伍羌活、防风等同用，如蠲痹汤。

【用法用量】煎服，3～10g。外用适量。

【知识拓展】

1. 《新修本草》：“姜黄主心腹结积，疰忤，下气，破血，除风热，消痈肿。功力烈于郁金。”

2. 姜黄中主要含有姜黄素类和挥发油等成分。药理研究发现姜黄素具有抗炎、抗病毒、保肝、抗氧化、降血脂、降血糖、抗动脉粥样硬化、抗肿瘤、抗人免疫缺陷病毒等多种作用。现代应用于肿瘤、慢性肝病、高脂血症、糖尿病等疾病的治疗。

## 乳香　Rǔxiāng
### 《名医别录》

【来源】为橄榄科小乔木卡氏乳香树 *Boswellia carterii* Birdw. 及其同属植物 *Boswellia bhaw-dajian* Birdw. 树皮渗出的树脂。主产于索马里、埃塞俄比亚等地。春、夏二季采收，打碎。生用或醋炙用。

【性能】辛、苦，温。归心、肝、脾经。

【功效】活血定痛，消肿生肌。

【应用】

1. 用于瘀血阻滞疼痛　本品辛香走窜，味苦通泄，能宣通脏腑，通气化滞，活血止痛。多用于血瘀气滞疼痛，常与没药相须为用。治胸痹心痛，常配伍当归、丹参等同用，如活络效灵丹；治痛经、经闭、产后腹痛，常配伍当归、川芎等同用；治血瘀气滞胃脘痛，常配伍延胡索、没药等同用，如手拈散；治风寒湿痹，肢体麻木疼痛，多与羌活、秦艽等同用，如蠲痹汤。

2. 用于跌打损伤，疮疡痈肿　本品能活血止痛，消肿生肌，为外伤科之要药。治跌打损伤，常与血竭、儿茶等同用，如七厘散；治疮疡肿毒初期，红肿热痛，常配伍金银花、白芷等同用，如仙方活命饮；治痈疽、瘰疬、痰核，肿块坚硬不消等，常配没药、麝香等同用，如醒消丸；治疮疡溃后，久不收口，常配伍没药研末外用，如海浮散。

【处方用名】乳香、炒乳香、制乳香。

【用法用量】煎汤或入丸、散，3～5g。宜炒后去油用。外用适量，研末调敷。

【使用注意】本品气浊味苦，胃弱者慎用；孕妇及无瘀滞者忌用。

【知识拓展】

1.《本草汇言》："乳香，活血祛风，舒筋止痛之药也……又跌仆斗打，折伤筋骨，又产后气血攻刺，心腹疼痛，恒用此，咸取其香辛走散，散血排脓，通气化滞为专功也。"

2. 乳香主要含有五环三萜、四环三萜、大环二萜等萜类和多种挥发油类成分。研究表明其具有抗炎、抗肿瘤、抗哮喘、抗氧化及改善记忆力等药理活性。现代临床用于风湿关节炎、急性髓系白血病、慢性皮肤溃疡等多种疾病的治疗。

## 没药 Mòyào
### 《药性论》

【来源】为橄榄科灌木或乔木没药树 *Commiphora myrrha* Engl. 或哈地丁树 *Commiphora molmol* Engl. 的干燥树脂。分为天然没药和胶质没药。分布于索马里、埃塞俄比亚及印度等地。11月至次年2月采集，去杂质，打碎。生用或醋炙用。

【性能】辛、苦，平。归心、肝、脾经。

【功效】活血止痛，消肿生肌。

【应用】

用于瘀血阻滞疼痛，跌打损伤，疮疡痈肿　性能主治与乳香相似，常与之相须为用，如跌打活血散。二者的区别在于乳香偏于行气、伸筋；没药偏于散血化瘀。

【处方用名】没药、制没药、炒没药。

【用法用量】煎服，3～5g。炮制去油，多入丸散用。外用适量。

【使用注意】胃弱者慎用；孕妇及无瘀滞者忌用。如乳香、没药同用，则两药用量均应相应减少。

【知识拓展】

1.《药性论》："没药主打扑损，心腹血瘀，伤折跌损，筋骨瘀痛，金刀所损，痛不可忍，皆以酒投饮之。"

2. 本品主要化学成分有单萜、倍半萜、三萜、甾体以及木质素等。药理研究表明，没药具有抗炎、抗肿瘤、镇痛、神经保护等多方面的药理活性。现代临床主要用于急慢性炎症、前列腺癌、软组织损伤、扭挫伤痛等的治疗。

## 五灵脂　Wǔlíngzhī
### 《开宝本草》

【来源】本品为鼯鼠科动物复齿鼯鼠 *Trogopterus xanthipes* Milne-Edwards 的干燥粪便。根据外形的不同常分为"灵脂块"与"灵脂米"两类。主产于河北、山西、甘肃等地。全年均可采收，晒干。生用或醋炙、酒制用。

【性能】苦、咸、甘，温。归肝经。

【功效】活血止痛，化瘀止血。

【应用】

1.用于瘀血阻滞疼痛　本品善入血分，长于活血化瘀而止痛，为治疗血瘀诸痛证之要药，尤多用于胸、脘腹、胁肋部的血瘀诸痛证，常与蒲黄相须为用，如失笑散。治胸痹刺痛，常与川芎、丹参等同用；治脘腹刺痛常与延胡索、香附等同用，如手拈散；治经闭痛经，产后瘀阻腹痛，常与桃仁、赤芍等相配，如膈下逐瘀汤；治跌打损伤，常与乳香、没药等研末外敷。

2.用于瘀血阻滞之出血证　本品既活血又散瘀，能止血而不留瘀。治崩漏，月经过多，色紫多块，少腹刺痛，可单用，如五灵脂散，或与三七、蒲黄等同用。

【处方用名】五灵脂、醋五灵脂。

【用法用量】布包煎服，3～10g。或入丸、散。外用适量。止血多炒用。

【使用注意】孕妇慎用。不宜与人参同用。

【知识拓展】

1.《开宝本草》："主疗心腹冷气，小儿五疳，辟疫，治肠风，通利气脉，女子血闭。"

2.本品主要含有三萜类化合物、有机酸类化合物、挥发性成分、黄酮类化合物、脂肪酸等。近年来的研究表明，五灵脂具有抗炎、抗肿瘤、抗溃疡、抑制血小板聚集等多种药理活性，现代应用于盆腔炎、软组织损伤、恶性肿瘤、消化性溃疡、冠心病等疾病的治疗。

（其他活血止痛药，见表16-1）

# 第二节　活血调经药

本节药多辛散苦泄，主入肝经血分，有活血祛瘀调经之功。主治瘀血阻滞所致月经不调、痛经、经闭及产后瘀滞腹痛等证；亦用于瘀血痛证、癥瘕及跌打损伤、疮痈肿毒等证。部分药物兼有凉血、止痛、养血、补肝肾、清热解毒、利水消肿等功效，也可用于瘀热互结、瘀血阻滞所致的疼痛、血虚之肢麻、肝肾不足、疮痈肿毒、水肿等兼瘀血证者。

### 丹参 Dānshēn
《神农本草经》

【来源】为唇形科植物丹参 *Salvia miltiorrhiza* Bge. 的干燥根和根茎。主产于河北、安徽、四川等地。春、秋两季采挖，晒干，切厚片。生用或酒制用。

【性能】苦，微寒。归心、肝经。

【功效】活血祛瘀，通经止痛，清心除烦，凉血消痈。

【应用】

1. 用于妇科瘀滞诸证　本品苦寒降泄，善入心、肝经。祛瘀生新而不伤正，为妇科活血调经之要药，对血热瘀滞尤为适宜。治月经不调，单用即效，亦常配伍当归、益母草等同用，如宁坤至宝丹；治血瘀经闭、产后恶露不尽，常配伍当归、赤芍等同用，如红花桃仁煎。

2. 用于瘀血阻滞证　本品为活血祛瘀之要药，广泛用于各种瘀血病证。治心腹刺痛，多与三七、冰片等同用，如复方丹参滴丸；治癥瘕积聚，多与莪术、三棱等同用；治风湿顽痹，常配伍当归、没药等同用；治跌打损伤，肢体瘀肿疼痛，常配伍当归、乳香等同用，如活络效灵丹。

3. 用于热入营分或杂病心悸失眠　本品又能凉血清心，除烦安神。治热病邪热入心营之心悸失眠，常配伍黄连、生地等同用，如清营汤；治阴血不足，虚热内扰之心悸失眠，常配伍生地、酸枣仁等同用，如天王补心丹。

4. 用于疮疡肿毒　本品既凉血又活血，能清泄瘀热而消痈肿。治痈肿疮毒，常配伍金银花、连翘等同用。

【处方用名】丹参、酒丹参。

【用法用量】煎服，10～15g。祛瘀活血多酒炒用。

【使用注意】反藜芦。孕妇慎用。

【知识拓展】

1.《神农本草经》："丹参，味苦，微寒。心腹邪气，肠鸣幽幽如走水，寒热积聚，破癥除瘕，止烦满，益气。"

2. 丹参的化学成分主要分为脂溶性的二萜醌类化合物和水溶性的酚酸类化合物。近年研究发现，丹参在改善脑缺血再灌注损伤、血液流变学及血小板功能等方面有药理活性。现代临床应用于心脑血管疾病、高脂血症、血栓闭塞性脉管炎、糖尿病等多种疾病。

# 红花 Hónghuā
## 《新修本草》

【来源】为菊科植物红花 *Carthamus tinctorius* L. 的干燥花。主产河南、四川、新疆等地。夏季花由黄变红时采摘，阴干或晒干入药。

【性能】辛，温。归心、肝经。

【功效】活血通经，散瘀止痛。

【应用】

1. 用于妇科瘀滞证　本品辛散温通，入心、肝二经血分。为妇产科血瘀病证之常用药，多与桃仁相须为用。治痛经，可单用本品加酒煎服，如红蓝花酒，或配伍当归、肉桂等同用，如膈下逐瘀汤；治血瘀经闭，常配伍当归、赤芍等同用，如桃红四物汤；治产后瘀血腹痛，常配伍荷叶、蒲黄等同用，如红花散。

2. 用于血瘀诸痛　本品能祛瘀止痛，多用于瘀血阻滞之心腹胁痛及癥瘕积聚。治心脉瘀阻之胸痹心痛，常配伍桃仁、牛膝等同用，如血府逐瘀汤；治胁肋刺痛，常配伍桃仁、大黄等同用，如复元活血汤；治跌打瘀痛，常与桃仁、乳香等同用；治癥瘕积聚，常与三棱、莪术等同用。

3. 用于血热瘀滞，斑疹紫暗　本品有活血化斑之功，可治血热瘀滞之斑疹紫暗，常与大青叶、紫草等同用，如当归红花饮。

【用法用量】煎服，3～10g。外用适量。

【使用注意】孕妇及月经过多者忌服；有出血倾向者慎用。

【知识拓展】

1.《开宝本草》："红花，主产后血运口噤，腹内恶血不尽、绞痛，胎死腹中，并酒煮服。亦主蛊毒下血。"

2. 本品含有黄酮、生物碱、聚炔等化合物约 200 种，其中以黄酮类化合物红花黄色素为主要有效成分。药理研究表明，红花具有镇静、镇痛、抗炎、免疫抑制、抗肿瘤、耐缺氧等作用。现已广泛应用于神经系统、肿瘤、糖尿病等领域，且具有良好疗效。

### 附药：西红花

西红花为鸢尾科多年生草本番红花的花柱头。又名藏红花、番红花。甘，寒。归心、肝经。功效活血化瘀，凉血解毒，解郁安神。常用于经闭，产后瘀阻，癥瘕，温热病发斑，忧郁痞闷。煎服，1～3g；或沸水泡服。孕妇慎用。

## 桃仁 Táorén

### 《神农本草经》

【来源】为蔷薇科落叶小乔木桃 *Prunus persica*（L.）Batsch 或山桃 *Prunus davidiana*（Carr.）Franch. 的干燥成熟种子。主产于山东、陕西、河北等地。果实成熟后采收，除去果肉和核壳，取出种子，晒干。生用或炒用。

【性能】苦、甘，平。归心、肝、大肠经。

【功效】活血祛瘀，润肠通便，止咳平喘。

【应用】

1. 用于多种瘀血证　本品苦泄入血分，活血祛瘀力较强，有破血之功。为治疗血瘀证之要药。治血瘀经闭、痛经，常与红花相须为用，如桃红四物汤；治产后瘀滞腹痛、恶露不尽，常配伍炮姜、川芎等同用，如生化汤；治癥瘕痞块，常配伍三棱、莪术等同用，或与桂枝、茯苓等同用，如桂枝茯苓丸；治跌打瘀痛，常配红花、穿山甲等同用，如复元活血汤。

2. 用于肠痈，肺痈　本品善泄血分壅滞。治肠痈，常配大黄、丹皮等同用，如大黄牡丹汤；治肺痈，常配苇茎、冬瓜仁等同用，如苇茎汤。

3. 用于肠燥便秘　本品质润多脂，能滑肠润燥。治肠燥便秘，常配当归、火麻仁等同用，如润肠丸。

4. 用于咳嗽气喘　本品味苦降气，有止咳平喘作用，治咳嗽气喘证，常与杏仁相配，如双仁丸。

【处方用名】桃仁、炒桃仁。

【用法用量】煎服，5～10g。用时捣碎。

【使用注意】孕妇及便溏者慎用；有小毒，过量可出现头晕、心悸、甚至呼吸衰竭而死亡。

【知识拓展】

1.《名医别录》："桃仁，止咳逆上气，消心下坚硬，除卒暴击血，通月水，止心腹痛。"

2. 本品主要含有脂溶性物质、蛋白质、甾醇等化学成分。其药理作用主要包括抗凝血、抗血栓、抗肿瘤、促进黑色素形成、预防肝纤维化和增强免疫力等。现代临床用于脑动脉硬化、肝硬化、白癜风等多种疾病的治疗。

## 牛膝 Niúxī

《神农本草经》

【来源】为苋科多年生草本牛膝 *Achyranthes bidentata* Bl. 的干燥根。主产于河南、河北、山西等地。冬季茎叶枯萎时采挖，晒干，切段。生用或酒、盐制用。

【性能】苦、甘、酸，平。归肝、肾经。

【功效】逐瘀通经，补肝肾，强筋骨，利水通淋，引血下行。

【应用】

1. 用于瘀血阻滞证 本品苦甘酸平，主入肝、肾二经。长于活血通经，有疏利降泄之特点，多用于妇科经产瘀血诸证及跌打损伤。治经闭、痛经、月经不调、产后腹痛等，常配桃仁、当归等同用，如血府逐瘀汤；治胞衣不下，常配当归、冬葵子等同用，如牛膝汤；治跌打损伤、腰膝肿痛，常配续断、当归等同用。

2. 用于腰膝酸痛，痿软无力 本品苦泄甘补，既能逐瘀通经，又能补益肝肾，强筋健骨。为治疗肝肾不足之常用药。治肝肾亏虚，阴虚内热之痿证，常配龟板、黄柏等同用，如虎潜丸；治久痹肝肾不足者，常配独活、杜仲等同用，如独活寄生汤；治湿热痿证，常配苍术、黄柏等同用，如三妙丸。

3. 用于淋证，水肿 本品能利尿通淋。治热淋、石淋、血淋等，常配瞿麦、滑石等同用，如牛膝汤；治肾阳不足、水湿内停之水肿，常配泽泻、车前子等同用，如济生肾气丸。

4. 用于火热上炎证，肝阳上亢证 本品苦泄下行，能降上炎之火，能引上炎之火（血）下行。治火热上炎之吐血、衄血，常配白茅根、藕节等同用；治胃火上炎之齿龈肿痛、口舌生疮，常配伍地黄、石膏等同用，如玉女煎；治肝阳上亢之头痛眩晕、目赤，常配伍赭石、龙骨等同用，如镇肝息风汤。

此外，尚能引诸药下行。

【处方用名】牛膝、怀牛膝、酒牛膝。

【用法用量】煎服，5～12g。牛膝长于活血通经；酒牛膝长于补肝肾，强筋骨。

【使用注意】孕妇慎用。

【知识拓展】

1.《神农本草经》："牛膝，味苦，酸。主寒湿痿痹，四肢拘挛，膝痛不可屈伸，逐血气，伤热火烂，堕胎，久服轻身耐老。"

2. 本品主要化学成分为三萜皂苷、甾酮、多糖以及多肽类物质。近年来研究发现牛膝具有抗骨质疏松、有抗凝血、降糖、降血压、改善血液流变学、抗动脉粥样硬化及神经保护等多种作用。现代临床用于高血压、糖尿病、跟骨骨质增生、坐骨神经痛等疾病。

附药：川牛膝

川牛膝为苋科植物川牛膝的干燥根。性味甘、微苦，平。归肝、肾经。功效逐瘀通经，通利关节，利尿通淋。用于经闭，癥瘕，跌扑损伤，风湿痹痛，血淋等。煎服，5～10g。孕妇慎用。

## 益母草 Yìmǔcǎo
### 《神农本草经》

【来源】为唇形科植物益母草 *Leonurus japonicus* Houtt. 的新鲜或干燥地上部分。全国大部分地区均产。鲜品春季幼苗期致初夏花前期采割，干品夏季茎叶茂盛、花未开或初开时采割，鲜品或晒干，切段。生用或熬膏用。

【性能】苦、辛，微寒。归肝、心包、膀胱经。

【功效】活血调经，利水消肿，清热解毒。

【应用】

1. 用于妇科瘀滞证　本品辛行苦泄性微寒，功善活血调经，故血瘀经产诸证多用，为妇科血瘀经产疾病之要药。治血瘀经闭、痛经、月经不调，常与川芎、当归等同用，如益母丸；亦可单用熬膏服，如益母草膏；治产后腹痛、恶露不尽，或难产、胎死腹中，可单用煎汤或熬膏服，亦可配当归、川芎等同用，如送胞汤。

2. 用于水肿，小便不利　本品活血兼利尿，尤长于治疗水瘀互结之水肿。可单用，或与白茅根、车前草等同用。

3. 用于疮痈肿毒　本品既能活血化瘀，又能清热解毒。治疮痈肿毒，单用鲜品捣敷或煎汤外洗，或配苦参、黄柏等煎汤内服。

【用法用量】煎服，10～30g，鲜品可用至40g，亦可熬膏用。外用适量，捣敷或煎汤外洗。

【使用注意】孕妇忌用；血虚无瘀者慎用。

【知识拓展】

1.《本草纲目》："益母草之根、茎、花、叶、实，并皆入药，可同用。若治手、足厥阴血分风热，明目益精，调女人经脉，则单用茺蔚子为良。若治肿毒疮疡，消水行血，妇人胎产诸病，则宜并用为良。盖其根、茎、花、叶专于行，而子则行中有补故也。"

2. 本品主要化学成分为生物碱类、二萜类、苯丙醇苷、挥发油、环形多肽等。现代药理研究表明：益母草能双向调节子宫平滑肌、改善微循环及心肌缺血、防止血小板聚集、降低血液黏度、抗炎、镇痛、利尿等。临床用于治疗产后恶露不绝、冠心病、高黏血症等疾病。

## 泽兰 Zélán
### 《神农本草经》

【来源】为唇形科植物毛叶地瓜儿苗 *Lycopus lucidus* Turcz..Var.*hirtus* Regel 的干燥地上部分。全国大部分地区均产。夏秋二季茎叶茂盛时采割，晒干，切段。生用。

【性能】苦、辛，微温。归肝、脾经。

【功效】活血调经，祛瘀消痈，利水消肿。

【应用】

1. 用于妇科瘀滞证　本品辛行苦泄温通，性较平和，入血分，功善活血调经，为妇科经产瘀滞诸证之常用药，常与益母草相须为用。治瘀血阻滞之月经不调，经闭，痛经，产后腹痛等，常与川芎、香附等同用，如泽兰汤；治跌打损伤之肿痛，可单用本品捣敷，亦常与红花、当归等配伍。

2. 用于疮痈肿毒　本品既能活血祛瘀，又能消痈散结。用于疮痈肿毒，可单用本品捣敷，亦可与金银花、赤芍等同用，如夺命丹。

3. 用于水肿，腹水　本品既能活血化瘀，又能利水消肿，尤宜于水瘀互结之水肿。治产后小便淋漓，身面浮肿者，及大腹水肿，常与防己、益母草等同用。

【用法用量】煎服，6～12g。外用适量。

【使用注意】孕妇慎用。

【知识拓展】

1.《神农本草经》："泽兰，味苦，微温。主乳妇内衄，中风余疾，大腹水肿，身面四肢浮肿，骨节中水，金疮，痈肿疮脓。"

2. 本品主要含有酚酸类、黄酮类、萜类和甾体类等结构类型化合物。近年来的研究表明泽兰在调节免疫功能、抗氧化、抗凝血、降脂、保护胃黏膜及保肝护肾等方面均有一定的作用。现代临床用于乳腺炎、肝癌、慢性肾衰等疾病的治疗。

## 王不留行 Wángbùliúxíng
### 《神农本草经》

【来源】为石竹科植物麦蓝菜 *Vaccaria segetalis*（Neck.）Garcke 的干燥成熟种子。主产于河北、山东等地。夏季果实成熟、果皮尚未开裂时采割植株，晒干，打下种子，除去杂质，再晒干。生用或炒用。

【性能】苦，平。归肝、胃经。

【功效】活血通经，下乳消肿，利尿通淋。

【应用】

1. 用于血瘀经闭，痛经等证　本品味苦疏泄，入肝经血分，善通利血脉，走而不守。治经行不畅，痛经及闭经，常配当归、红花等同用；治妇人难产，或胎死腹中，常配五灵脂、刘寄奴等同用，如胜金散。

2. 用于产后乳汁不下或乳痈　本品行而不留，能行血脉，通乳汁，是治疗产后乳汁不下之常用药。治气血不畅，乳汁不通之产后乳少，常与穿山甲相须，如涌泉散；治气血不足，乳汁稀少者，常配黄芪、当归等同用，如滋乳汤；治乳痈初起，常与蒲公英、夏枯草等同用。

3. 用于淋证涩痛　本品味苦降泄，能活血通淋。治淋证，常配石苇、瞿麦等同用。

【处方用名】王不留行、炒王不留行。

【用法用量】煎服，5～10g。生王不留行长于消痈肿；炒王不留行易于煎出有效成分。

【使用注意】孕妇慎用。

【知识拓展】

1.《神农本草经》：“王不留行，味苦，平。主金创，止血逐痛，出刺，除风痹内寒。久服，轻身、耐老、增寿。”

2. 本品主要含有环肽、三萜、皂苷、黄酮苷、类脂脂肪酸和单糖等成分。近年来的研究表明王不留行具有促进子宫平滑肌收缩、促进牛乳蛋白的合成、抗凝、抑制血管生成等作用。现代临床用于药物流产、前列腺炎、乳腺增生、子宫肌瘤等多种疾病的治疗和预防。

## 鸡血藤　Jīxuèténg
### 《本草纲目拾遗》

【来源】为豆科木质藤本密花豆 *Spatholobus suberectus* Dunn 的干燥藤茎。主产于广西、云南等地。秋、冬二季采收，晒干，切片。生用。

【性能】苦、甘，温。归肝、肾经。

【功效】活血补血，调经止痛，舒筋活络。

【应用】

1. 用于月经不调、痛经、闭经等　本品苦而不燥，温而不烈，性质和缓，行血散瘀，调经止痛，同时又兼补血作用，凡妇人血瘀及血虚均可应用。治瘀血阻滞之月经不调、痛经、闭经，可配伍红花、香附等同用；治血虚月经不调、痛经、闭经，则配当归、熟地等药用，或熬膏服，如鸡血藤膏。

2. 用于风湿痹痛，手足麻木，肢体瘫痪及血虚萎黄　本品行血养血，舒筋活络，为治疗经脉不畅，络脉不和的常用药。治风湿痹痛，肢体麻木，常与独活、威灵仙等药同用；

治中风手足麻木，肢体瘫痪，常配伍黄芪、地龙等药；治血不养筋之肢体麻木及血虚萎黄，常与黄芪、当归等药同用。

【用法用量】煎服，9～15g。可浸酒服。熬膏名鸡血藤膏，补血作用更佳。

【知识拓展】

1.《本草纲目拾遗》："鸡血藤胶……统治百病，能生血、和血、补血、破血、又能通七孔，走五脏，宣筋络。"

2.本品主要含有黄酮类、三萜类、甾醇类、微量金属等多种化学成分。现代药理研究证实，鸡血藤能升高血细胞、有改善造血系统、降血脂、降血压、抗血栓、调节免疫、抗肿瘤、抗氧化等作用。临床多用于白细胞减少症、冠心病、类风湿性关节炎、子宫颈癌等疾病。

（其他活血调经药，见表16-1）

## 第三节　活血疗伤药

活血疗伤药味多辛、苦、咸，药性或寒，或温，或平。主入肝、肾二经，除活血化瘀外，更长于消肿止痛，续筋接骨，止血生肌敛疮。主要适用于跌打损伤，金疮出血等骨伤科疾病，亦可用于其他瘀血病证。临床根据肝主筋，肾主骨的理论，使用本类药物时酌情配伍补肝肾，强筋骨之品。

### 土鳖虫　Tǔbiēchóng
《神农本草经》

【来源】为鳖蠊科昆虫地鳖 *Eupolyphaga sinensis* Walker 或冀地鳖 *Steleophaga plancyi*（Boleny）的雌虫干燥体。主产于河南、湖北、河北等地。捕捉后，置沸水中烫死，晒干或烘干。生用或炒用。

【性能】咸，寒；有小毒。归肝经。

【功效】破血逐瘀，续筋接骨。

【应用】

1.用于跌打损伤，筋伤骨折　本品味咸性寒，主入肝经，性善走窜，活血祛瘀力较强，能破血逐瘀，续筋接骨，为伤科常用药，多用于骨折筋伤，瘀肿疼痛，可外用亦可内服。可单用研末调敷，或研末黄酒冲服，也常与乳香、骨碎补等同用，如接骨紫金丹；治骨折筋伤后期，筋骨软弱无力者，常配伍续断、杜仲等，如壮筋续骨丸。

2.用于血瘀经闭，产后瘀阻腹痛，癥瘕痞块　本品味咸入血分，能破血逐瘀，多用于瘀血阻滞重症，为治疗血瘀经产病及癥瘕痞块之常用药。治血瘀经闭，产后瘀阻腹痛，常与大黄、桃仁等同用，如下瘀血汤；治脘腹癥瘕痞块，常配伍桃仁、鳖甲等，如鳖甲煎丸。

【用法用量】煎服，3～10g；研末，1～1.5g，黄酒送服。外用适量。

【使用注意】孕妇忌用。

【知识拓展】

1.《神农本草经》："虫，味咸，寒。主心腹寒热洗洗，血积癥瘕，破坚，下血闭，生子大良。一名土鳖。生川泽。"

2.本品主要包含多种活性蛋白（酶）、氨基酸、不饱和脂肪酸、微量元素、生物碱等成分。其药理作用有抗肿瘤、抗突变、抗血栓、抗缺血缺氧、调节血脂、保肝和增强免疫功能等。现代临床应用于冠心病心绞痛、脑血管病、多种恶性肿瘤等疾病的治疗。

### 骨碎补　Gǔsuìbǔ
### 《药性论》

【来源】为水龙骨科植物槲蕨 *Drynaria fortunei*（Kunze）J. Sm. 的干燥根茎。主产于浙江、陕西、湖南等地。全年均可采挖，除去泥沙，干燥，或再燎去茸毛（鳞片），切厚片。生用或砂烫用。

【性能】苦，温。归肝、肾经。

【功效】疗伤止痛，补肾强骨；外用消风祛斑。

【应用】

1.用于跌打骨折，瘀肿疼痛　本品能活血止痛，续筋接骨，为骨伤科之要药。治骨折筋伤，内服外用均有效。可单用本品浸酒饮用，并外敷，或配自然铜、没药等同用，如骨碎补散。

2.用于肾虚诸证　本品有温补肾阳，强筋健骨，补虚损之功。用于肾虚腰痛脚软，常配补骨脂、牛膝等同用；治肾虚耳鸣、耳聋、牙痛，常配熟地、山茱萸等同用；治肾虚久泻，配山药、肉豆蔻等同用，或用本品研末，纳入猪肾中煨熟食用。

3.用于斑秃，白癜风　本品外用能消风祛斑，治疗斑秃、白癜风，可单用本品浸酒，取浸液外涂，亦可与斑蝥同用，浸酒外涂。

【处方用名】骨碎补、烫骨碎补。

【用法用量】煎服，3～9g。外用适量，研末捣敷或浸酒搽涂患处。

【使用注意】孕妇慎用。

【知识拓展】

1.《药性论》："骨碎补主骨中疼痛，风血毒气，五劳六极，口手不收，上热下冷。"

2.本品主要含有黄酮类、三萜类、苯丙素类、酚酸、木脂素等。现代药理研究表明，骨碎补有促骨的增殖分化作用、促进骨折愈合、抗骨质疏松作用、抗炎、护肾、降脂等作用。现代临床用于防治药物中毒性耳聋、骨关节病、鸡眼等。

## 自然铜　Zìrántòng
### 《雷公炮炙论》

【来源】为硫化物类矿物黄铁矿族黄铁矿。主含二硫化铁（$FeS_2$）。主产于四川、广东、湖南等地。采挖后，除去杂石，砸碎或研末。生用或煅至暗红、醋淬至表面呈黑褐色后用。

【性能】辛，平。归肝经。

【功效】散瘀止痛，续筋接骨。

【应用】

用于跌打损伤，筋骨折伤，瘀肿疼痛　本品辛行，归肝经，入血分，能散瘀止痛，续筋接骨疗伤，长于促进骨折的愈合，为伤科接骨续筋之要药。治跌打损伤，瘀肿疼痛，内服常配乳香、没药等，如自然铜散，亦常配伍苏木、乳香等，如八厘散；外用常与土鳖虫、骨碎补配伍，研末白蜜调敷。

【处方用名】自然铜、煅自然铜。

【用法用量】入煎剂宜先煎，3～9g；多入丸、散服，醋淬研末每次0.3g。外用适量。

【使用注意】孕妇慎用。不宜久服。

【知识拓展】

1.《本草经疏》："自然铜乃入血行血，续筋接骨之药也。凡折伤则血瘀而作痛，辛能散瘀滞之血，破积聚之气，则痛止而伤自和也。"

2.本品主含二硫化铁，还含有少量的铝、镁、钙、钛、锌，以及微量的镍、砷、锰、钡、铜等。药理研究表明其具有抗真菌、促进骨骼愈合及对肺癌骨转移的抑制作用等。现代临床应用于转移性骨肿瘤、股骨头早期坏死、褥疮等疾病的治疗。

## 苏木　Sūmù
### 《新修本草》

【来源】为豆科植物苏木 *Caesalpinia sappan* L. 属植物苏木的干燥心材。主产于广西、广东、台湾等地。多于秋季采伐，除去白色边材，干燥，锯成长约3cm的段，再劈成片或碾成粗粉。生用。

【性能】甘、咸，平。归心、肝、脾经。

【功效】活血祛瘀，消肿止痛。

【应用】

1.用于跌打损伤，骨折筋伤，瘀滞肿痛　本品味咸入血分，既能活血祛瘀，又能消肿止痛，为伤科要药，内服外用均可。常与乳香、自然铜等同用，如八厘散。

2.用于瘀血阻滞疼痛　本品功能活血祛瘀，通经止痛，为妇科经产瘀滞诸证及其他瘀滞证的常用药。治血瘀经闭、痛经、产后瘀滞腹痛，常配川芎、当归等药用，如通经丸；治心腹刺痛，常配丹参、延胡索等药用；治痈肿疮毒，常与银花、连翘等同用。

【用法用量】煎服，3～9g。外用适量。

【使用注意】孕妇慎用。

【知识拓展】

1.《本草求真》："苏木（专入心胃）。甘咸辛凉。功用有类红花。少用则能和血。多用则能破血。但红花性微温和，此则性微寒凉也。"

2.本品化学成分主要包括高异黄酮类、色原酮类、苏木素类、原苏木素类以及二苯类。研究表明苏木具有抗肿瘤、抗癌、抗炎、舒张血管、免疫抑制、保护神经、降糖、抗氧化等多方面的药理作用。临床用于骨关节炎、跖筋膜炎、冠心病心绞痛等多种疾病。

## 血竭　Xuèjié
### 《雷公炮炙论》

【来源】为棕榈科植物麒麟竭 *Daemonorops draco* Bl. 果实渗出的树脂经加工制成。主产于我国广东、印度尼西亚等地。夏、秋二季果实成熟时采集鳞片间分泌出的树脂经加热蒸压成团；或煮果实取汁浓缩；或取茎干渗出的树脂，制成成品。打成碎粒或研成细末用。

【性能】甘、咸，平。归心、肝经。

【功效】祛瘀定痛，化瘀止血，生肌敛疮。

【应用】

1.用于跌打损伤及瘀血心腹刺痛等　本品味咸入血分，归心、肝二经，既能活血定痛又能化瘀止血，可用于伤科及血瘀诸痛证，为伤科之要药。治跌打损伤，常配乳香、没药等，如七厘散；治血瘀痛经、经闭，产后瘀滞腹痛或瘀血心腹刺痛，常配当归、三棱等同用。

2.用于疮疡不敛　本品活血化瘀止痛，敛疮生肌，用于疮疡不敛，可单用本品研末外敷，亦可配伍麝香、大枣烧灰同研外用。

【用法用量】研末，1～2g，或入丸剂。外用研末撒或入膏药用。

【使用注意】孕妇及月经期患者忌用。

【知识拓展】

1.《本草纲目》："骐竭，木之脂液，如人之膏血，其味甘咸而走血，盖手、足厥阴药也。肝与心包皆主血故尔。"

2. 本品主要含有血竭素、血竭红素、去甲基血竭素、树胶、安息香酸、肉桂酸等成分。具有抑制血小板聚集，抗血栓形成，降糖、降脂、镇痛、抗炎等多种药理活性。现代临床用于消化性溃疡出血、糖尿病、颅脑损伤、慢性结肠炎等病的治疗。

（其他活血疗伤药，见表 16-1）

# 第四节　破血消癥药

本类药物以虫类药为主，味多辛、苦、咸，性温，多有毒性，主归肝经血分。辛行苦泄，温通入血，药性峻猛，走而不守为其特点，功能破血消癥。适用于瘀血较重的癥瘕积聚。亦可用于血瘀经闭、瘀肿疼痛、偏瘫等。常配伍行气、破气药，或攻下药以增强其功效。

因本类药物药性猛烈，且大多有毒，易耗血、动血、耗气、伤阴，所以凡出血证、阴血亏虚、气虚体弱及孕妇，当忌用或慎用。

## 莪术　Ézhú
### 《药性论》

【来源】为姜科植物蓬莪术 *Curcuma phaeocaulis* Val.、广西莪术 *Curcuma kwangsiensis* S. G. lee et C. F. Liang 或温郁金 *Curcuma wenyujin* Y. H. Chen et C. Ling 的干燥根茎。后者习称"温莪术"。主产于广西、四川、浙江等地。冬季茎叶枯萎后采挖，洗净，蒸或煮至透心，晒干或低温干燥后除去须根及杂质，切厚片。生用或醋炙。

【性能】辛、苦，温。归肝、脾经。

【功效】行气破血，消积止痛。

【应用】

1. 用于癥瘕积聚，经闭，心腹刺痛等　本品苦泄辛散温通，破血逐瘀，行气止痛，入肝、脾二经，为破血消癥之要药。长于治疗血瘀气结的癥瘕积聚，常与三棱相须为用。治经闭，腹中有块、刺痛，常与三棱、香附等配伍为用，如莪术散；治胁下痞块，常配柴胡、鳖甲等同用，如鳖甲煎丸；治心腹刺痛，常配丹参、川芎等同用；治体虚瘀血久留不去者，常配党参、黄芪等同用；治跌打瘀肿疼痛，常配伍三七、没药等同用。

2. 用于食积气滞腹痛　本品可消积止痛，治宿食不化之脘腹胀痛重证。常配伍青皮、槟榔等同用，如莪术丸。

【处方用名】莪术、醋莪术。

【用法用量】煎服，6～9g。外用适量。消积止痛亦生用；祛瘀止痛多醋炙用。

【使用注意】孕妇忌用。

【知识拓展】

1.《本草纲目》:"郁金入心,专治血分之病;姜黄入脾,兼治血中之气;术入肝,治气中之血,稍为不同。"

2. 本品主要含有榄香烯、莪术二酮、莪术醇及吉马酮等化学成分,其药理研究表明具有抗炎、抗病毒、抗肿瘤、抗凝血和抗血小板聚集的等多种药理活性。现代应用于恶性肿瘤、呼吸系统的炎症、胃溃疡等多种疾病的治疗。

## 三棱 Sānléng
### 《本草纲目拾遗》

【来源】为三棱科植物黑三棱 *Sparganium stoloniferum* Buch. –Ham. 的干燥块茎。主产于江苏、河南、江西等地。冬季至次年春采挖,削去外皮,晒干,切片。生用或醋炙用。

【性能】辛、苦,平。归肝、脾经。

【功效】破血行气,消积止痛。

【应用】

1. 用于瘀血经闭,痛经,胸痹心痛及癥瘕积聚　本品辛行苦泄,既入气分又入血分,破血之力较强,为破血消癥之要药,多用于血瘀气结之重症,常与莪术相须为用,如三棱丸。治瘀血阻滞之经闭、痛经,常与红花、当归等同用;治癥瘕积聚,常与大黄、桃仁等同用。

2. 用于食积气滞,脘腹胀痛　本品辛行泄滞,能消积行气,多用于食积气滞,脘腹胀痛,常与青皮、麦芽等同用,如三棱煎。

【处方用名】三棱、京三棱、醋三棱。

【用法用量】煎服,5～10g。止痛多醋炙。

【使用注意】孕妇禁用;不宜与芒硝、玄明粉同用。

【知识拓展】

1.《开宝本草》:"三棱主老癖癥瘕,积聚结块,产后恶血血结,通月水,堕胎,止痛利气。"

2. 本品主要含有挥发油类、有机酸类、黄酮类、苯丙素类等成分。药理研究表明三棱具有抗肿瘤、抗血小板聚集、抗血栓、抑制新生血管形成、镇痛抗炎及堕胎杀精等多种作用。现代临床用于恶性肿瘤、冠心病、子宫内膜异位症、盆腔炎等多种疾病的治疗。

知 识 链 接

莪术与三棱均能破血行气、消积止痛,常相须为用,治疗癥瘕积聚、经闭、产后瘀痛及食积气滞之证。二者的区别在于三棱偏于破血，莪术偏于破气。

### 水蛭　Shuǐzhì
《神农本草经》

【来源】为水蛭科动物蚂蟥 *Whitmania pigra* Whitman、水蛭 *Hirudo nipponica* Whitman 或柳叶蚂蟥 *Whitmania acranulata* Whitman 的干燥全体。全国大部分地区均产。夏、秋二季捕捉，用沸水烫死，晒干或低温干燥，切段。生用或用滑石粉烫炒用。

【性能】咸、苦，平；有小毒。归肝经。

【功效】破血通经，逐瘀消癥。

【应用】

1. 用于癥瘕积聚，跌打损伤，血瘀经闭等证　本品咸走血，苦泄结，力峻效宏，破血逐瘀之力较强，为破血消癥之良药。多用于癥瘕积聚瘀血阻滞之重症，常与虻虫相须为用。用于血瘀经闭，癥瘕痞块，常与桃仁、虻虫等同用，如抵挡汤；若兼体虚者，常配当归、人参等同用，如化癥回生丹；治跌打损伤，常配伍苏木、自然铜等同用，如接骨火龙丹。

2. 用于中风偏瘫　本品既能破血逐瘀，又能活络通经，用于中风偏瘫，可与地龙、红花等同用。

【处方用名】水蛭、烫水蛭。

【用法用量】煎服，1～3g；研末冲服，每次 0.3～0.5g。生水蛭长于破血逐瘀；烫水蛭毒性降低。

【使用注意】孕妇禁用。

【知识拓展】

1.《神农本草经》："水蛭味咸平。主逐恶血、瘀血、月闭，破血瘕积聚，无子，利水道。"

2. 本品的主要成分有氨基酸、肽类、抗血栓素、肝素、镇痛酶、抗炎酶及溶血酶等。水蛭具有抗凝、抑制血栓形成、抗血小板聚集、抗肿瘤、改善肾功能、促进周围神经再生及抗新生血管等药理作用。现代应用于治疗心脑血管疾病、恶性肿瘤、周围神经损伤等多种疾病。

### 虻虫　Méngchòng
《神农本草经》

【来源】为虻科昆虫复带虻 *Tabanus bivittatus* Matsumura 等的雌虫体。全国大部分地区均产，以畜牧区为多。5～6月间捕捉，沸水烫或稍蒸，晒干，一般去翅足。生用或炒用。

【性能】苦，微寒；有小毒。归肝经。

【功效】破血逐瘀，消癥散积。

【应用】

1. 用于瘀血重症，癥瘕痞块，跌打损伤 本品味苦泄滞，性峻猛，入血分，能破血消癥逐瘀，多用于癥积痞块，瘀血重症，常与水蛭、三棱等同用，如化癥回生丹。用于经闭，产后恶露不下，常与熟地黄、水蛭等同用，如地黄通经丸；治瘀血内停之干血痨，常与干漆、大黄等同用，如大黄䗪虫丸；治跌打损伤，瘀肿疼痛，常与乳香、没药等同用。

【处方用名】虻虫、炒虻虫。

【用法用量】煎服，1～1.5g；研末冲服，每次0.3g。生虻虫破血力强，米炒虻虫毒性降低。

【使用注意】孕妇禁用。

【知识拓展】

1.《神农本草经》："蜚虻，味苦，微寒。主逐瘀血，破下血积、坚痞癥瘕、寒热，通利血脉及九窍。"

2. 本品主要含有蛋白质、多肽、多糖、脂肪酸以及多种微量元素。其具有抗血小板聚集、影响血液流变性、抗炎镇痛、抗肿瘤等多种药理作用。现代临床主要用于血小板增多症、冠心病、慢性前列腺炎、肝癌等多种疾病的治疗。

## 穿山甲 Chuānshānjiǎ
### 《名医别录》

【来源】为脊椎动物鲮鲤科穿山甲 *Manis pentadactyla* Linnaeus 的鳞片。主产于广西、贵州、云南等地。收集鳞甲，洗净，晒干，用时捣碎。一般砂烫、醋淬用。

【性能】咸，微寒。归肝、胃经。

【功效】活血消癥，通经下乳，消肿排脓，搜风通络。

【应用】

1. 用于癥瘕，经闭 本品性善走窜，能活血消癥，善于治疗瘀血阻滞之癥瘕、经闭。治癥瘕积聚，常配莪术、三棱等同用，如穿山甲散；治经闭，常配当归、桃仁等同用，如抵当汤。

2. 用于产后乳汁不下 本品能疏通气血而下乳。治气血壅滞乳汁不下，常与王不留行相须，如下乳涌泉散；治气血亏虚而无乳者，常配黄芪、当归等同用，如滋乳汤。

3. 用于疮疡，瘰疬等 本品能活血消痈排脓。治痈肿初起，常配金银花、天花粉等同用，如仙方活命饮；治痈肿脓成不溃者，常配黄芪、当归等同用，如透脓散；治瘰疬，常配夏枯草、玄参等同用。

4. 用于风湿痹证，中风偏瘫，麻木拘挛 本品性善走窜，内通脏腑，外透经络。能活血通络搜风，可用于经络不通之证。治风湿痹痛，关节麻木拘挛，常配伍白花蛇、蜈蚣等同用；治中风手足偏废，常与川乌等研末调敷，如趁风膏。

【处方用名】穿山甲、炮山甲、醋山甲。

【用法用量】煎服，5～10g；研末服，1～1.5g。醋淬山甲增强痛经下乳作用。

【使用注意】孕妇慎用；脓成已溃者忌用。

【知识拓展】

1.《名医别录》："鲮鲤甲，微寒。主五邪惊啼，悲伤，烧之作灰，以酒或水和方寸匕，疗蚁瘘。"

2. 本品含蛋白质、硬脂酸、胆甾醇、脂肪族酰胺、游离氨基酸及微量元素等有效成分。药理研究表明穿山甲具有抗炎、抗病毒、扩张血管、促进血液循环、抗癌、抗心律失常及促进核酸代谢等作用。现代临床多用于肩周炎、前列腺增生、乳腺增生等病的治疗。

（其他破血消癥药，见表16-1）

表16-1　其他活血化瘀药

| 药名 | 来源 | 性能 | 功效 | 应用 | 用法用量 |
|------|------|------|------|------|----------|
| 马鞭草 | 为马鞭草科马鞭草的地上干燥部分 | 苦，凉。归肝、脾经 | 活血散瘀，解毒，利水，退黄，截疟 | 1. 用于癥瘕积聚、经闭<br>2. 用于喉痹、痈肿、水肿<br>3. 用于黄疸、疟疾 | 煎服，5～10g |
| 月季花 | 为蔷薇科月季的干燥花 | 甘，温。归肝经 | 活血调经，疏肝解郁 | 1. 用于气滞血瘀之月经不调<br>2. 用于胸胁胀痛 | 煎服，3～6g |
| 马钱子 | 为马钱科马钱的干燥成熟种子 | 苦，温；有大毒。归肝、脾经 | 通络止痛，散结消肿 | 1. 用于跌打损伤，痈疽肿痛<br>2. 用于风湿顽痹，拘挛麻木 | 入丸散，0.3～0.6g |
| 儿茶 | 为豆科儿茶的去皮枝、干的干燥煎膏 | 苦、涩，凉。归肺、心经 | 活血止痛，止血生肌，收湿敛疮，清肺化痰 | 1. 用于外伤瘀肿<br>2. 用于外伤出血，吐血<br>3. 用于疮痈不敛，湿疹<br>4. 用于肺热咳嗽 | 包煎，1～3g<br>多入丸散 |
| 刘寄奴 | 菊科奇蒿或白苞蒿的干燥地上部分 | 辛、苦，温。归心、肝、脾经 | 散瘀止痛，疗伤止血，破血通经，消食化积 | 1. 用于跌打损伤，瘀肿疼痛<br>2. 用于血瘀经闭，产后腹痛<br>3. 用于食积腹痛 | 煎服，3～10g |
| 斑蝥 | 为芫青科南方大斑蝥或黄黑小斑蝥的干燥体 | 辛，热；有大毒。归肝、肾、胃经 | 破血逐瘀，散结消癥，攻毒蚀疮 | 1. 用于癥瘕，经闭<br>2. 用于顽癣，瘰疬，赘疣，痈疽不破，恶疮 | 入丸散，0.03～0.06g |

## 目标检测

**A1 型题**（每道试题有 A、B、C、D、E 五个供选择的备选答案，从中选择一个最佳答案）

1. 下列药物中，性善"上行头目"，为治头痛的要药是
   A. 羌活　　　　　　　　B. 川芎　　　　　　　　C. 细辛
   D. 白芷　　　　　　　　E. 吴茱萸

2. "行血中气滞，气中血滞，专治一身上下诸痛"的药物是
   A. 川芎　　　　　　　　B. 郁金　　　　　　　　C. 延胡索
   D. 姜黄　　　　　　　　E. 乳香

3. 既能活血，又能凉血，并能养血的药物是
   A. 丹参　　　　　　　　B. 大黄　　　　　　　　C. 鸡血藤
   D. 郁金　　　　　　　　E. 生地黄

4. 桃仁既能活血祛瘀，又能润肠通便，并能
   A. 行气止痛　　　　　　B. 止咳平喘　　　　　　C. 利水消肿
   D. 凉血消痈　　　　　　E. 化瘀止血

5. 郁金既能活血止痛，又能行气止痛，治疗气滞血瘀痛证，常配伍
   A. 木香　　　　　　　　B. 香附　　　　　　　　C. 檀香
   D. 沉香　　　　　　　　E. 青木香

6. 既能活血调经，又能补血调经的药物是
   A. 红花　　　　　　　　B. 益母草　　　　　　　C. 丹参
   D. 鸡血藤　　　　　　　E. 桃仁

7. 长于促进骨折愈合的药物是
   A. 骨碎补　　　　　　　B. 血竭　　　　　　　　C. 苏木
   D. 土鳖虫　　　　　　　E. 自然铜

8. 味咸微寒，可活血消癥，消肿排脓的药物是
   A. 乳香　　　　　　　　B. 五灵脂　　　　　　　C. 丹参
   D. 穿山甲　　　　　　　E. 水蛭

9. 具有活血行气、通经止痛作用，长于行肢臂而除痹痛的药物是
   A. 丹参　　　　　　　　B. 姜黄　　　　　　　　C. 乳香
   D. 红花　　　　　　　　E. 川芎

10. 功能活血调经，利水消肿，清热解毒，为妇科经产要药指
    A. 红花　　　　　　　　B. 益母草　　　　　　　C. 三棱
    D. 桃仁　　　　　　　　E. 莪术

**A2 型题**（每道试题有 A、B、C、D、E 五个供选择的备选答案，从中选择一个最佳答案）

1. 患者齿龈肿痛，出血，口臭咽干宜选用

    A. 姜黄　　　　　　　　　B. 牛膝　　　　　　　　　C. 骨碎补

    D. 桃仁　　　　　　　　　E. 没药

2. 患者，男，15 岁。夏季入水库洗澡后，突然出现发热，神志不清，胸脘满闷，宜选用下列何药与石菖蒲、竹沥等同用。

    A. 丹参　　　　　　　　　B. 益母草　　　　　　　　C. 郁金

    D. 牛膝　　　　　　　　　E. 泽兰

3. 患者，女，29 岁。产后出现水肿，小便不利 2 天。宜选用下列那个药物

    A. 丹参　　　　　　　　　B. 泽兰　　　　　　　　　C. 乳香

    D. 红花　　　　　　　　　E. 川芎

4. 患者，男，76 岁。经常出现腰酸腰痛，脚软无力耳鸣如蝉，宜选用下列何药

    A. 丹参　　　　　　　　　B. 土鳖虫　　　　　　　　C. 骨碎补

    D. 马鞭草　　　　　　　　E. 牛膝

**B1 型题**（每组试题前有 A、B、C、D、E 五个供选择的备选答案，从中为每一道试题选择一个与其关系密切的答案）

    A. 乳香　　　　　　　　　B. 五灵脂　　　　　　　　C. 丹参

    D. 桃仁　　　　　　　　　E. 红花

1. 能活血定痛，又是外伤科之要药的药物是

2. 功善活血化瘀止痛，为疗血瘀诸痛之要药的是

3. 既能活血调经，又能清心除烦的药是

    A. 肺痈，肠痈　　　　　　B. 心悸怔忡，失眠　　　　C. 风湿痹痛，麻木瘫痪

    D. 乳汁不下，乳少　　　　E. 阴虚火旺，齿痛口疮

4. 王不留行可用于

5. 鸡血藤可用于

6. 桃仁可用于

    A. 破血逐瘀，续筋接骨

    B. 疗伤止痛，补肾强骨，外用消风祛斑

    C. 活血定痛，化瘀止血，生肌敛疮

    D. 行气破血，消积止痛

    E. 破血逐瘀，消癥散积

7. 莪术的功效是

8. 土鳖虫的功效是

9. 血竭的功效是

扫一扫，知答案

扫一扫，看课件

**第十七章**

# 化痰止咳平喘药

【学习目标】

1. 掌握化痰止咳平喘药的定义、功效及应用、分类、注意事项；掌握温化寒痰药半夏、天南星及清化热痰药川贝母、浙贝母、瓜蒌、桔梗与止咳平喘药苦杏仁、紫苏子、百部、紫菀、桑白皮的性能、功效、应用、特殊用法用量和使用注意。

2. 熟悉白附子、芥子、大皂荚、旋覆花、白前、竹茹、竹沥、前胡、海藻、昆布、款冬花、葶苈子、枇杷叶、白果的功效、主治、特殊用法和使用注意。

3. 会比较相似药物异同以及具有在临床合理应用化痰止咳平喘药的能力；并能熟练识别常用化痰止咳平喘药饮片。

【定义】凡以祛痰或消痰为主要功效，常用以治疗各种痰证的药物，称为化痰药；以制止或减轻咳嗽、喘息为主要功效，常用以治疗咳喘证的药物，称为止咳平喘药。

【性能】本类药物大多味辛、苦或甘，主入肺经，辛能宣通肺气，苦能燥湿化痰、降泄肺气，甘能润燥，功能化痰、止咳、平喘。

【功效及主治】化痰止咳平喘药具有化痰、止咳、平喘功效，化痰药主要用治各种痰证，如痰饮阻肺之痰多喘咳；痰蒙清窍之眩晕、昏厥、癫；肝风夹痰之惊厥、中风以及痰阻经络之瘿瘤、瘰疬、阴疽流注等病证。止咳平喘药主要用治外感、内伤所致的各种咳嗽和喘息之证。

【分类】痰有寒痰、湿痰、热痰、燥痰之分，化痰药之药性又有温燥与凉润之别，本章药物可分为温化寒痰药、清化热痰药及止咳平喘药三类。

【配伍应用】使用化痰止咳平喘药物时，除应根据病证不同，有针对性地选择相应的化痰药及止咳平喘药外，还因痰、咳、喘三者常相互兼杂，治疗上化痰药与止咳平喘药常配伍使用。若属外感者，配解表药；里热者，配清热泻火药；里寒者，配温里散寒药；虚劳者，配补虚药。此外，治疗眩晕、癫痫、惊厥、中风痰迷等病证，则当配平肝息风、开窍、安神药；治疗瘿瘤、瘰疬，应配软坚散结药；治疗阴疽流注、麻木肿痛者，配温阳散寒通滞药。另外，因为"脾为生痰之源"，痰邪易阻滞气机，故本章药又常与健脾燥湿药及理气药同用。

【注意事项】使用本类药物时应注意，凡咳嗽兼咯血者，不宜使用温燥之性强烈的刺激性化痰药；麻疹初起，虽有咳嗽，不宜单用止咳药，以免恋邪而致久咳不止及影响麻疹的透发，对具有收敛之性及温燥之品当忌用。

# 第一节　温化寒痰药

本类药物性味多属辛温，故以发散风寒为主要作用。主治风寒表证，症见恶寒发热，无汗或汗出不畅，头身疼痛，鼻塞流涕，口不渴，舌苔薄白，脉浮等。部分药物还兼有止咳平喘、利水消肿、祛风止痒、消疮等功效，又可用治咳喘、水肿、风湿痹证、风疹瘙痒以及疮疡初起等。本类药物多属辛苦温燥之品，故以温肺祛痰和燥湿化痰为主要作用。主治寒痰、湿痰，症见咳嗽气喘、痰多色白或清稀、舌苔白腻等；亦可用治寒痰、湿痰所致的头痛眩晕、肢体麻木、阴疽流注等。

## 半夏　Bànxià
《神农本草经》

【来源】为天南星科植物半夏 *Pinellia ternata*（Thunb）Breit 的块茎。全国大部分地区均产。夏、秋二季采挖，洗净，除去外皮及须根，晒干。生用或制用。

【性能】辛，温；有毒。归脾、胃、肺经。

【功效】燥湿化痰，降逆止呕，消痞散结；外用消肿止痛。

【应用】

1. 用于湿痰，寒痰证　本品辛温性燥，具有燥湿化痰、温化寒痰之功，为治湿痰要药，亦可用于寒痰证。治湿痰咳嗽，常与陈皮、茯苓等同用，如二陈汤；痰湿上扰，头痛眩晕者，可与天麻、白术等同用，如半夏白术天麻汤；寒痰咳嗽，可与干姜、细辛等配伍，如小青龙汤。

2. 用于多种呕吐　本品入胃经，善降胃气而止呕，为止呕要药，随配伍可用于多种呕吐。治痰饮或胃寒呕吐，常与生姜相须，如小半夏汤；胃热呕吐，常与黄连、竹茹等同用，如黄连橘皮竹茹半夏汤；胃虚呕吐，常与人参等同用，如大半夏汤；妊娠呕吐，多与苏梗、砂仁等同用。

3. 用于结胸，心下痞，梅核气　本品善燥湿化痰，又能消痞散结。治痰热结胸，常与瓜蒌、黄连同用，如小陷胸汤；寒热互结之心下痞满，常与干姜、黄连等同用，如半夏泻心汤；痰气互结之梅核气，常配厚朴、紫苏等，如半夏厚朴汤。

4. 用于瘿瘤，痰核，痈疽肿毒等　本品内服能消痰散结，外用消肿止痛。治瘿瘤、痰核，常与海藻、浙贝母等同用，如海藻玉壶汤；痈疽发背、无名肿毒及毒蛇咬伤等，可用生品研末调敷或鲜品捣敷。

此外，半夏还能燥湿和胃，可用于痰浊内阻，胃气不和之失眠，常与秫米同用，如半夏秫米汤。

【处方用名】半夏、法半夏、姜半夏、清半夏、半夏曲。

【用法用量】煎服，3～9g；外用适量。清半夏长于燥湿化痰，法半夏长于燥湿健脾、姜半夏长于降逆止呕，半夏曲长于化痰消食。

【使用注意】本品性温燥，阴虚燥咳及咳血者应慎用；不宜与乌头类药材同用。

【知识拓展】

1.《神农本草经》："主伤寒寒热，心下坚，下气，咽喉肿痛，头眩，胸胀，咳逆肠鸣，止汗。"

2. 本品主含挥发油：茴香脑、柠檬醛、1-辛烯等，还含有机酸等。有镇咳、祛痰、镇吐、抑制胃液分泌、促进胆汁分泌、抗肿瘤等，现代常单用本品或配伍他药，治疗急慢性胃炎、胃及十二指肠溃疡、溃疡性结肠炎、病毒性心肌炎、慢性咽炎等。

## 天南星　Tiānnánxīng

《神农本草经》

【来源】为天南星科植物天南星 *Arisaema erubescens*（Wall.）Schott、异叶天南星 *Arisaema heterophyllum* Bl. 或东北天南星 *Arisaema amurense* Maxim 的干燥块茎。主产于河南、河北、四川等地。秋、冬二季茎叶枯萎时采挖。生用或制用。

【性能】苦、辛，温；有毒。归肺、肝、脾经。

【功效】燥湿化痰，祛风止痉；外用：消肿散结。

【应用】

1. 用于湿痰，寒痰证　本品苦温燥烈，燥湿化痰之功甚强。治湿痰阻肺之痰多、咳嗽，常与半夏、陈皮等配伍，如导痰汤；寒痰咳嗽，常与干姜、细辛等同用；肺热咳嗽，可与黄芩同用。

2. 用于风痰证　本品燥湿化痰，又走经络，善祛风痰而止痉，为治风痰之要药。治风痰眩晕，常与半夏、天麻等配伍，如玉壶丸；中风之半身不遂、口眼歪斜等，常与川乌、半夏等同用，如青州白丸子；癫痫，可与僵蚕、全蝎等同用；破伤风，常与防风、白芷等同用，如玉真散。

3. 用于痈疽肿痛, 毒蛇咬伤　本品外用能消肿散结止痛。治痈疽肿痛, 单用生品研末以醋调敷; 毒蛇咬伤, 则与雄黄研末外敷。

【处方用名】天南星、制天南星。

【用法用量】煎服, 3～10g; 外用生品适量。制天南星长于燥湿化痰。

【使用注意】本品燥烈有毒, 阴虚燥痰及孕妇忌用。

【知识拓展】

1.《本草纲目》:"治惊痫, 口眼㖞斜, 喉痹, 口舌疮糜, 结核、解颅。"

2. 本品主要成分为三萜皂苷、苯甲酸、氨基酸、D- 甘露醇、多糖、秋水仙碱及微量元素等, 具有祛痰、镇静、抗惊厥、抗心律失常、抑制肿瘤等作用。现代常用于高血脂、急性牙龈炎、牙周脓肿、小儿流涎等。

### 附药: 胆南星

胆南星为制天南星的细粉与牛、羊或猪胆汁加工而成; 或为生天南星细粉与牛、羊、猪胆汁经发酵加工而成。性味苦、微辛, 凉。归肺、肝、脾经。功能清热化痰, 息风定惊。主治痰热咳嗽、咯痰黄稠, 中风痰迷, 癫狂惊痫等。煎服, 3～6g。

## 白附子　Báifùzǐ
### 《中药志》

【来源】为天南星科植物独角莲 *Typhonium giganteum* Engl. 的干燥块茎。主产于河南、甘肃、湖北等地。习惯以河南禹县产者质量为佳, 故又叫禹白附。秋季采挖, 除去须根及外皮, 晒干。生用或制后切片用。

【性能】辛, 温; 有毒。归胃、肝经。

【功效】祛风痰, 止痉, 止痛, 外用: 解毒散结止痛。

【应用】

1. 用于风痰诸证　本品辛温燥烈, 善祛风痰而解痉, 为治风痰要药。治风痰阻络之口眼歪斜, 常与全蝎、僵蚕同用, 如牵正散; 风痰壅盛之惊风、癫痫, 常配天南星、天麻等; 破伤风, 常与防风、天麻等同用。

2. 用于痰厥头痛, 眩晕　本品既可祛风痰, 又能止痛, 其性上行, 善治头面诸疾。治痰厥头痛、眩晕, 常配半夏、天南星等; 偏头痛, 常与川芎、白芷等同用。

3. 用于瘰疬痰核, 毒蛇咬伤　可用鲜品捣烂外敷, 亦可与其他解毒药同用。

【处方用名】白附子、制白附子。

【用法用量】煎服, 3～6g; 外用生品适量捣烂、熬膏或研末以酒调敷患处。制白附子增强祛风痰, 止痉作用。

【使用注意】孕妇慎用; 生品内服宜慎。

【知识拓展】

1.《本草汇言》:"祛风痰,解风毒,善解面口风。"

2. 本品主要成分为脂肪酸及酯类成分:油酸、油酸甲酯等;还含有 β-谷甾醇、氨基酸等。β-谷甾醇有镇咳祛痰作用,但无平喘作用;生、制品对巴比妥均有协同镇静催眠作用,还有抗惊厥、抗破伤风作用。现代常以本品为主,配伍他药制成膏药外敷,可治疗肺结核。

## 芥子 Jièzǐ
### 《名医别录》

【来源】为十字花科植物白芥 *Sinapis alba* L. 或芥 *Brassica juncea*(L.)Czern et Coss. 的干燥成熟种子。前者习称"白芥子",后者习称"黄芥子"。主产于安徽、河南、四川等地。夏末秋初果实成熟时割取植株,晒干,打下种子,除去杂质。生用或炒黄用。

【性能】辛,温。归肺经。

【功效】温肺化痰,利气散结,通络止痛。

【应用】

1. 用于寒痰喘咳,悬饮  本品辛散温通,能散肺寒,化痰饮,利气机,通经络。治寒痰喘咳,常与紫苏子、莱菔子同用,如三子养亲汤;悬饮,咳喘,常配甘遂、大戟等,如控涎丹。

2. 用于肢体麻木,关节肿痛及阴疽流注  本品辛散开泄,善祛"皮里膜外"之痰,消肿散结止痛。痰湿阻络之肢体麻木、关节肿痛,常与马钱子、没药等同用,如白芥子散;痰湿流注,阴疽肿毒,常与肉桂同用、鹿角胶等同用,如阳和汤。

【处方用名】芥子、白芥子、炒白芥子。

【用法用量】煎服,3～9g;外用适量。生用长于散结,通络止痛;炒白芥子长于温肺化痰,利气。

【使用注意】本品辛温走散,耗气伤阴,久咳肺虚、阴虚火旺者忌用;消化道溃疡、出血者忌用;外敷能刺激皮肤黏膜,有发泡作用,皮肤过敏者忌用。

【知识拓展】

1.《本草纲目》:"利气豁痰,除寒暖中,散肿止痛。治咳嗽泛胃,痹木脚气,筋骨腰节诸痛。"

2. 本品主要成分为芥子油苷、白芥子苷、芥子碱、芥子酶、脂肪油、氨基酸等,具有镇咳、祛痰、平喘、抗炎、镇痛等作用,现代常用本品外敷,治疗产后尿潴留、变态反应性鼻炎、淋巴结炎、甲状腺炎、慢性深部脓肿等。

## 大皂荚　Dàzàojiá
### 《神农本草经》

【来源】为豆科植物皂荚 *Gleditsia sinensis* Lam. 的干燥果实。别名皂角。主产于四川、河北、陕西等地。秋季采摘成熟果实，晒干。切片，生用或炒用。

【性能】辛、咸，温；有小毒。归肺、大肠经。

【功效】祛痰开窍，散结消肿。

【应用】

1. 用于顽痰阻肺，咳喘痰多　本品辛散走窜之性强，能通利气道，软化胶结之顽痰。治痰饮阻肺之胸闷咳喘、咯痰不爽，可用皂荚研末，以蜜为丸，枣汤送服，即皂荚丸。

2. 用于痰涎壅盛之闭证　本品味辛而性窜，有通窍开噤之功。治中风、痰厥、癫痫等窍闭证，常配细辛共研为散，吹鼻取嚏而开窍，如通关散。

【处方用名】皂荚、炒皂荚。

【用法用量】煎服，1.5～5g；焙焦研末服，每次 1～1.5g；外用适量。

【使用注意】本品辛散走窜，非顽痰实证体壮者不宜用；孕妇、气虚阴亏及有出血倾向者忌用。

【知识拓展】

1.《本草纲目》："通肺及肠气，治咽喉痹塞，痰气喘咳，风疬疥癣。"

2. 本品主要成分为三萜类皂苷、鞣质、蜡醇、豆甾醇、谷甾醇、聚糖、树胶等。具有杀灭皮肤真菌及阴道滴虫、兴奋子宫、增加冠状动脉血流量等作用。现代常用于窦性心动过速、室上性心动过速、肺结核、肺脓肿等。

附药：皂角刺

为皂角树的干燥棘刺。性味辛温，归肝、胃经。功能消肿排脓，祛风杀虫。用于疮疡初起或脓成不溃、疥癣、麻风等。煎服，3～10g。外用适量。

## 旋覆花　Xuánfùhuā
### 《神农本草经》

【来源】为菊科植物旋覆花 *Inula japonica* Thunb. 或欧亚旋覆花 *Inula britannica* L. 的干燥头状花序。全国大部分地区均产。夏、秋二季花开时采收，除去杂质，阴干或晒干。生用或蜜炙用。

【性能】苦、辛、咸，微温。归肺、脾、胃、大肠经。

【功效】降气化痰，降逆止呕。

【应用】

1. 用于咳喘痰多，胸膈痞满　本品苦降辛开，能降气化痰而平喘，消痰行水而除满。治寒痰咳喘，常与紫苏子、半夏等同用；痰热咳喘，常配桑白皮、瓜蒌等；顽痰，多配海浮石、海蛤壳等化痰软坚之品。

2. 用于噫气，呕吐　本品善降胃气而止呕逆。治痰浊中阻，胃气上逆之噫气、呕吐、胃脘胀满不适者，常与赭石、半夏、生姜等配伍，如旋覆代赭汤。

【处方用名】旋覆花、蜜旋覆花。

【用法用量】煎服，3 ～ 9g，包煎。

【使用注意】阴虚劳嗽，津伤燥咳者忌用。

【知识拓展】

1.《神农本草经》："主结气胁下满，惊悸。除水，去五脏间寒热，补中，下气。"

2. 本品主要成分为黄酮类、倍半萜内酯类和萜类化合物，如槲皮素、异槲皮素、咖啡酸、绿原酸、旋覆花固醇等。具有抗支气管痉挛、镇咳、祛痰、抑菌、增加胃酸分泌、提高胃肠平滑肌张力等作用。现代常配伍他药，治疗咳嗽、老年食道癌、慢性肝炎、早期牙龈炎及手术后顽固性呃逆等。

## 白前　Báiqián
### 《名医别录》

【来源】为萝摩科植物柳叶白前 *Cynanchum stauntonii*（Decne.）Schltrex Levl. 或芫花叶白前 *Cynanchum glaucescens*( Decne. )Hand.-Mazz. 的干燥根茎及根。主产于浙江、江苏、安徽等地。秋季采挖，洗净，晒干。生用或蜜炙用。

【性能】辛、苦，微温。归肺经。

【功效】降气，消痰，止咳。

【应用】

用于痰多、咳喘　本品微温不燥，长于祛痰、降肺气而平咳喘，无论寒、热、外感、内伤，新久咳喘均可用之。尤以痰湿或寒痰阻肺，肺失宣降者为宜。治外感风寒咳嗽，常配荆芥、桔梗等，如止嗽散；肺热咳喘，可与桑白皮、葶苈子等同用。

【处方用名】白前、炙白前。

【用法用量】煎服，3 ～ 10g。

【使用注意】用量不宜过大，有胃溃疡和出血倾向者慎用。

【知识拓展】

1.《新修本草》："主上气冲喉中，呼吸欲绝。"

2. 本品主要成分为白前皂苷 A ～ K、白前皂苷元 A、B、白前新皂苷 A、B 及白前二糖等。具有明显的镇咳、祛痰、平喘、抗炎、镇痛、止泻、抗血栓形成等作用。现代常配伍他药，治疗急慢性气管炎、支气管炎等。

# 第二节　清化热痰药

本类药物多甘寒或凉润，有清化热痰，润燥化痰的作用，部分药物味咸，兼能软坚散结。适用于热痰、燥痰证，症见咳嗽气喘，痰黄质稠或痰少难咯、唇舌干燥；部分药物还可用于癫痫、中风、瘿瘤、瘰疬等。

## 川贝母　Chuānbèimǔ
### 《神农本草经》

【来源】为百合科植物川贝母 *Fritillaria cirrhosa* D.Don、暗紫贝母 *Fritillaria unibracteata* Hsiao et K.C.Hsia、甘肃贝母 *Fritillaria przewalskii* Maxim. 或梭砂贝母 *Fritillaria delavayi* Franch. 的干燥鳞茎。前三者按性状不同分别习称"松贝"和"青贝"，后者习称"炉贝"。主产于四川、云南、甘肃等地。夏、秋二季或积雪融化时采挖，晒干或低温干燥。生用。

【性能】苦、甘，微寒。归肺、心经。

【功效】清热化痰，润肺止咳，散结消肿。

【应用】

1. 用于肺虚久咳，肺热燥咳　本品味苦、甘，性寒，能清肺化痰，润肺止咳，为治内伤久咳、燥痰、热痰之要药。治阴虚久咳，常配百合、麦冬等，如百合固金汤；肺虚劳嗽，常与百部、沙参等配伍；肺热咳嗽，常与知母同用，即二母散；肺燥咳嗽，常配杏仁、麦冬等，如贝母散。

2. 用于瘰疬，乳痈，肺痈　本品苦寒，能清热化痰，消肿散结。治热毒壅结之乳痈、肺痈，常与鱼腥草、蒲公英等配伍；痰火郁结之瘰疬，常与玄参、牡蛎等同用。

【用法用量】煎服，3～10g。研末冲服，每次1～2g。

【使用注意】不宜与乌头类药材同用。

【知识拓展】

1.《神农本草经》："主伤寒烦热，淋沥邪气，疝瘕，喉痹，乳难，金疮，风痉。"

2. 本品主要成分为川贝碱、白炉贝素、西贝素、炉贝碱、松贝碱甲、松贝碱乙、青贝碱等。具有祛痰、镇咳、降压、解痉、止泻、增加子宫张力等作用。现代常配伍他药，治急慢性支气管炎、上呼吸道感染、肝硬化腹水、婴幼儿消化不良、乳头皲裂等。

## 浙贝母　zhébèimǔ
### 《本草正》

【来源】为百合科植物浙贝母 *Fritillaria thunbergii* Miq. 的干燥鳞茎。主产于浙江，别名象贝、大贝、浙贝。初夏植株枯萎时采挖，洗净。大小分开，大者除去芯芽，习称"大贝"；小者不去芯芽，习称"珠贝"。除去外皮，拌以煅过的贝壳粉，吸去浆汁，干燥；或取鳞茎，大小分开，洗净，除去芯芽，趁鲜切成厚片，干燥。生用。

【性能】苦，寒。归肺、心经。

【功效】清热化痰止咳，解毒散结消痈。

【应用】

1. 用于风热咳嗽，痰热咳嗽　本品味苦性寒，能清泄肺热，化痰止咳，常用于外感风热或痰热郁肺之咳嗽。治风热咳嗽，常与桑叶、牛蒡子等同用；痰热咳嗽，可与知母、瓜蒌等配伍。

2. 用于瘰疬，乳痈，肺痈　本品性味苦寒，清泄力大，善于清热化痰，散结消痈。治痰火瘰疬，常与玄参、牡蛎等配伍如消瘰丸；热毒疮痈、乳痈，常配伍连翘、蒲公英、牛蒡子等；肺痈，常配鱼腥草、芦根等。

【用法用量】煎服，5～10g。

【使用注意】不宜与川乌、草乌、附子同用。

【知识拓展】

1.《本草纲目拾遗》："解毒利痰，开宣肺气，凡肺家夹风火有痰者宜此。"

2. 本品主要成分为贝母甲素、贝母乙素、贝母辛，贝母甲素、乙素的氮氧化物，浙贝宁、浙贝素、丁香脂素、2、5- 二甲基苯脂等，具有镇咳、平喘、祛痰等作用，现代常用于消化性溃疡、慢性胃炎、慢性支气管炎、急慢性呼吸道感染、外阴瘙痒等。

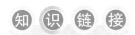

　　川贝母与浙贝母虽均能清热化痰，散结消肿，用治痰热咳嗽，瘰疬疮痈。但川贝母味甘为主，长于润肺化痰，肺热燥咳及肺虚久咳多用；浙贝母苦泄力大，善清热散结，外感风热或痰火郁结咳嗽、瘰疬疮痈多用。

## 瓜蒌　Guālóu
### 《神农本草经》

【来源】为葫芦科植物栝楼 *Trichosanthes kirilowii* Maxim. 或双边栝楼 *Trichosanthes rosthornii* Harms. 的干燥成熟果实。全国大部分地区均产。秋季果实成熟时，连果梗剪下，置通风处阴干，生用。

【性能】甘、微苦，寒。归肺、胃、大肠经。

【功效】清热化痰，宽胸散结，润肠通便。

【应用】

1. 用于痰热咳喘　本品甘寒质润，苦寒清热。善清肺热，润肺燥。治痰热内结之咳嗽痰黄、质稠难咯、胸闷不畅，常配黄芩、胆南星等，如清气化痰丸；燥热伤肺之咯痰不爽者，常与川贝母、桔梗、天花粉等同用，如贝母瓜蒌散。

2. 用于胸痹，结胸　本品既能清肺胃之热而化痰，又能利气散结而宽胸。治痰气互结，胸阳不通之胸痹，常与薤白、半夏等配伍，如瓜蒌薤白半夏汤；痰热结胸，常与黄连、半夏同用，即小陷胸汤。

3. 用于痈肿　本品味苦性寒，能清热散结消肿，善治各种痈肿。治肺痈，常与鱼腥草、桃仁等同用；肠痈，常配败酱草、薏苡仁等；乳痈初起，多与蒲公英、牛蒡子等同用。

4. 用于肠燥便秘　本品甘寒质润，入大肠经，能润燥滑肠。治肠燥便秘，常配火麻仁，郁李仁等。

【用法用量】煎服，9～15g。

【使用注意】不宜与乌头类药材同用。

【知识拓展】

1.《本草纲目》："润肺燥，降火，治咳嗽，涤痰结，利咽喉，止消渴，利大肠，消痈肿疮毒。"

2. 本品果实含三萜皂苷、有机酸、树脂、糖类和色素；果皮含少量挥发油、多种氨基酸及生物碱等；种子主要含有油脂、甾醇、三萜苷等。具有祛痰、镇咳、减轻炎症，抑菌、抑制溃疡形成等作用，现代常用于冠心病、喘息性气管炎、哮喘、妇女乳房纤维瘤等。

附药：瓜蒌仁　瓜蒌皮

1. 瓜蒌仁　为瓜蒌的干燥成熟种子。味甘性寒，归肺、胃、大肠经。功能润肺化痰，滑肠通便。用于燥咳痰黏，肠燥便秘等。用法用量：煎服，10～15g。反乌头。

2. 瓜蒌皮　为瓜蒌的干燥成熟果皮。味甘性寒，归肺、胃经。功能清热化痰，利气宽胸。用于痰热咳嗽，胸闷胸痛。用法用量：煎服，6～10g。反乌头。

<h2 style="text-align:center">桔梗　Jiégěng</h2>
《神农本草经》

【来源】为桔梗科植物桔梗 *Platycodon grandiflorum*（Jacq.）A.DC. 的干燥根。全国大

部分地区均产。春、秋二季采挖，洗净，除去须根，晒干。生用。

【性能】苦、辛，平。归肺经。

【功效】宣肺利咽，祛痰排脓。

【应用】

1. 用于肺气失宣之咳嗽痰多 本品辛散苦泄，善于开宣肺气，祛痰宽胸，治疗咳嗽痰多，无论寒热皆可应用。治风寒咳嗽，常与杏仁、紫苏等配伍，如杏苏散；风热咳嗽，常配桑叶、菊花等，如桑菊饮；痰阻气滞之胸闷、咳嗽等，常与枳壳、瓜蒌皮等同用。

2. 用于咽痛，失音 本品善宣肺利咽开音，为治咽喉肿痛，声音嘶哑之要药。治外邪犯肺之咽痛失音，常与甘草相配，如桔梗汤；热毒炽盛之咽喉肿痛，常配射干、板蓝根、牛蒡子等。

3. 用于肺痈 本品辛散上行，善宣肺祛痰排脓。治肺痈之咳嗽胸痛、咯痰腥臭，常与甘草同用，即桔梗汤，或配伍鱼腥草、金银花等以增强清热解毒之力。

【用法用量】煎服，3～10g。

【使用注意】用量过大易致恶心呕吐。

【知识拓展】

1.《神农本草经》："主胸胁痛如刀刺，腹满肠鸣幽幽，惊恐悸气。"

2. 本品主要成分为桔梗皂苷，亦含甾体及其糖苷、脂肪油、脂肪酸、维生素等。具有祛痰、止咳、抑菌、抗炎、免疫增强、抑制胃液分泌和抗溃疡等作用。现代常用于肺炎、急性咽炎、声带小结、小儿病毒性与消化不良性肠炎等。

## 前胡 Qiánhú
### 《名医别录》

【来源】为伞形科植物白花前胡 *Peucedanum praeruptorum* Dunn 或紫花前胡 *Peucedanum decursivum* Maxim. 的干燥根。主产于浙江、河南、四川等省，浙江产者为地道药材。冬季至次春茎叶枯萎或未抽花茎时采挖，晒干或低温干燥。生用或蜜炙用。

【性能】苦、辛，微寒。归肺经。

【功效】降气化痰，疏散风热。

【应用】

1. 用于痰热咳喘 本品辛散苦降，性寒清热，能宣降肺气，化痰止咳。治痰热壅肺之咳喘胸闷，咯痰黄稠，常配桑白皮、苦杏仁等，如前胡散。

2. 用于风热咳嗽 外感风热之身热头痛、咳嗽痰多，常与桑叶、桔梗等配伍；风寒咳嗽，常配苏叶、苦杏仁等，如杏苏散。

【处方用名】前胡、蜜前胡。

【用法用量】煎服，3～10g。或入丸、散剂。

【知识拓展】

1.《本草纲目》："清肺热，化痰热，散风邪。"

2.本品主要成分为前胡醇、前胡苷、紫花前胡素、白花前胡素甲等。具有祛痰、平喘、镇咳、抗炎、镇痛、抗心肌缺血等作用。现代常用于细菌性痢疾、慢性肠炎、小儿腹泻、慢性阻塞性肺疾病合并继发性肺动脉高压等。

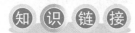

　　白前与前胡虽均能降气、化痰、止咳，用治肺气上逆之咳嗽、痰多。但前胡性微寒，外感、内伤均可，兼能疏散风热，外感风热、肺气失宣者尤宜；白前性微温，内伤寒痰咳喘尤宜。

## 竹茹 Zhúrú
### 《本草经集注》

【来源】为禾本科植物青杆竹 *Bambusa tuldoides* Munro、大头典竹 *Sinocalamus beecheyanus*（Munro）McClure var.*pubescens* P.F.Li 或 淡 竹 *Phyllostachysnigra*（Lodd.）Munro var.henonis（Mitf.）Stapf ex Rendle 的茎秆的干燥中间层。主产于长江流域和南方各省。全年均可采制，取新鲜茎，除去外皮，将稍带绿色的中间层刮成丝条，或削成薄条，捆扎成束，阴干。生用或姜汁炙用。

【性能】甘，微寒。归肺、胃经。

【功效】清热化痰，除烦止呕。

【应用】

1.用于肺热咳嗽，痰热心烦不眠　本品善清痰热而除烦。治肺热咳嗽，咯痰黄稠，常与瓜蒌、黄芩等配伍；治痰火内扰之心烦不眠，常配枳实、半夏、茯苓等，如温胆汤。

2.用于胃热呕吐　本品善清胃热而止呕逆，为治胃热呕逆之常用药。胃热呕吐，与黄连、黄芩等配伍；胃虚有热呕吐者，常与人参、陈皮等配伍，如橘皮竹茹汤；胎热恶阻呕吐，可配黄芩、枇杷叶等。

【处方用名】竹茹、姜竹茹。

【用法用量】煎服，5～10g。姜竹茹长于降逆止呕。

【知识拓展】

1.《本草述》："除胃烦不眠，疗妊娠烦躁。"

2.本品主要成分为生物碱、鞣质、皂苷、氨基酸、脂酸、还原糖、三萜等。具有祛痰、止咳、抗菌、止吐、抑菌、抗氧化等作用。现代常用于妊娠恶阻及皮肤溃疡等。

## 竹沥 Zhúlì
《名医别录》

【来源】来源、分布同竹茹，为竹新鲜的茎秆经火烤灼而流出的淡黄色澄清液汁。现一般用安瓿瓶密封保存备用，也可熬膏瓶贮，称竹沥膏。

【性能】甘，寒。归心、肺、肝经。

【功效】清热豁痰，定惊利窍。

【应用】

1. 用于痰热咳喘　本品甘寒滑利，祛痰力强，用治痰热郁肺之咳喘、痰稠难咯、顽痰胶结等，常配半夏、黄芩等，如竹沥达痰丸。

2. 用于中风痰迷，惊痫癫狂　本品性寒入心经，能涤痰开窍定惊。治中风口噤、癫狂，可配伍姜汁灌服；小儿惊风，常与胆南星、牛黄等配伍。

【用法用量】冲服，15～30mL。

【使用注意】本品性寒滑利，寒痰及便溏者忌用。

【知识拓展】

1.《本草纲目》："竹沥性寒而滑，大抵因风火燥热而有痰者宜之；若寒湿胃虚肠滑之人服之，则反伤肠胃。"

2. 本品主要成分为酚性成分、有机酸、多种氨基酸、糖类等。具有明显的镇咳、祛痰、抗菌、抗炎等作用。现代常用于慢性咽炎、重型乙脑、流脑、体癣等。

## 海藻 Hǎizǎo
《神农本草经》

【来源】为马尾藻科植物海蒿子 *Sargassum pallidum*（Turn.）C.Ag. 或羊栖菜 *Sargassum fusiforme.*（Harv.）Setch. 的干燥藻体。主产于山东、辽宁、福建等沿海地区。夏、秋二季采捞，晒干。生用。

【性能】咸，寒。归肝、胃、肾经。

【功效】消痰利水，软坚散结。

【应用】

1. 用于瘿瘤，瘰疬，睾丸肿痛　药性及功用与昆布相似，但药力较弱，常相须为用，能消痰软坚散结。治瘰疬，常与玄参、夏枯草等配伍；治瘿瘤，常与昆布、浙贝母等同用；睾丸肿痛，常配橘核、川楝子等，如橘核丸。

2. 用于痰饮，水肿　本品能利水消肿，但作用较弱。治痰饮、水肿，多与茯苓、猪苓等利水渗湿药同用。

【用法用量】煎服，6～12g。

【使用注意】不宜与甘草同用。

【知识拓展】

1.《神农本草经》："主瘿瘤气，颈下核，破散结气，痈肿癥瘕坚气，腹中上下鸣，下十二水肿。"

2.本品主要成分为海藻酸、甘露醇、钾、碘、灰分等。具有预防和纠正缺碘引起的地方性甲状腺功能不足、抗凝血、抗高血压、降低血胆固醇、抗肿瘤活性等。现代常用于脑血栓、急性脑梗死、高脂血症、冠心病、糖尿病等。

## 昆布　kūnbù
《名医别录》

【来源】为海带科植物海带 *Laminaria japonica* Aresch. 或翅藻科植物昆布 *Ecklonia kurome* Okam. 的干燥叶状体。主产于山东、辽宁、浙江等地。夏、秋二季采捞，晒干。生用。

【性能】咸，寒。归肝、胃、肾经。

【功效】消痰利水，软坚散结。

【应用】

1. 用于瘿瘤，瘰疬，睾丸肿痛　本品咸寒，药性及功效似海藻而力稍强。治疗上述病症，常相须为用，协同增效。

2. 用于痰饮，水肿　本品有利水消肿之功，与海藻相似。因其力弱，常须配伍使用。

【用法用量】煎服，6～12g。

【知识拓展】

1.《本草经疏》："昆布咸能软坚，其性润下，寒能除热散结，故主十二种水肿，瘿瘤聚结气，瘘疮。东垣云：瘿坚如石者，非此不除。"

2.本品主要成分为藻胶酸、昆布素、半乳聚糖等多糖类、海带氨酸等氨基酸、维生素B1、B2、C、P及胡萝卜素、碘、钾等无机盐。具有降血脂、降血糖、抗肿瘤、抗氧化等作用。现代常用于视网膜震荡、玻璃体混浊、便秘等疾病。

（其他清化热痰药见表17-1）

# 第三节　止咳平喘药

本类药物味或辛或苦或甘，药性或温或寒，主要具有止咳平喘作用，适用于咳嗽、喘息之证。部分药物兼有润肠通便、利水消肿、清利湿热、解痉止痛等功效，还可用于肠燥便秘、水肿、胸腹积水、湿热黄疸、心腹疼痛、癫痫等病证。喘咳证又有寒、热、虚、实之不同，外感、内伤之异，临床应用时须审证求因，选择适宜的药物，并作相应的配伍。

## 苦杏仁 Kǔxìngrén
### 《神农本草经》

【来源】为蔷薇科植物山杏 *Prunus armeniaca L.var.ansu* Maxim.、西伯利亚杏 *Prunus sibricia* L.、东北杏 *Prunus mandshurica*（Maxim.）Koehne 或杏 *Prunus armeniaca* L. 的干燥成熟种子。主产于东北、华北、西北等地。夏季采收成熟果实，除去果肉及核壳，晒干。生用或炒用。用时捣碎。

【性能】苦，微温；有小毒。归肺、大肠经。

【功效】止咳平喘，润肠通便。

【应用】

1. 用于咳嗽气喘　本品味苦而降，善降泄肺气而止咳平喘，为治咳喘之要药。咳嗽喘满，无论新久、寒热、虚实均可应用。治风寒咳嗽，常与麻黄、甘草同用，即三拗汤；风热咳嗽，常配桑叶、菊花等，如桑菊饮；燥热咳嗽，常与桑叶、沙参等同用，如桑杏汤；肺热咳喘，常与石膏等同用，如麻杏石甘汤。

2. 用于肠燥便秘　本品质润滑肠，味苦下气而润肠通便。常与柏子仁、桃仁等同用，如五仁丸。

【处方用名】杏仁、苦杏仁、炒苦杏仁。

【用法用量】煎服，5～10g。可打碎入煎。

【使用注意】有小毒，内服不宜过量；以免中毒；大便溏泻及婴儿慎用。

【知识拓展】

1.《神农本草经》："主咳逆上气雷鸣，喉痹，下气，产乳，金疮，寒心，贲豚。"

2. 本品主要成分为苦杏仁苷、苦杏仁苷酶、樱叶酶、油酸、亚油酸、棕榈酸、蛋白质等成分。具有镇咳、祛痰、平喘、抗炎、镇痛、增强免疫等作用。现代常用于咳嗽、支气管哮喘、高脂血症、上消化道溃疡、老年性皮肤瘙痒症等。

### 附药：甜杏仁

甜杏仁为蔷薇科植物杏或山杏的部分栽培品种而其味甘甜的成熟种子。性味甘平，功能润肺止咳，主要用于虚劳咳嗽或津伤便秘。煎服，5～10g。

## 紫苏子 Zǐsūzǐ
### 《名医别录》

【来源】为唇形科植物紫苏 *Perilla frutescens*（L.）Britt 的干燥成熟果实。主产于江苏、安徽、河南等地。秋季果实成熟时采收。晒干。生用或炒用。用时捣碎。

【性能】辛，温。归肺、大肠经。

【功效】降气化痰，止咳平喘，润肠通便。

【应用】

1. 用于咳嗽气喘　本品质润性降，善于降肺气、消痰涎而止咳喘。治痰壅气逆之咳嗽气喘，常与白芥子、莱菔子同用，如三子养亲汤；上盛下虚之喘咳，常配肉桂、厚朴等，如苏子降气汤。

2. 用于肠燥便秘　本品富含油脂，能润肠通便。治疗肠燥便秘，常与火麻仁、杏仁等同用。

【处方用名】紫苏子、炒紫苏子。

【用法用量】煎服，3～10g。或入丸、散。

【使用注意】阴虚咳喘及脾虚便溏者慎用。

【知识拓展】

1.《本经逢原》："性能下气，故胸膈不利者宜之，与橘红同为除喘定嗽，消痰顺气之良剂。"

2. 本品主要成分为油酸、亚麻酸、亚油酸、酚酸类成分、迷迭香酸等。具有镇咳、平喘、祛痰、降血脂、降血压、抗氧化等作用。现代常用于咳喘、胆道蛔虫症、高脂血症等。

## 紫菀 Zǐwǎn
### 《神农本草经》

【来源】为菊科植物紫菀 *Aster tataricus* L.f. 的干燥根及根茎。主产于河北、安徽、黑龙江等地。春、秋二季采挖，晒干。生用或蜜炙用。

【性能】苦、辛，微温。归肺经。

【功效】润肺下气，化痰止咳。

【应用】

用于痰多咳嗽　本品微温不燥，辛散苦降，长于润肺下气，化痰而止咳。凡咳嗽痰多，无论新久、寒热、虚实均可用之。治外感风寒所致者，常与荆芥、桔梗、白前等配伍，如止嗽散；久咳不愈，常配伍款冬花、百部等；阴虚咳嗽，痰中带血者，常与阿胶、川贝母等同用。

【处方用名】紫菀、蜜紫菀、炙紫菀。

【用法用量】煎服，5～10g。

【知识拓展】

1.《神农本草经》："主咳逆上气，胸中寒热结气。"

2.本品主要成分为紫菀酮、紫菀皂苷、槲皮素、东莨菪碱、挥发油等。具有祛痰、镇咳、抑菌、抗病毒、利尿、抗肿瘤等作用。现代常用于肺结核、支气管扩张、肺癌咯血等。

## 款冬花　kuǎndōnghuā
### 《神农本草经》

【来源】为菊科植物款冬 *Tussilago farfara* L. 的干燥花蕾。主产于河南、甘肃、山西等地。12 月或地冻前当花尚未出土时采挖，阴干。生用或蜜炙用。

【性能】辛、微苦，温。归肺经。

【功效】润肺下气，止咳化痰。

【应用】

1.用于多种咳嗽　本品功效与紫菀相似而偏于止咳，为止咳常用药，二者常相须为用。治肺寒咳嗽，常与紫菀、百部等配伍；肺热咳喘，常与知母、桑叶等同用，如款冬花汤；咳喘日久，痰中带血，常与百合同用；肺痈咳吐脓痰者，可配伍桔梗、薏苡仁等。

【处方用名】款冬花、蜜款冬花。

【用法用量】煎服，5～10g。

【知识拓展】

1.《神农本草经》："主咳逆上气，善喘，喉痹。"

2.本品主要成分为芦丁、槲皮素、款冬酮、款冬花素、款冬花碱等成分。具有镇咳、祛痰、平喘升血压、抑制血小板聚集等作用。现代常用于咳嗽等。

## 百部　Bǎibù
### 《名医别录》

【来源】为百部科植物直立百部 *Stemona sessilifolia*（Miq.）Miq.、蔓生百部 *Stemona japonica*（Bl.）Miq. 或对叶百部 *Stemona tuberosa* Lour. 的干燥块根。主产于安徽、江苏、山东等地区。春、秋二季采挖，置沸水中略烫或蒸至无白心，取出，晒干。生用或蜜炙用。

【性能】甘、苦，微温。归肺经。

【功效】润肺止咳，杀虫灭虱。

【应用】

1.用于新久咳嗽，百日咳，肺痨咳嗽　本品甘润苦降，微温不燥，功善润肺止咳，无论外感、内伤、暴咳、久嗽皆可用之。治风寒咳嗽，常配伍荆芥、桔梗等，如止嗽散；气阴两虚之久咳不止，常配黄芪、沙参等，如百部汤；肺虚咳嗽，常配阿胶、川贝母等，如月华丸；百日咳，常配伍贝母、紫菀等。

2.用于蛲虫，阴道滴虫，头虱疥癣，阴痒　治蛲虫病，以本品浓煎，睡前保留灌肠；阴道滴虫，单用，或配蛇床子、苦参等煎汤坐浴外洗；头虱、疥癣，可制成 20% 乙醇液，或 50% 水煎剂外搽患处。

【处方用名】百部、蜜百部、炙百部。

【用法用量】煎服，3 ～ 9g。外用适量。

【知识拓展】

1.《本草纲目》："百部，亦天冬之类，故皆治肺病杀虫。但百部气温而不寒，寒嗽宜之。天冬性寒而不热，热嗽宜之。此为异耳。"

2.本品主要成分为百部碱、原百部碱、直立百部碱、对叶百部碱、百部定碱、异百部定碱、蔓生百部碱等。具有镇咳、平喘、抑菌、抗病毒、灭虱等作用。现代常用于百日咳、肺结核、足癣、梨形鞭毛虫病、酒渣鼻等疾病。

## 桑白皮　Sāngbáipí
### 《神农本草经》

【来源】为桑科植物桑 *Morus alba* L. 的干燥根皮。全国各地均产，主产于安徽、河南、浙江等地。秋末叶落时至次春发芽前采挖，剥取根皮，晒干。生用或蜜炙用。

【性能】苦，微寒。归肺经。

【功效】泻肺平喘，利水消肿。

【应用】

1.用于肺热咳喘　本品甘寒降泄，既能清泄肺热，又能降泻肺中水气而平喘。治肺热咳喘，常与地骨皮、甘草等同用，如泻白散；肺虚有热之咳喘，常配人参、熟地黄等，如补肺汤。

2.用于水肿　本品能降泻肺气，通调水道而利水消肿。治水肿，常与大腹皮、茯苓皮、生姜皮等同用，如五皮散。

【处方用名】桑白皮、蜜桑白皮、炙桑白皮。

【用法用量】煎服，6 ～ 12g。

【使用注意】肺寒咳喘，小便量多者慎用。

【知识拓展】

1.《本草纲目》:"桑白皮,长于利小水,及实则泻其子也。故肺中有水气及肺火有余者宜之。"

2.本品主要成分为桑根皮素、环桑根皮素、桑酮、伞形花内酯、东莨菪内酯等。具有镇咳、祛痰、平喘、利尿、降血糖、镇痛、镇静等作用。现代常用于高血压、小儿流涎、小儿鼻出血、下肢溃疡等。

葶苈子 Tínglìzǐ

《神农本草经》

【来源】为十字花科植物独行菜 *Lepium apetalum* Willd. 或播娘蒿 *Descurainia Sophia* (L.) Webb. ex Prantl. 的干燥成熟种子。前者习称"北葶苈子",主产于河北、辽宁、内蒙古等地;后者习称"南葶苈子",主产于江苏、山东、安徽等地。夏季果实成熟时采割植株,晒干,搓出种子。生用或炒用。

【性能】苦、辛,大寒。归肺、膀胱经。

【功效】泻肺平喘,利水消肿。

【应用】

1.用于痰涎壅盛咳喘证 辛散苦泄,性寒清热,专泻肺中水饮,清泄肺经痰饮而平喘。治痰涎壅盛之咳逆痰多、喘息不得平卧,常与大枣同用,即葶苈大枣泻肺汤。

2.胸腹积水实证 本品能降泄肺气,通调水道而利水消肿。治湿热蕴阻之腹水肿满,常与防己、大黄等同用,如己椒苈黄丸;痰热结胸之胸胁积水,常与杏仁、大黄、芒硝等同用,合研为丸,即大陷胸丸。

【处方用名】葶苈子、炒葶苈子。

【用法用量】煎服,3 ~ 10g。包煎。研末服,3 ~ 6g。炒后药性缓和。

【知识拓展】

1.《神农本草经》:"主癥瘕积聚,结气,饮食寒热,破坚。"

2.本品主要成分为槲皮素、亚油酸、芥子苷、蛋白质、油脂、棕榈酸等。具有强心、利尿、降血压、抑菌、抗肿瘤等作用。现代常用于充血性心力衰竭、高脂血症、结核性渗出性胸膜炎、肝硬化腹水、尿路结石等。

枇杷叶 Pípáyè

《名医别录》

【来源】为蔷薇科植物枇杷 *Eriobotrya japonica* ( Thunb. )Lindl. 的干燥叶。主产于广东、江苏、浙江等地。全年均可采收。晒干,刷去毛。生用或蜜炙用。

【性能】苦，微寒。归肺、胃经。

【功效】清肺止咳，降逆止呕。

【应用】

1.用于肺热咳嗽　本品味苦能降，性寒清热，能清肃肺热以化痰止咳。治肺热咳嗽，常与桑白皮、黄芩等同用；燥热咳喘，常配桑叶、麦冬等，如清燥救肺汤；肺虚久咳，阴伤肺燥，干咳气急，或痰中带血，常与阿胶、百合等同用。

2.用于胃热呕逆　本品苦寒清降，能清胃热、降胃气而止呕逆。治胃热呕吐、呃逆，常与黄连、竹茹等同用。

【处方用名】枇杷叶、蜜枇杷叶、炙枇杷叶。

【用法用量】煎服，6～10g。鲜品加倍。

【知识拓展】

1.《本草纲目》："治肺胃之病，大都取其下气之功。气下则火降痰顺，而逆者不逆，呕者不呕，渴者不渴，咳者不咳矣。"

2.本品主要成分为挥发油、皂苷、熊果酸、苦杏仁苷、鞣质、酒石酸等。具有镇咳、平喘、祛痰、抑菌、抗炎、降血糖等作用。现代常用于咳嗽、小儿急性肾炎等。

## 白果　Báiguǒ
### 《日用本草》

【来源】为银杏科植物银杏 *Ginkgo biloba* L. 的干燥成熟种子。别名银杏。主产于广西、四川、河南、山东等地。秋季种子成熟时采收，除去肉质外种皮，洗净，蒸或略煮后，烘干。生用或炒用。

【性能】甘、苦、涩，平；有毒。归肺经。

【功效】敛肺定喘，止带缩尿。

【应用】

1.用于哮喘咳嗽　本品味涩而收，能收敛肺气而定喘。治风寒痰喘，可与麻黄、甘草配伍；肺肾两虚之虚喘，常与五味子等同用；外感风寒，内有蕴热之喘咳，常配麻黄、黄芩等药，如定喘汤；肺热燥咳无痰，常与麦冬、天冬等配伍。

2.用于带下，白浊，遗尿　本品收涩而固下焦，能除湿泄浊，为治带下白浊之常用药。治脾虚带下，色白质稀，常与山药、莲子等同用；湿热带下，色黄腥臭，常与黄柏、车前子等同用，如易黄汤；小便白浊，可单用或与萆薢、益智仁等同用；遗尿，遗精，常与乌药、山茱萸等同用。

【处方用名】银杏、白果、炒白果仁。

【用法用量】煎服，5～10g。用时捣碎。炒白果仁毒性降低。

【使用注意】本品有毒，大量或生食易引起中毒，不可多用，小儿尤当注意。

【知识拓展】

1.《本草纲目》："温肺益气，定喘嗽，缩小便，止白浊。"

2.本品主要成分为山奈黄素、槲皮素、芦丁、银杏素等。具有抑菌、祛痰、平喘、解痉、降血压、抗过敏、抗氧化、抗衰老、抗肿瘤等作用。现代常用于梅尼埃综合征、神经性头痛、支气管哮喘、遗尿、咳血等。

### 附药：银杏叶

银杏叶为银杏树的干燥叶。性味甘、苦、涩，平。归心、肺、大肠经。功能敛肺平喘，活血止痛，化浊降脂。用于肺虚咳喘，胸痹心痛，中风偏瘫等；现代用于高脂血症、高血压、冠心病心绞痛、脑血管痉挛等。煎服，9～12g；或制成片剂、注射剂。

（其他止咳平喘药见表17-1）

表 17-1　其他化痰止咳平喘药

| 药名 | 来源 | 药性 | 功效 | 应用 | 用法用量 |
|------|------|------|------|------|----------|
| 天竺黄 | 为禾本科植物青皮竹或华思劳竹等秆内分泌液干燥后的块状物 | 甘，寒。归心、肝经 | 清热化痰，清心定惊 | 用于热病神昏，中风癫痫，小儿痰热惊风 | 煎服，3～9g |
| 胖大海 | 梧桐科植物胖大海的干燥成熟种子 | 甘，寒。归肺、大肠经 | 清肺化痰，利咽开音，润肠通便 | 1.用于肺热声哑，干咳无痰，咽喉肿痛 2.用于热结便秘 | 沸水泡服或煎服，2～3枚 |
| 黄药子 | 为薯蓣科植物黄独的块茎 | 苦、寒；有小毒。归肺、肝、心经 | 化痰散结消瘿清热凉血解毒 | 1.瘿瘤 2.疮痈肿毒、咽喉肿痛、虫蛇咬伤 | 煎服，5～9g |
| 蛤壳 | 为帘蛤科动物文蛤或青蛤的贝壳 | 苦、咸，寒；归肺、胃经 | 清热化痰，软坚散结 | 1.用于痰热咳喘 2.用于瘿瘤、痰核 | 煎服，6～15g |
| 海浮石 | 为胞孔科动物脊突苔虫和瘤苔虫的骨骼；或火山喷出的岩浆形成的多孔状石块 | 咸，寒。归肺经 | 清热化痰，软坚散结 | 1.用于痰热喘咳 2.用于瘿瘤，瘰疬 | 煎服，10～15g |
| 瓦楞子 | 为蚶科动物毛蚶、泥蚶或魁蚶的贝壳 | 咸，平。归肺、胃、肝经 | 消痰软坚，化瘀散结，制酸止痛 | 1.用于顽痰胶结，瘰疬，瘿瘤 2.用于癥瘕痞块 3.用于肝胃不和，胃痛泛酸 | 煎服，9～15g |
| 礞石 | 为变质岩类黑云母片岩或绿泥石化云母碳酸盐片岩及变质岩类蛭石片岩或水黑云母片岩的石块或碎粒 | 甘、咸，平。归肺、心、肝经 | 坠痰下气，平肝镇惊 | 1.用于顽痰、老痰 2.用于癫狂，惊痫 | 煎服，10～15g |

续表

| 药名 | 来源 | 药性 | 功效 | 应用 | 用法用量 |
|------|------|------|------|------|----------|
| 马兜铃 | 为马兜铃科植物北马兜铃或马兜铃的干燥成熟果实 | 苦、微辛，寒。归肺、大肠经 | 清肺化痰，止咳平喘 | 用于肺热咳喘 | 煎服，3～9g |
| 罗汉果 | 为葫芦科植物罗汉果的干燥果实 | 甘，凉。归肺、大肠经 | 清热润肺，化痰止咳，润肠通便 | 1. 用于咳嗽，咽痛 2. 用于肠燥便秘 | 煎服，9～15g |
| 矮地茶 | 为紫金牛科植物紫金牛的干燥全草 | 微苦、辛，平。归肺、肝经 | 止咳平喘，清利湿热，活血化瘀 | 1. 用于咳喘痰多 2. 用于黄疸，淋证，水肿 3. 用于跌打损伤，风湿痹痛，闭经 | 煎服，15～30g |
| 洋金花 | 为茄科植物白花曼陀罗的干燥花 | 辛，温；有毒。归肺、肝经 | 止咳平喘，止痛，解痉 | 1. 用于咳喘 2. 用于疼痛证 3. 用于癫痫，小儿慢惊风 4. 用于麻醉 | 多入丸、散，每次 0.3～0.6g |

## 目标检测

**A1 型题**（每道试题有 A、B、C、D、E 五个供选择的备选答案，从中选择一个最佳答案）

1. 半夏具有的功效是

　　A. 宣肺化痰，清热散结

　　B. 燥湿化痰、降逆止呕，消痞散结，消肿止痛

　　C. 清热化痰，软坚散结

　　D. 燥湿化痰，消肿散结

　　E. 燥湿化痰，解毒散结

2. 天南星祛风止痉，善于治疗

　　A. 肝阳上亢，肝风内动病证

　　B. 热极动风病证

　　C. 虚风内动病证

　　D. 风痰眩晕病证

　　E. 小儿急、慢惊风

3. 功效为燥湿化痰、祛风解痉、散结消肿的药物是

　　A. 天南星　　　　　　　　B. 蝉蜕　　　　　　　　C. 半夏

D. 防风　　　　　　　　　　E. 蕲蛇

4. 外敷有发泡作用，皮肤过敏者忌用的药物是

　　A. 半夏　　　　　　　　B. 天南星　　　　　　　　C. 附子

　　D. 白芥子　　　　　　　E. 竹茹

5. 治疗胃热呕吐，应选用的药物是

　　A. 天南星　　　　　　　B. 白芥子　　　　　　　　C. 半夏

　　D. 贝母　　　　　　　　E. 竹茹

6. 白芥子具有的功效是

　　A. 清热化痰　　　　　　B. 润肺化痰　　　　　　　C. 降气祛痰

　　D. 温肺化痰　　　　　　E. 燥湿化痰

7. 旋覆花入煎剂的用法是

　　A. 先煎　　　　　　　　B. 后下　　　　　　　　　C. 冲服

　　D. 包煎　　　　　　　　E. 另炖

8. 川贝母与浙贝母都具有的功效是

　　A. 清肺养阴止咳　　　　B. 温肺化痰止咳　　　　　C. 润肺化痰止咳

　　D. 燥湿化痰止咳　　　　E. 清肺化痰止咳

9. 下列各项，不属瓜蒌功效的是

　　A. 清肺化痰　　　　　　B. 润肺化痰　　　　　　　C. 宣肺祛痰

　　D. 宽胸散结　　　　　　E. 润肠通便

10. 桔梗的功效是

　　A. 润肺，止咳，下气，化痰

　　B. 宣肺，利咽，清肺，化痰

　　C. 宣肺，利咽，祛痰，排脓

　　D. 降气，止咳，祛痰，排脓

　　E. 降气，止呕，祛痰，排脓

**A2 型题**（每个病例有 A、B、C、D、E 五个供选择的备选答案，从中选择一个最佳答案）

1. 患者，女，30 岁。干咳少痰 1 周，伴有咽干音哑，口干喜饮，舌边尖红，苔薄黄，脉浮数。用药应选用的药物是

　　A. 杏仁、桃仁、薏苡仁　　B. 荆芥、白前、陈皮　　C. 杏仁、麻黄、石膏

　　D. 杏仁、川贝母、桑叶　　E. 杏仁、麦冬、生地黄

2. 患者，男，26 岁。咳喘 3 年，每至春暖花开时咳喘发作，伴少量黄稠痰，舌红苔黄，脉弦滑。宜用与麻黄、杏仁、石膏配伍的药物是

　　A. 地龙　　　　　　　　B. 全蝎　　　　　　　　　C. 蜈蚣

D. 白僵蚕　　　　　　E. 蕲蛇

3. 患者，女，36岁。发热胸痛5天，咳吐腥臭脓血痰，舌红苔腻。用药应选用的药物是

A. 桔梗、薏苡仁、鱼腥草

B. 紫菀、款冬花、百部

C. 桑叶、杏仁、枇杷叶

D. 麻黄、杏仁、石膏

E. 川贝母、杏仁、车前子

4. 患者，男，45岁。腹泻，咳嗽，咳吐痰涎，色白清稀，舌苔白腻弦滑。用药应选用的药物是

A. 苏子、白芥子　　　　B. 瓜蒌、浙贝母　　　　C. 半夏、天南星

D. 川贝母、天花粉　　　E. 白附子、白僵蚕

**B1 型题**（每组试题前有 A、B、C、D、E 五个供选择的备选答案，从中为每一道试题选择一个与其关系密切的答案）

A. 半夏　　　　　　B. 瓜蒌　　　　　　C. 白芥子

D. 川贝母　　　　　E. 桔梗

1. 治疗湿痰痰多，咳嗽气逆，应选用的药物是

2. 治疗寒痰壅滞，咳嗽，胸满胁痛，应选用的药物是

A. 活血散瘀　　　　B. 利水消肿　　　　C. 润肺下气

D. 清热解毒　　　　E. 清热散结

3. 桑白皮的功效是

4. 浙贝母的功效是

A. 胸痹、结胸　　　　B. 咳嗽气喘　　　　C. 声音嘶哑

D. 水肿　　　　　　E. 目赤肿痛

5. 瓜蒌的主治证是

6. 苦杏仁的主治证是

扫一扫，知答案

扫一扫，看课件

# 第十八章

# 安神药

【学习目标】

1. 掌握安神药定义、功效及应用、分类、注意事项；掌握重镇安神药朱砂、磁石、龙骨与养心安神药酸枣仁、远志的性能、功效、应用、特殊用法和使用注意；

2. 熟悉琥珀、柏子仁、灵芝、合欢皮的功效、应用、用法用量和使用注意。

3. 具备临床合理应用安神药的能力以及会比较功用相似药物异同；并能熟练识别常用安神药饮片。

【定义】凡以安神定志为主要功效，用以治疗心神不宁的药物，称为安神药。

【性能】本章药物多味甘，性寒凉或平。因人体神志的病理变化与心肝两脏的功能活动有着密切的关系，心藏神，主神明，肝藏魂，主疏泄，故本类药物多入心经和肝经。

【功效及主治】安神药多为矿物、贝壳或植物的种仁。矿石、贝壳类药物，质重沉降，多具有重镇安神作用；植物种仁类药物，质润滋养，多具养心安神作用。安神药主要用于心神不宁、心悸怔忡、失眠多梦及惊痫癫狂等病证。部分安神药还可用于阳亢眩晕、热毒疮疡、自汗盗汗、肠燥便秘、痰多咳喘等证。

【分类】安神药根据其药性及功效应用的不同，可分为重镇安神药与养心安神药两类。

【配伍应用】使用本章药物时需根据不同的病因病机，选择适当药物配伍应用。如心火亢盛者，当配伍清心泻火药；食积内停者，当配伍消食化积药；痰火扰心者，当配清热化痰药；肝阳上亢者，当配平肝潜阳药；阴血不足者，当配伍养血滋阴药；心脾两虚者，当配伍补益心脾药；情志不遂、肝气郁滞者，又当配伍疏肝解郁药。

【注意事项】使用矿石类安神药，入汤剂有效成分不易煎出，故宜打碎先煎、久煎；如作丸、散剂服，易伤脾胃，故不宜久服，并须酌情配伍养胃健脾药。部分安神药具有毒性，使用须谨慎。

# 第一节　重镇安神药

本类药物多为矿石、化石及介类药物，具有质重沉降之性。味甘或咸，性寒或平，主入心、肝二经，具有镇安心神、平惊定志的作用。主要用于心火炽盛、痰火扰心、肝郁化火及惊吓等引起的心神不宁、烦躁易怒、心悸失眠及惊痫、狂妄等证。部分药物兼有平肝潜阳、纳气定喘等功效，故亦可用于肝阳上亢证、肾虚气喘证等。

## 朱砂　Zhūshā
《神农本草经》

【来源】为硫化物类矿物辰砂族辰砂，主含硫化汞（HgS）。又名辰砂、丹砂等。主产于湖南、贵州、四川等地。采挖后，选取纯净者，用磁铁吸净含铁的杂质，再用水淘去杂石和泥沙，研细水飞，晒干装瓶备用。

【性能】甘，微寒；有毒。归心经。

【功效】镇惊安神，清热解毒。

【应用】

1. 用于心神不宁，心悸失眠等　本品甘寒质重，专入心经，寒能降火，重可镇怯，所以朱砂既可重镇安神，又能增强清心安神之效，最适心火亢盛之心神不宁、烦躁失眠诸证。治心火亢盛，内扰神明之心神不宁、惊悸怔忡、烦躁不眠者，宜与黄连、栀子等合用，如朱砂安神丸；治阴血虚者，还可与柏子仁、当归等配伍；治惊恐或心气虚心神不宁者，将本品纳入猪心中炖服。

2. 用于惊风，癫痫　本品重镇，有镇惊安神止痉之功。治温热病，热入心包或痰热内闭所致的高热烦躁、神昏谵语、惊厥抽搐者，常与牛黄、麝香等药同用，如安宫牛黄丸；治小儿惊风，又常与牛黄、钩藤配伍，如牛黄散；治癫痫抽搐，多与磁石相配，如磁朱丸。

3. 用于疮疡肿毒，咽喉肿痛，口舌生疮　本品性寒，不论内服、外用，均有清热解毒作用。治疮疡肿毒，常与雄黄、山慈菇等同用，如太乙紫金锭；治咽喉肿痛，口舌生疮，可配冰片、硼砂等外用，如冰硼散。

【用法用量】多入丸、散，或研末冲服，每次 0.1 ～ 0.5g，日 2 ～ 3 次。不入煎剂。外用适量。

【使用注意】本品有毒，不宜大量服用，也不宜少量久服；孕妇及肝肾功能不全者禁服；入药宜生用，忌火煅。

【知识拓展】

1.《神农本草经》："丹砂，气味甘、微寒……主身体五脏百病，养精神，安魂魄，益气明目，杀精魅邪恶鬼。"

2. 朱砂的主要成分为硫化汞（HgS），含量大于 96%，此外，朱砂中尚含铅、钡、镁、铁、锌、锰等 25 种微量元素。药理研究表明朱砂具有镇心安神，抗惊厥、抗心律失常及对脑损伤的保护作用。现代临床多用于失眠、心律失常、精神分裂症等疾病的治疗。

## 磁石 Císhí
### 《神农本草经》

【来源】为氧化物类矿物尖晶石族磁铁矿，主含四氧化三铁（$Fe_3O_4$）。主产于河北、山东、江苏等地。采挖后，除去杂石，选择吸力强者（习称"活磁石"或"灵磁石"）入药。生用或醋淬研细用。

【性能】咸，寒。归心、肝、肾经。

【功效】镇惊安神，平肝潜阳，聪耳明目，纳气平喘。

【应用】

1. 用于心神不宁，惊悸失眠、癫狂等　本品质重沉降，入心经，能镇惊安神；味咸入肾，又有益肾之功；性寒清热，清泻心肝之火。故能顾护真阴，镇摄浮阳，安定神志。主治肾虚肝旺，肝火上炎，扰动心神或惊恐气乱，神不守舍所致的心神不宁、惊悸、失眠及癫痫，常与朱砂相须为用，如磁朱丸；治痰浊蒙蔽清窍之癫狂，常与石菖蒲、牛黄等同用。

2. 用于肝阳上亢证　本品入肝、肾经，既能平肝潜阳，又能益肾补阴，故可用治肝阳上亢之头晕目眩、急躁易怒等症，常与石决明、牡蛎等药同用。

3. 用于肝肾阴虚，耳聋目黯　本品入肝、肾经，补益肝肾，有聪耳明目之功。治肾虚耳鸣、耳聋，多配伍熟地黄、山茱萸等滋肾之品，如耳聋左慈丸。治肝肾不足，目黯不明，视物昏花者，多配伍枸杞子、女贞子等补肝肾、明目之品。

4. 用于肾虚气喘　本品入肾经，质重沉降，纳气归肾，有益肾纳气平喘之功。用治肾气亏虚，摄纳无权之虚喘，常与五味子、蛤蚧等同用。

【处方用名】磁石、灵磁石、煅磁石。

【用法用量】煎服，9～30g，宜打碎先煎。入丸、散剂，每次 1～3g。煅磁石长于聪耳明目，纳气平喘。

【使用注意】因吞服后不易消化，如入丸、散，不可多服；脾胃虚弱者慎用。

【知识拓展】

1.《名医别录》："磁石，味咸，无毒。主养肾脏，强骨气，益精，除烦，通关节，消痈肿，鼠瘘，颈核，喉痛，小儿惊痫。"

2. 本品除主要成分为四氧化三铁外，还含有丰富的砷、锰、铬、钴等微量元素。近年

255

来的研究表明磁石对中枢神经有较明显的抑制作用，且具有抗炎、镇痛、止凝血作用等。现代临床用于癫痫、胆囊炎、血管性头痛、缺铁性贫血等多种疾病的治疗。

## 龙骨 Lónggǔ
### 《神农本草经》

【来源】为古代大型哺乳类动物象类、三趾马类、犀类、鹿类、牛类等骨骼的化石或象类门齿的化石。主产于山西、内蒙古、河南等地。全年均可采挖，生用或煅用。

【性能】甘、涩，平。归心、肝、肾经。

【功效】镇惊安神，平肝潜阳，收敛固涩；外用：吸湿敛疮。

【应用】

1.用于心神不宁，心悸失眠，惊痫癫狂　本品有较好的镇惊安神作用，为重镇安神之常用药，可用于多种神志异常。治心神不宁，心悸失眠，健忘多梦等证，常与朱砂、酸枣仁等药同用；治痰热内盛，惊痫抽搐，癫狂发作者，常与牛黄、胆南星等药配伍。

2.用于肝阳上亢证　本品入肝经，质重沉降，有较强的平肝潜阳作用，故常用治肝阴不足，肝阳上亢所致的头晕目眩，烦躁易怒等症，多与赭石、生牡蛎等药同用，如镇肝息风汤。

3.用于肾气不固及表虚不固的滑脱诸证　本品味涩能敛，有收敛固涩之功效，可用于遗精、遗尿、带下、崩漏、自汗等多种正虚滑脱之证。治肾虚精关不固之遗精早泄，常与牡蛎相须，如金锁固精丸；治心肾两虚之小便频数，常与桑螵蛸、龟甲等配伍，如桑螵蛸散；治气虚不摄之带下、崩漏，常与黄芪、五味子等同用；治气虚之自汗，多与黄芪、牡蛎等同用。

4.用于湿疮痒疹，疮疡久溃不敛　本品性收涩，外用有收湿，敛疮，生肌之效。用治湿疮流水，阴部汗多瘙痒，疮疡溃久不敛等证，常与枯矾等分，共为细末，擦敷患处。

【处方用名】龙骨、生龙骨、煅龙骨。

【用法用量】煎服，15～30g，宜先煎；入丸、散剂，每次1～3g。外用适量。镇静安神，平肝潜阳多生用；收敛固涩宜煅用。

【知识拓展】

1.《神农本草经》："龙骨，味甘，平。主心腹鬼注，精物老魁，咳逆，泄利脓血，女子漏下癥瘕坚结，小儿热气惊痫。"

2.本品主要包含了 $Fe_2O_3$、$MgO$、$P_2O_5$、$CaO$ 以及苯丙氨酸、异亮氨酸、蛋氨酸、胱氨酸和甘氨酸等。药理研究表明龙骨具有调节免疫、促进血液凝固、降低血管通透性及中枢抑制和骨骼肌松弛等作用。临床用于湿疹、月经过多、抑郁症等多种疾病的治疗。

## 琥珀　Hǔpó
### 《名医别录》

【来源】为古代松科植物的树脂，埋藏地下经年久转化而成的化石样物质。主产于云南、广西、辽宁等地。全年均可采收。研末用。

【性能】甘，平。归心、肝、膀胱经。

【功效】镇惊安神，活血散瘀，利尿通淋。

【应用】

1. 用于心神不宁，心悸失眠，惊痫癫狂　本品甘平质重，能镇惊安神，用于治疗心神不宁、惊悸失眠，常与朱砂、远志等同用，如琥珀定志丸；治疗小儿惊风及癫痫抽搐，多与天南星、朱砂等配伍，如琥珀抱龙丸。

2. 用于血瘀证　本品有活血通经，散瘀消癥之功，可用于血瘀诸证。治妇女阴唇血肿、产后血瘀肿痛等，单研末冲服；治痛经经闭，常与莪术、当归等同用，如琥珀散；治心血瘀阻之胸痹，常与三七共研末服；治癥瘕痞块，常与鳖甲、三棱等同用。

3. 用于癃闭、淋证　本品为金石药中之利尿良药，可用于多种淋证，尤善治血淋。可单用为散，灯心汤送服，或配海金沙、金钱草等同用。

【知识拓展】

1. 《名医别录》："虎珀，味甘，平，无毒。主安五脏，定魂魄，杀精魅邪鬼，消瘀血，通五淋。"

2. 本品主要含树脂、挥发油，此外还含有琥珀氧松香酸、琥珀松香高酸及琥珀酸等。药理研究表明琥珀酸具有镇静解热、抗休克、抗惊厥，及中枢抑制等多种作用。现代主要用于癫痫、脑损伤后症候群、尿路感染等病的治疗。

（其他重镇安神药，见表18-1）

# 第二节　养心安神药

本类药物多为植物类种子、种仁，具有甘润滋养之性，主入心、肝二经，故有滋养心肝、益阴补血、交通心肾等作用。主要适用于阴血不足、心脾两虚、心肾不交等导致的心悸怔忡、虚烦不眠、健忘多梦、遗精、盗汗等证。

## 酸枣仁　Suānzǎorén
### 《神农本草经》

【来源】为鼠李科植物酸枣 Ziziphus jujuba Mill.var.spinosa（Bunge）Hu ex H.F.Chou 的

干燥成熟种子。主产于河北、陕西、内蒙古等地。秋末冬初采收成熟果实。晒干。生用或炒用，用时捣碎。

【性能】甘、酸，平。归心、肝、胆经。

【功效】养心补肝，宁心安神，敛汗，生津。

【应用】

1. 用于虚烦不眠，惊悸多梦　本品味甘，入心、肝经，能养心阴、益肝血而有安神之效，为养心安神之要药。治心肝阴血亏虚，心失所养，神不守舍之心悸、怔忡、健忘、失眠、多梦、眩晕等症，常与当归、龙眼肉等药配伍；治肝虚有热之虚烦不眠，常与知母、茯苓等同用，如酸枣仁汤；治心脾两虚，气血不足之失眠、心悸，常与黄芪、当归等药同用，如归脾汤。

2. 用于体虚多汗　本品味酸能敛，有收敛止汗之功，常用治体虚自汗、盗汗，每与五味子、煅牡蛎等药同用。

3. 用于津伤口渴　本品味酸，酸能收敛，故有敛阴生津止渴之功，还可用治伤津口渴咽干者，可与地黄、麦冬等药同用。

【处方用名】酸枣仁、炒酸枣仁。

【用法用量】煎服，10～15g；研末吞服，每次1.5～3g。

【知识拓展】

1.《神农本草经》："酸枣，味酸，平。主心腹寒热，邪结气聚，四肢酸疼，湿痹。久服，安五脏，轻身、延年。"

2. 本品化学成分主要包括皂苷、黄酮、生物碱、脂肪酸等。药理研究表明酸枣仁具有镇静催眠、抗焦虑、抗抑郁、保护心肌细胞、抗心律失常、改善血液流变学、抑制动脉粥样硬化、降低血压等作用。临床用于神经衰弱、焦虑症、高血压等多种疾病的治疗。

### 柏子仁　Bǎizǐrén
《神农本草经》

【来源】为柏科植物侧柏 *Platycladus orientalis*（L.）Franco 的干燥成熟种仁。主产于山东、河南、云南等地。秋、冬二季采收成熟种子，晒干，除去种皮，收集种仁。生用或制霜用。

【性能】甘，平。归心、肾、大肠经。

【功效】养心安神，润肠通便，止汗。

【应用】

1. 用于心悸失眠　本品味甘质润，药性平和，主入心经，具有养心安神之功效，多用于心阴不足，心血亏虚之心悸怔忡、虚烦不眠等，常与生地、麦冬等同用，如天王补心丹；若治心肾不交之心悸不宁、心烦少寐、梦遗健忘，常配伍麦门冬、熟地黄等，如柏子养心丸。

2.**用于肠燥便秘** 本品质润，富含油脂，有润肠通便之功。用于阴虚血亏，老年、产后等肠燥便秘证，常与郁李仁、松子仁等同用，如五仁丸。

3.**用于阴虚盗汗** 本品甘润，可滋补阴液，用治阴虚盗汗，可与煅牡蛎、五味子等配伍，如柏子仁丸。

【处方用名】柏子仁、柏子仁霜。

【用法用量】煎服，3～10g。

【使用注意】便溏及多痰者慎用。

【知识拓展】

1.《本草纲目》："柏子仁性平而不寒不燥，味甘而补，辛而能润，其气清香，能透心肾，益脾胃，盖仙家上品药也，宜乎滋养之剂用之。"

2.本品主要含有脂肪油、柏木醇、谷甾醇和双萜类成分。近年来的研究表明柏子仁具有改善睡眠和记忆、降血糖及神经保护等多种药理活性。现代临床用于围绝经期综合征、神经衰弱、脱发等多种疾病的治疗。

## 远志 Yuǎnzhì
### 《神农本草经》

【来源】为远志科植物远志 *Polygala tenuifolia* Willd. 或卵叶远志 *Polygala sibirica* L. 的干燥根。主产于山西、陕西、河南等地。春、秋二季采挖。晒干。生用或制用。

【性能】苦、辛，温。归心、肾、肺经。

【功效】安神益智，交通心肾，祛痰，消肿。

【应用】

1.**用于失眠多梦，心悸怔忡，健忘** 本品主入心肾，既能开心气而宁心安神，又能通肾气而强志不忘，为交通心肾，安定神志之佳品。主治心肾不交之心神不宁、失眠健忘、惊悸不安等症，常与茯神、龙齿等药同用，如远志丸。

2.**用于咳嗽痰多、癫痫惊狂** 本品味辛通利，能利心窍，逐痰涎。治咳嗽痰多黏稠，常与杏仁、桔梗等药同用；治痰阻心窍之癫痫，常与半夏、天麻等药同用；治痰迷心窍之癫狂者，多与石菖蒲、郁金等同用。

3.**用于痈疽疮毒，乳痈肿痛** 本品能疏通气血之壅滞而散肿消痈，用治痈疽，无论寒热虚实均可，内服可单用为末，黄酒送服。外用可隔水蒸软，加少量黄酒捣烂敷患处。

【处方用名】远志、制远志。

【用法用量】煎服，3～10g。外用适量。

【使用注意】过量可致恶心、呕吐。有胃溃疡或胃炎者慎用。

【知识拓展】

1.《神农本草经》:"远志,味苦,温。主咳逆伤中,补不足,除邪气,利九窍,益智慧,耳目聪明,不忘,强志倍力。久服,轻身、不老。"

2.本品化学成分主要有三萜皂苷类、酮类、寡糖酯类、生物碱类、苯丙素类等。研究表明远志在镇静、抗惊厥、抗衰老、抗痴呆、脑保护、镇痰祛咳、抗抑郁、抗菌、抗癌等方面具有良好的活性。现代临床主要用于失眠、脑痴呆、慢性支气管炎、抑郁症等疾病治疗。

## 灵芝 Língzhī
### 《神农本草经》

【来源】为多孔菌科真菌赤芝 *Ganoderma lucidum*(Leyss.ex Fr)Kast. 或紫芝 *Ganoderma sinense* Zhao,Xu et Zhang 的干燥子实体。赤芝主产于华北、西南等地;紫芝主产于浙江、江西、湖南等地。全年采收,除去杂质,阴干或烘干。生用。

【性能】甘,平。归心、肺、肝、肾经。

【功效】补气安神,止咳平喘。

【应用】

1.用于心神不宁、失眠、惊悸等 本品性平味甘,入心经,有补心气安神之功。多用于心气不足、心脾两虚等心神失养所致之心悸、健忘等,可单用或与当归、酸枣仁等同用。

2.用于咳喘痰多 本品味甘能补益肺气,止咳平喘。用治肺虚咳喘及虚寒咳嗽等,可单用或与半夏、五味子等同用。

此外,本品有益气补虚之功,常用作滋补强身之佳品。可用治气血虚弱之食少便溏、神疲乏力等虚劳证,或年老体弱、肝肾不足之腰膝酸软、眩晕等,可单用或与其他补益气血或补益肝肾之品同用。

【用法用量】煎服,6～12g。

【知识拓展】

1.《神农本草经》:"紫芝,味甘,温。主耳聋,利关节,保神,益精气,坚筋骨,好颜色。久服,轻身、不老、延年。"

2.本品主要含有多糖类、三萜类、多肽类、核苷类等多种化学成分。药理研究表明灵芝对于增强人体免疫力,调节血糖,控制血压,辅助肿瘤放、化疗,保肝护肝,促进睡眠等均具有显著功效。现代临床多用于恶性肿瘤、糖尿病、高血压、肝炎等多种疾病的治疗。

## 合欢皮　Héhuānpí
### 《神农本草经》

【来源】为豆科植物合欢 *Albizia julibrissin* Durazz. 的干燥树皮。主产于湖北、江苏、安徽等地。夏、秋二季剥取。晒干。切段生用。

【性能】甘，平。归心、肝、肺经。

【功效】解郁安神，活血消肿。

【应用】

1. 用于忿怒忧郁，烦躁不眠　本品为疏肝解郁，宁心安神之佳品，宜于情志不遂，忧伤郁闷所致烦躁不宁，失眠多梦等症，常与夜交藤、郁金等药同用。

2. 用于跌打骨折，血瘀肿痛及痈肿疮毒　本品能活血祛瘀，续筋接骨，故可用于跌打损伤，筋断骨折，血瘀肿痛之证，可与桃仁、红花等药配伍；用治内、外痈疽，疮肿疮毒诸证，常与蒲公英、紫花地丁等药同用。

【用法用量】煎服，6～12g。外用适量，研末调敷。

【使用注意】孕妇慎用。

【知识拓展】

1.《神农本草经》："合欢，味甘，平。主安五脏，利心志，令人欢乐无忧。"

2. 本品主要化学成分包括三萜及其苷类、黄酮类、生物碱、木脂素等。近代药理研究表明合欢皮具有镇静、抗生育、抗肿瘤、抗菌及调节免疫等多种药理作用。现代临床用于抑郁症、腮腺炎、盆腔炎等多种疾病的治疗。

**附药：合欢花**

合欢花为豆科植物合欢的干燥花序或花蕾。性味甘，平。归心、肝经。功效解郁安神。用于心神不安，忧郁失眠。煎服，5～10g。

（其他养心安神药，见表18-1）

表18-1　其他安神药

| 药名 | 来源 | 性能 | 功效 | 应用 | 用法用量 |
|------|------|------|------|------|----------|
| 珍珠 | 为珍珠贝科动物马氏珍珠贝、蚌科动物三角帆蚌等双壳类动物受刺激形成的珍珠 | 甘、咸，寒。归心、肝经 | 安神定惊，明目消翳，解毒生肌，润肤祛斑 | 1. 用于惊悸失眠、惊痫<br>2. 用于目生云翳<br>3. 用于疮疡不敛<br>4. 皮肤色斑 | 多入丸散，0.1～0.3g。外用适量 |
| 首乌藤 | 为蓼科植物何首乌的干燥藤茎 | 甘，平。归心、肝经 | 养血安神，祛风通络 | 1. 心神不宁，失眠多梦<br>2. 血虚身痛，风湿痹痛<br>3. 皮肤痒疹 | 煎服，10～15g |

## 目标检测

**A1 型题**（每道试题有 A、B、C、D、E 五个供选择的备选答案，从中选择一个最佳答案）

1. 下列哪项是安神药的作用

    A. 平肝潜阳             B. 发汗解表             C. 活血化瘀

    D. 安神定志             E. 理气止痛

2. 矿石、贝壳类安神药入汤剂宜

    A. 打碎先煎             B. 后下                C. 包煎

    D. 烊化                 E. 冲服

3. 对溃疡病及胃炎者应慎用的药物是

    A. 龙骨                B. 朱砂                C. 酸枣仁

    D. 磁石                E. 远志

4. 既能养心安神又能润肠通便的药物是

    A. 合欢皮             B. 柏子仁             C. 远志

    D. 酸枣仁             E. 合欢皮

5. 具有安神益智，祛痰开窍，消散痈肿功效的药物是

    A. 朱砂                B. 酸枣仁            C. 柏子仁

    D. 远志                E. 首乌藤

6. 既能安神又能清热解毒的中药是

    A. 龙骨                B. 朱砂                C. 酸枣仁

    D. 磁石                E. 柏子仁

7. 酸枣仁的功效是

    A. 养心安神，润肠通便，止汗

    B. 养心安神，敛汗，生津

    C. 安神益智，祛痰开窍，消散痈肿

    D. 养血安神，祛风通络

    E. 活血化瘀，理气止痛

**A2 型题**（每道试题有 A、B、C、D、E 五个供选择的备选答案，从中选择一个最佳答案）

1. 患者，男，48 岁。长期失眠多梦，同时伴有自汗、遗精、尿频。宜首选下列哪种安神药

    A. 朱砂                B. 酸枣仁            C. 龙骨

    D. 琥珀                E. 合欢皮

2. 患者，男，68 岁。失眠，动则气喘，呼多吸少，同时伴有视物模糊。宜首选哪种

安神药

  A. 朱砂       B. 磁石       C. 柏子仁

  D. 龙骨       E. 酸枣仁

3. 患者，女，31岁。因与家人生气后出现失眠多梦，忧郁愤怒。宜首选哪种安神药

  A. 远志       B. 合欢皮      C. 灵芝

  D. 琥珀       E. 酸枣仁

  **B1 型题**（每组试题前有 A、B、C、D、E 五个供选择的备选答案，从中为每一道试题选择一个与其关系密切的答案）

  A. 远志       B. 酸枣仁      C. 磁石

  D. 柏子仁      E. 灵芝

1. 治痰阻心窍，惊痫癫狂的药物是

2. 治心肝血虚，心神不宁的药物是

3. 治心气不足，神疲健忘失眠的药物是

  A. 既能镇心安神，又能清热解毒

  B. 既能镇惊安神，又能纳气定喘

  C. 既能镇惊安神，又能吸湿敛疮

  D. 既能镇惊安神，又能活血散瘀

  E. 既能安神益智，又能交通心肾

4. 朱砂的功效是

5. 龙骨的功效是

6. 琥珀的功效是

扫一扫，知答案

扫一扫，看课件

## 第十九章

# 平肝息风药

【学习目标】

　1. 掌握平肝息风药的定义、功效及应用、分类、注意事项；掌握平肝潜阳药石决明、牡蛎、赭石与息风止痉药羚羊角、牛黄、钩藤、天麻的性能、功效、应用、特殊用法和特殊使用注意

　2. 熟悉罗布麻叶、蒺藜、地龙、全蝎、僵蚕的功效、主治、特殊用法和使用注意；

　3. 会比较相似药物异同以及具有在临床合理应用平肝息风药的能力；并能熟练识别常用平肝息风药饮片。

【定义】凡以平肝潜阳，息风止痉为主要功效，用以治疗肝阳上亢或肝风内动证的药物，称为平肝息风药。

【性能】本类药物多为矿物类、虫类及其他动物药。大多味咸或甘，其性寒凉，皆入肝经。

【功效及主治】介类及矿物药质地沉重，以平肝潜阳为主要作用；虫类药多以息风止痉为主，故有"介类潜阳，虫类息风"之说。部分药物还有镇惊安神作用。

【分类】根据平肝息风药功效特点不同，分为平肝潜阳药和息风止痉药两类。常相互配合使用。

【配伍应用】应用平肝息风药时，须根据病因、病机及兼证的不同，进行相应配伍。如治肝阳上亢证，多配滋养肾阴药；肝阳化风证，应将平抑肝阳及息风止痉药合用；热极生风证，当配清热泻火药；阴血亏虚者，当配伍养阴补血药；兼窍闭神昏者，当配开窍醒神药；兼失眠多梦、心神不宁者，当配安神药；兼痰邪者，当配伍化痰药；肝火盛者，又当配伍清泻肝火药等。

【注意事项】本章药物有性偏寒凉或性偏温燥之不同，应区别使用。若脾虚慢惊者，不宜寒凉之品；血虚阴伤者，当忌温燥之药。

# 第一节　平肝潜阳药

本类药物多为质重之介类或矿石类药物，性偏寒凉，主入肝经。以平抑或镇潜肝阳为主要功效。适用于肝阳上亢之头晕目眩、头痛、耳鸣及肝火上攻之面红、目赤、口苦、头痛头昏、烦躁易怒等症。亦用治肝阳化风之痉挛抽搐及肝阳上扰之烦躁不眠者，分别配伍息风止痉药与安神药。

## 石决明　Shíjuémíng
### 《名医别录》

【来源】为鲍科动物杂色鲍 *Haliotis diversicolor* Reeve、皱纹盘鲍 *Haliotis discus hannai* Ino、羊鲍 *Haliotis ovina* Gmelin、澳洲鲍 *Haliotis rubber*（Leach）、耳鲍 *Haliotis asinina* Linnaeus 或白鲍 *Haliotis laevigata*（Donovan）的贝壳。前三种主产于广东、福建、山东等沿海地区；后三种主产于澳大利亚、新西兰、印度尼西亚等国。夏、秋二季捕捞，去肉，洗净，干燥。生用或煅用。

【性能】咸，寒。归肝经。

【功效】平肝潜阳，清肝明目。

【应用】

1. 用于肝阳上亢，头晕目眩　本品咸寒质重，专入肝经，长于潜降肝阳、清泄肝热，为平肝、凉肝之要药。善治肝肾阴虚，阴不制阳而致肝阳亢盛之头痛眩晕，常配伍珍珠母、牡蛎等平抑肝阳药；治肝阳上亢兼肝火亢盛之头晕、头痛，可与羚羊角、夏枯草等清热、平肝药同用，如羚羊角汤。

2. 用于目赤翳障，视物昏花 青盲雀目　本品长于清肝火、益肝阴，有明目退翳之功，为治目疾常用药，凡目赤肿痛、翳膜遮睛、视物昏花等，无论虚实，均可应用。治肝火上炎，目赤肿痛，常与夏枯草、菊花、黄连等同用；治风热目赤、翳膜遮睛，常与蝉蜕、菊花等清肝热、疏风明目药同用；治肝虚血少、目暗不明、雀盲眼花，多与熟地黄、枸杞子等养肝明目药同用。

此外，本品煅用有收敛、制酸、止痛、止血等作用，用于疮疡久溃不敛，胃痛泛酸及外伤出血等。

【处方用名】石决明、煅石决明。

【用法用量】煎服，6～20g，应打碎先煎。平肝、清肝宜生用，外用点眼宜煅用、水飞。

【使用注意】本品咸寒，易伤脾胃，故脾胃虚寒，食少便溏者慎用。

【知识拓展】

1.《名医别录》："主治目障翳痛，青盲。"

2.本品主要成分为碳酸钙、有机质等，尚含磷酸盐、硅酸盐、氯化物、镁、铁、锌、锰、铬等微量元素和极微量的碘。具有中和胃酸、解热、镇静、解痉、抑菌、抗炎等作用。现代常用于胃酸过多所致的胃脘痛、外伤出血、内耳眩晕症、脑血栓、癫痫等。

<h2 style="text-align:center">牡蛎　Mǔlì</h2>
《神农本草经》

【来源】为牡蛎科动物长牡蛎 *Ostrea gigas* Thunberg、大连湾牡蛎 *Ostrea talienwhanensis* Crosse 或近江牡蛎 *Ostrea rivularis* Gould 的贝壳。主产于广东、福建、浙江等地。全年均可捕捞，去肉，洗净，晒干。生用或煅用，用时打碎。

【性能】咸、微寒。归肝、肾经。

【功效】潜阳益阴，重镇安神，软坚散结，收敛固涩。

【应用】

1.用于肝阳上亢证　本品咸寒质重，平肝潜阳之功似石决明，并能益阴，多用治肝肾阴虚，肝阳上亢之证，常与龟甲、龙骨等同用，如镇肝息风汤；治热病日久，灼烁真阴，虚风内动之证，多配龟甲、鳖甲等，如大定风珠。

2.用于惊悸失眠　本品质重能镇，有重镇安神之功，用治心神不安，惊悸怔忡，失眠多梦等症，常与龙骨相须为用，如桂枝甘草龙骨牡蛎汤。亦可配朱砂、琥珀、酸枣仁等安神之品。

3.用于瘰疬，痰核，癥瘕积聚等　本品味咸，能软坚散结，治痰火郁结之痰核、瘰疬等，常与浙贝母、玄参等配伍，如消瘰丸；治血瘀气滞之癥瘕痞块，常与鳖甲、丹参等同用。

4.用于滑脱诸证　本品煅后有与煅龙骨相似的收敛固涩作用，可用于治疗多种滑脱不禁之证。如治疗盗汗、自汗，多与麻黄根。浮小麦等同用，如牡蛎散；治疗肾虚遗精、滑精，常与沙苑子、芡实等配伍，如金锁固精丸；治尿频、遗尿，可与桑螵蛸、金樱子等配伍；治崩漏、带下证，常与煅龙骨、山药、海螵蛸等同用。

此外，煅牡蛎有制酸止痛作用，治胃痛泛酸，可与海螵蛸、瓦楞子等药同用。

【处方用名】牡蛎、煅牡蛎。

【用法用量】煎服，9～30g。宜打碎先煎。煅牡蛎长于收敛固涩。

【知识拓展】

1.《神农本草经》:"主惊恚怒气,除拘缓,鼠瘘,女子带下赤白,久服强骨节。"

2.本品主要成分为碳酸钙、硫酸钙及磷酸钙。尚含铜、铁、锰、锌、铬等微量元素及多种氨基酸。具有镇静、抗惊厥、镇痛等作用。现代常用于各种眩晕、肝脾肿大、慢性肝炎、肺结核盗汗、胃酸过多等。

## 知 识 链 接

龙骨与牡蛎虽均质重沉降,既善平肝潜阳、镇惊安神,用治肝阳上亢、心神不宁;又善收敛固涩,用治滑脱诸证,以上作用每相须为用。然牡蛎尚软坚散结,常用治痰核、瘰疬、癥瘕积聚等证;煅后还能制酸止痛。

## 赭石 Zhěshí
### 《神农本草经》

【来源】为氧化物类矿物刚玉族赤铁矿,含三氧化二铁($Fe_2O_3$)。主产于山西、河北等地。全年均可采集,生用,或煅后醋淬研粉用。

【性能】苦,寒。归肝、心经。

【功效】平肝潜阳,重镇降逆,凉血止血。

【应用】

1.用于肝阳上亢证　本品苦寒质重,长于镇潜肝阳,清降肝火,为重镇潜阳常用之品。治疗肝肾阴虚,肝阳上亢所致的头痛眩晕、耳鸣目胀等症,常与生牡蛎、生龙骨等药同用,如镇肝息风汤;治疗肝阳上亢、肝火上升所致的头晕头痛,心烦难寐,可配珍珠母、冰片等。

2.用于呕吐,呃逆,噫气　本品质重性降,为重镇降逆之要药。尤善降上逆之胃气而止呕、止呃、止噫。常与旋覆花相须为用,如旋覆代赭汤。

3.用于气逆喘息　本品重镇降逆,可降肺气而平喘。治哮喘有声,卧睡不得者,可单味研末,米醋调服;治肺肾不足,阴阳两虚之虚喘,常与党参、山茱萸等同用。

4.用于血热吐衄,崩漏　本品善降气降火,尤适于气火上逆,迫血妄行之出血证。治因热而胃气上逆之吐血衄血,常与白芍、竹茹等同用,如寒降汤;治血热崩漏下血,多配禹余粮、赤石脂等,如震灵丹。

【处方用名】赭石、代赭石、煅赭石。

【用法用量】煎服,9～30g。宜打碎先煎。入丸、散,每次1～3g。煅赭石增强平肝止血作用。

【使用注意】孕妇慎用。因含微量砷，故不宜长期服用。

【知识拓展】

1.《本经逢原》："赭石之重，以镇逆气。"

2. 本品主要成分为三氧化二铁（$Fe_2O_3$），并含镉、锰、钴、铜、镁等多种微量元素。具有镇静、抗惊厥、抗炎、止血等作用。现代常用于内耳眩晕症、幽门或贲门痉挛、胃扩张、胃下垂、顽固性呃逆等。

## 蒺藜 Jílí
### 《神农本草经》

【来源】为蒺藜科植物蒺藜 *Tribulus terrestris* L. 的干燥成熟果实。别名白蒺藜。主产于河南、河北、山东等地。秋季果实成熟时采收，晒干，打下果实。生用或炒用。

【性能】苦、辛，微温；有小毒。归肝经。

【功效】平肝解郁，祛风止痒，明目。

【应用】

1. 用于肝阳上亢　本品苦泄平抑肝阳。治肝阳上亢之头痛眩晕，常配钩藤、珍珠母等。

2. 用于肝郁气滞证　本品辛散苦泄，有疏肝解郁、调理气机之功。治肝气郁结之胸胁胀痛，常配柴胡、香附等；产后肝郁乳汁不通、乳房胀痛，可单用研末服，或配穿山甲、王不留行等。

3. 用于风疹瘙痒　本品轻扬外散，善于祛风止痒。治风疹瘙痒，常配防风、荆芥等；治白癜风，可单用本品研末冲服。

4. 用于风热上攻，目赤翳障　本品辛散，能疏散风热而明目，治风热上犯之目赤肿痛、多泪等，常配菊花、决明子等，如白蒺藜散。

【处方用名】蒺藜、刺蒺藜、白蒺藜、炒蒺藜。

【用法用量】煎服，6～10g。炒蒺藜可降低毒性。

【使用注意】孕妇慎用。

【知识拓展】

1.《本草求真》："宣散肝经风邪，凡因风盛而见目赤肿翳，并遍身白癜瘙痒难当者，服此治无不效。"

2. 本品主要成分为皂苷、刺蒺藜苷、甾醇、槲皮素、挥发油、脂肪酸等。具有强心、抗动脉硬化、降低血小板聚集性、降血糖、抗过敏、降压等作用。现代常用于冠心病心绞痛、小儿秋季腹泻、白癜风和疖肿、手部脱屑发痒症等。

### 罗布麻叶　Luóbùmáyè
《救荒本草》

【来源】为夹竹桃科植物罗布麻 *Apocynum venetum* L. 的干燥叶。主产于内蒙古、新疆、甘肃等地。夏季采收，干燥。生用。

【性能】甘、苦，凉。归肝经。

【功效】平肝，清热，利尿。

【应用】

1. 用于肝阳上亢　本品苦凉，有平肝阳，清肝热之功。治肝火上炎之头晕目眩，烦躁失眠，可单用本品煎服或开水冲泡代茶饮，或配伍夏枯草、钩藤、野菊花等；肝阳上亢之头晕目眩，可配牡蛎、石决明等。

2. 用于浮肿，尿少　治水肿，可单用或配车前子、木通、茯苓等。

【用法用量】煎服或开水泡服，6～12g。

【使用注意】不宜过量和长期服用，以免中毒。

【知识拓展】

1.《中国药植图鉴》："嫩叶，蒸炒揉制后代茶，有清凉去火，防止头晕和强心的功用。"

2. 本品主要成分为黄酮苷、酚性物质、多糖苷、有机酸、氨基酸、鞣质、甾醇、甾体皂苷元等。具有镇静、抗抑郁、降血脂、降压、强心、利尿、抗动脉粥样硬化等作用。现代常用于高血压病、高脂血症、神经衰弱、心功能不全、肾炎水肿等。

（其他平肝潜阳药见表 19-1）

## 第二节　息风止痉药

本类药物以动物或虫类为主，大多寒凉，主入肝经，以息肝风，止抽搐为主要功效。适用于温病热极动风，肝阳化风及血虚生风等所致之眩晕欲仆、项强肢颤、痉挛抽搐等症；或肝阳化风夹痰，痰热上扰之癫痫、惊风抽搐；或破伤风之风毒侵袭引动内风所致肢体痉挛抽搐、角弓反张；或风中经络所致口眼歪斜等。部分药物兼能平肝潜阳，清泻肝火，祛风等作用，可用治肝阳上亢之头晕目眩，肝火上攻之目赤肿痛以及风疹瘙痒、痹证疼痛等。

### 羚羊角　Língyángjiǎo
《神农本草经》

【来源】为牛科动物赛加羚羊 *Saiga tatarica* Linnaeus 的角。主产于新疆、青海、俄罗斯等地。全年捕捉，以秋季猎取最佳，锯取其角，晒干。镑片或研粉用。

【性能】咸，寒。归肝、心经。

【功效】平肝息风，清肝明目，清热解毒。

【应用】

1. 用于肝风内动　本品咸寒质重入肝，既能清肝热，又能息肝风，为治热极生风要药。治温病热盛所致高热惊痫、神昏痉厥、手足抽搐，或小儿热极生风，常配钩藤、菊花、白芍等，如羚角钩藤汤；癫痫发狂，可与钩藤、郁金、天竺黄等同用。

2. 用于肝阳上亢证　本品质重沉降，有显著平肝潜阳作用。治肝阳上亢之头痛眩晕、烦躁失眠等，常配石决明、菊花等。

3. 用于肝火上炎之目赤翳障　本品善清泻肝火而明目。治肝火上炎之目赤肿痛、羞明流泪、目生翳障，常配伍龙胆、决明子等，如羚羊角散。

4. 用于温病热毒炽盛，壮热神昏　本品咸寒入心肝血分，能凉散血分热毒而消斑，为清热解毒消斑之要药，常与犀角（现用水牛角代）相须，如王孟英将羚、犀加入白虎汤中。

5. 用于痈肿疮毒　本品性寒，能清热解毒，用于热毒炽盛，疮疡肿痛，多与黄连、银花、连翘等同用。

此外，本品还能清肺止咳，用治肺热咳喘，如羚羊清肺散。

【处方用名】羚羊角、羚羊角片、羚羊角粉。

【用法用量】单煎2小时以上，1～3g；磨汁或研粉服，每次0.3～0.6g。

【使用注意】本品性寒，脾虚慢惊者忌用。

【知识拓展】

1.《本草纲目》："羚羊角，入厥阴肝经。肝开窍于目，其发病也，目暗障翳，而羚羊角能平之。肝主风，在合为筋，其发病也，小儿惊痫，妇人子痫，大人中风搐搦及经脉挛急，历节掣痛，而羚羊角能舒之。"

2. 本品主要成分为角质蛋白。尚含多种磷脂、磷酸钙、胆固醇、维生素A、锌、锰、铝、铬、铁、铜等多种微量元素。本品对中枢神经系统有抑制作用，能镇静、镇痛，并能增强动物耐缺氧能力，有抗惊厥、解热、降压作用。现代常用于小儿肺炎、小儿外感发热、神经性疼痛、急性扁桃体炎、流感等。

**附药：山羊角**

山羊角为牛科动物青羊的角。咸，寒；归肝经。功能平肝镇惊。用于肝阳上亢之头晕目眩，肝火上炎之目赤肿痛及惊痫抽搐等。其功能、功用与羚羊角相似，药力较弱，可作为羚羊角的代用品。煎服，10～15g。

## 牛黄 Niúhuáng
### 《神农本草经》

【来源】为牛科动物牛 *Bos taurus domesticus* Gmelin 的干燥胆结石，又称天然牛黄。主产于西北、华北、东北等地。宰牛时，若有牛黄，立即滤去胆汁，取出牛黄，除去外部薄膜，阴干；由牛胆汁或猪胆汁经提取加工制成的产物，称人工牛黄。生用。

【性能】苦，凉。归肝、心经。

【功效】凉肝息风，化痰开窍，清热解毒。

【应用】

1. 用于温病热极生风及小儿惊风等　本品性凉清热凉肝，息风止痉。治温病热极生风或小儿急惊风，可单用本品为末，竹沥冲服，或配朱砂、钩藤等同用，如牛黄散。

2. 用于窍闭神昏　本品既清心热，又化痰开窍醒神，且药力强大，为解毒化痰开窍之要药。治温病热入心包、中风以及癫痫所致的高热神昏、痰壅谵语等，常与麝香、冰片、黄连等同用，如安宫牛黄丸。

3. 用于多种热毒证　本品苦凉，有清热解毒作用。用治咽喉肿痛、口舌生疮、疮疡肿毒等热毒证，内服、外用均有良效。治咽喉肿痛、口舌生疮，常配黄芩、雄黄等，如牛黄解毒丸；咽喉肿痛、溃烂，可与珍珠共为末吹喉，如珠黄散；痈疽疔毒等，常与麝香、乳香等合用，如犀黄丸。

【用法用量】入丸、散，每次 0.15 ～ 0.35g；外用适量，研细末敷患处。

【使用注意】非实热证不宜用，孕妇慎用。

【知识拓展】

1. 《神农本草经》："主惊痫，寒热，热盛狂痉。"

2. 本品主要成分为胆汁酸、胆红素、胆绿素、胆汁酸盐、胆甾醇、麦角甾醇、卵磷脂、脂肪酸、粘蛋白、肽类、牛磺酸等。具有镇静、抗惊厥、解热、降压、利胆、保肝、抗炎、止血等作用。现代常用于上呼吸道感染、小儿高热惊厥、癫痫、急性胰腺炎、乙型脑炎等。

## 钩藤 Gōuténg
### 《名医别录》

【来源】为茜草科植物钩藤 *Uncaria rhynchophylla*（Miq.）Jacks.、大叶钩藤 *Uncaria macrophylla* Wall.、毛钩藤 *Uncaria hirsuta* Havil.、华钩藤 *Uncaria sinensis*（Oliv.）Havil. 或无柄果钩藤 *Uncaria sessilifructus* Roxb. 的干燥带钩茎枝。主产于广东、广西、湖南等地。秋、冬二季采收，去叶，切段，晒干。生用。

【性能】甘，凉。归肝、心包经。

【功效】息风止痉，清热平肝。

【应用】

1. 用于肝风内动　本品味甘性凉，既能息风止痉，又能清泄肝热。治小儿惊风，常与天麻、全蝎等配伍，如钩藤饮子；热极生风，常与羚羊角相须为用，如羚角钩藤汤；各种惊痫抽搐、妊娠子痫，常配伍天竺黄、蝉蜕等，如钩藤饮子。

2. 用于肝阳上亢　本品清肝热，平肝阳。治肝阳上亢之头晕目眩、烦躁不眠等，常配天麻、石决明等，如天麻钩藤饮。

此外，还可治疗小儿夜啼，本品有凉肝止惊之功，多配蝉蜕、薄荷等药。

【用法用量】煎服，3～12g，后下。

【知识拓展】

1. 《本草纲目》："钩藤，手、足厥阴药也。足厥阴主风，手厥阴主火，惊痫眩晕，皆肝风相火之病，钩藤通心包于肝木，风静火息，则诸症自除。"

2. 本品主要成分为钩藤碱、异钩藤碱、钩藤苷元、去氢钩藤碱、常春藤苷元、槲皮素、槲皮苷等。具有抗癫痫、镇静、抗精神依赖、降血压、抗脑缺血等作用。现代常用于高血压病、偏头痛、哮喘病、眩晕症、更年期或老年期抑郁症等。

### 天麻　Tiānmá
### 《神农本草经》

【来源】为兰科植物天麻 *Gastrodia elata* Bl. 的干燥块茎。主产于四川、云南、湖北等地。立秋至次年清明前采挖，冬季茎枯时采挖者名"冬麻"，质量最好；春季发芽时采挖者名"春麻"，质量较差。洗净，蒸透，敞开低温干燥。切薄片，生用。

【性能】甘，平。归肝经。

【功效】息风止痉，平抑肝阳，祛风通络。

【应用】

1. 用于肝风内动　本品专入肝经，能息风止痉，且甘平质润，作用平和，凡肝风内动，无论寒热虚实，皆可配用，为治内风之圣药。治小儿急惊风，常与钩藤相须为用，如钩藤饮子；小儿脾虚慢惊，常配人参、白术等，如醒脾丸；破伤风之痉挛抽搐、角弓反张，常配伍天南星、防风等，如玉真散。

2. 用于肝阳上亢　本品能息肝风，平肝阳，为治眩晕头痛之良药。治肝阳上亢之眩晕、头痛，常与钩藤等药配伍，如天麻钩藤汤；风痰上扰之眩晕头痛，常与半夏、白术等同用，如半夏白术天麻汤。

3. 用于风湿痹痛　本品有祛外风，通络止痛之效。治中风手足不遂、肢体麻木、痉挛抽搐，常配川芎、没药等，如天麻丸；风湿痹痛关节屈伸不利，多与秦艽、羌活等同用，如秦艽天麻汤。

【用法用量】煎服，3～10g。研末冲服，每次1～1.5g。

【使用注意】以马铃薯等其他物质伪造本品者甚多，用时应注意鉴别。

【知识拓展】

1.《本草汇言》："主头风，头痛，头晕虚旋，癫痫强痉，四肢挛急，语言不顺，一切中风，风痰。"

2. 本品主要成分为香荚醇、天麻素、天麻苷元、天麻醚苷、柠檬酸、棕榈酸、琥珀酸等。具有抗惊厥、抗癫痫、抗抑郁、镇痛及镇静催眠等作用。现代常用于轻型破伤风、癫痫、神经衰弱、眩晕症、老年血管性痴呆等。

## 地龙 Dìlóng
《神农本草经》

【来源】为钜蚓科动物参环毛蚓 *Pheretima aspergillum*（E.Perrier）、通俗环毛蚓 *Pheretima vulgaris* Chen、威廉环毛蚓 *Pheretima guillelmi*（Michaelsen）或栉盲环毛蚓 *Pheretima pectinifera* Michaelsen 的干燥体。前一种习称"广地龙"，主产于广东、广西等地；后三种习称"沪地龙"，主产于上海、河南、山东等地。广地龙春季至秋季捕捉，沪地龙夏季捕捉，及时剖开腹部，去内脏泥沙，洗净，晒干或低温干燥。生用。

【性能】咸，寒。归肝、脾、膀胱经。

【功效】清热息风，通络，平喘，利尿。

【应用】

1. 用于高热神昏，惊痫抽搐，癫痫　本品咸寒，善清肝热，息风定惊。治温病高热狂躁、神昏谵语、痉挛抽搐，可配钩藤、僵蚕、牛黄等；小儿惊风，研烂与朱砂共为丸服。

2. 用于热痹，中风　本品走窜，善于通行经络，治风湿热痹之关节红肿疼痛，常配黄芪、川芎、防己等；治中风后气虚血滞，经络不利，半身不遂等，常与黄芪、当归等配伍，如补阳还五汤。

3. 用于肺热喘咳　本品寒凉入肺，清肺热而平喘。治痰热壅肺或热邪犯肺之哮喘，可配麻黄、杏仁等。

4. 用于水肿、尿闭　本品咸寒下行，能清热，利水道。治热结膀胱之水肿、尿闭不通等，可与车前子、木通等同用。

此外，还有降压作用，常用于肝阳上亢型高血压。

【用法用量】煎服，5～10g。鲜品10～20g。研末吞服，每次1～2g。

【使用注意】本品咸寒，易伤脾胃，故脾胃虚寒者慎用。

【知识拓展】

1.《本草纲目》:"主伤寒疟疾,大热狂烦,及大人小儿小便不通,急慢惊风,历节风痛。"

2.本品主要成分为蚯蚓解热碱、蚯蚓毒素、蚯蚓素、腺嘌呤、黄嘌呤、鸟嘌呤、胆碱及多种氨基酸和微量元素等。现代常用于高血压、小儿支气管哮喘、泌尿道结石、慢性肾功能衰竭、消化道溃疡等。

## 全蝎 Quánxiē
### 《蜀本草》

【来源】为钳蝎科动物东亚钳蝎 *Buthus martensii* karsch 的干燥体。主产于河南、山东、湖北等地。春末至秋初捕捉,置沸水或沸盐水中,煮至全身僵硬,捞出,置通风处,阴干。生用。

【性能】辛,平;有毒。归肝经。

【功效】息风止痉,通络止痛,攻毒散结。

【应用】

1.用于痉挛抽搐 本品专入肝经,性善走窜,有良好的息风止痉、搜风通络作用,为治痉挛抽搐之要药。无论内风外风,急惊风、慢惊风,破伤风等均可用之,常与蜈蚣配伍,如止痉散;治小儿急惊风高热、神昏、抽搐,常与钩藤、羚羊角等配伍;治小儿慢惊风抽搐,多与党参、白术、天麻等同用;治痰迷心窍之癫痫抽搐,可配郁金、白矾各等份,研细末冲服;治破伤风痉挛抽搐、角弓反张,可与蝉蜕、蜈蚣、天南星等配伍,如五虎追风散;治风中经络,口眼歪斜,多与僵蚕、白附子同用,如牵正散。

2.用于风湿顽痹,顽固性偏正头痛 本品善于搜风通络止痛。治风湿顽痹,常配川乌、乌梢蛇、威灵仙等药;顽固性偏正头痛,多配天麻、川芎、蜈蚣、炮穿山甲等品。

3.用于疮疡,瘰疬 本品味辛有毒,以毒攻毒,解毒散结力强。治诸疮肿毒,用全蝎、栀子各7个,麻油煎黑去渣,入黄蜡为膏外敷;治颌下硬肿,以本品10个,焙焦,分两次黄酒下。

【用法用量】煎服,3～6g;研末吞服,每次0.6～1g;外用适量。

【使用注意】有毒,用量不宜过大。孕妇慎用。

【知识拓展】

1.《本草纲目》:"蝎,足厥阴经药也,故治厥阴诸病。"

2.本品主要成分为蝎毒素、酶、氨基酸、脂肪酸等。具有抗惊厥、抗癫痫、镇痛、抗凝、抗血栓形成、抗肿瘤等作用。现代常用于癫痫、急性发作性疼痛、脑血栓形成、血栓闭塞性脉管炎、慢性荨麻疹等。

## 僵蚕 Jiāngcán

*《神农本草经》*

【来源】为蚕蛾科昆虫家蚕 *Bombyx mori* Linnaeus.4 ～ 5 龄的幼虫感染（或人工接种）白僵菌 *Beauveria bassiana*（ Bals. ）Vuillant 而致死的干燥体。主产于浙江、江苏、四川等地。多于春、秋季生产，将感染白僵菌病死的蚕干燥。生用或炒用。

【性能】咸、辛，平。归肝、肺、胃经。

【功效】息风止痉，祛风止痛，化痰散结。

【应用】

1. 用于惊风抽搐　本品能息肝风，止抽搐，兼以化痰。治小儿痰热壅盛所致惊风，配伍胆南星、牛黄、全蝎等，如千金散；小儿脾虚久泻、慢惊抽搐，配伍人参、白术、天麻等；破伤风之痉挛抽搐，多配全蝎、蜈蚣等同用，如撮风散。

2. 用于风中经络，口眼歪斜　本品能辛散祛风，治中风之口眼歪斜，常与全蝎、白附子同用，如牵正散。

3. 用于风热上攻之头痛，咽痛及风疹瘙痒等　本品味辛，能疏散风热以止痛、止痒。治风热上犯之头痛、目赤肿痛，常配桑叶、荆芥、木贼等；咽喉肿痛，常与桔梗、荆芥、薄荷等同用；风疹瘙痒，单用或配以蝉蜕、薄荷等。

4. 用于痰核，瘰疬　本品味咸，有化痰软坚散结之效，治痰热互结之痰核、瘰疬等，常配浙贝母、夏枯草、玄参等。

【处方用名】僵蚕、白僵蚕、炒僵蚕。

【用法用量】煎服，5 ～ 10g。研末服，每次 1 ～ 1.5g。

【知识拓展】

1.《本草求真》："僵蚕，祛风散寒，燥湿化痰，温行血脉之品。"

2. 本品主要成分为蛋白质和脂肪，脂肪中主要有棕榈酸、油酸、亚油酸等。具有镇静、催眠、抗惊厥、抗凝血、抗菌、抗肿瘤、降血糖等作用。现代常用于小儿高热惊厥、面神经麻痹、颌下淋巴结炎、破伤风、癫痫等。

（其他息风止痉药见表 19-1）

表 19-1　其他平肝息风药

| 药名 | 来源 | 性能 | 功效 | 应用 | 用法用量 |
|---|---|---|---|---|---|
| 珍珠母 | 为珍珠贝科动物马氏珍珠贝、蚌科动物三角帆蚌的贝壳 | 咸，寒。归心、肝经 | 平肝潜阳，安神定惊，明目退翳 | 1. 用于肝阳上亢证<br>2. 用于目赤翳障，视物昏花<br>3. 用于惊悸失眠，心神不宁 | 煎服，10 ～ 25g。宜打碎先煎。外用适量 |

续表

| 药名 | 来源 | 性能 | 功效 | 应用 | 用法用量 |
|------|------|------|------|------|----------|
| 紫贝齿 | 为宝贝科动物阿拉伯绶贝的贝壳 | 咸，平。归肝、心经 | 平肝潜阳，镇惊安神，明目退翳 | 1. 用于肝阳上亢证<br>2. 用于心神不宁证<br>3. 用于目赤翳障，目暗不明 | 煎服，10～15g。宜打碎先煎。或研末入丸散剂 |
| 蜈蚣 | 为蜈蚣科动物少棘巨蜈蚣的全体 | 辛，温；有毒。归肝经 | 息风镇痉，通络止痛，攻毒散结 | 1. 用于肝风内动<br>2. 用于风湿顽痹，偏正头痛<br>3. 用于疮痈肿毒，瘰疬痰核，蛇虫咬伤 | 煎服，3～5g。外用适量 |

## 目标检测

**A1 型题**（每道试题有 A、B、C、D、E 五个供选择的备选答案，从中选择一个最佳答案）

1. 具有制酸止痛功效的是

    A. 龙骨　　　　　　　　　B. 磁石　　　　　　　　　C. 石决明

    D. 琥珀　　　　　　　　　E. 羚羊角

2. 既能平肝潜阳，又能清肝明目的药物是（　　　）

    A. 刺蒺藜　　　　　　　　B. 决明子　　　　　　　　C. 石决明

    D. 夏枯草　　　　　　　　E. 羚羊角

3. 功似龙骨而长于软坚散结的药物是

    A. 石决明　　　　　　　　B. 磁石　　　　　　　　　C. 牡蛎

    D. 夏枯草　　　　　　　　E. 珍珠母

4. 具有平肝潜阳、重镇降逆、凉血止血功效的药物是

    A. 龙骨　　　　　　　　　B. 磁石　　　　　　　　　C. 代赭石

    D. 牡蛎　　　　　　　　　E. 珍珠母

5. 代赭石具有的功效是

    A. 收敛固涩　　　　　　　B. 镇惊安神　　　　　　　C. 清肝明目

    D. 降逆止呕　　　　　　　E. 坠痰平喘

6. 平肝降逆宜生用，止血宜煅用的药物是

    A. 石决明　　　　　　　　B. 朱砂　　　　　　　　　C. 磁石

    D. 牡蛎　　　　　　　　　E. 代赭石

7. 下列各项，不属代赭石功效的是

    A. 平肝潜阳　　　　　　　B. 凉血止血　　　　　　　C. 降逆止呕

D. 降气平喘      E. 重镇安神

8. 具有平肝疏肝功效的药物是

     A. 钩藤      B. 薄荷      C. 柴胡

     D. 刺蒺藜      E. 决明子

9. 下列各项，不具祛风止痉功效的药物是

     A. 防风      B. 蝉衣      C. 白僵蚕

     D. 蜈蚣      E. 刺蒺藜

10. 既能平肝息风，清肝明目，又能散血解毒的药物是

     A. 牛黄      B. 决明子      C. 羚羊角

     D. 龙胆草      E. 石决明

**A2 型题**（每个病例有 A、B、C、D、E 五个供选择的备选答案，从中选择一个最佳答案）

1. 患者，男，39 岁。右侧面神经麻痹 1 周，右眼闭合露睛，饮水外漏，体质尚可。用药应选用的药物是

     A. 全蝎、蜈蚣      B. 全蝎、僵蚕      C. 全蝎、地龙

     D. 地龙、僵蚕      E. 羌活、防风

2. 患者，男，3 岁。发烧 2 天，突然神志不清，痉挛抽搐。以下哪味药不宜使用

     A. 竹茹      B. 钩藤      C. 天麻

     D. 僵蚕      E. 附子

3. 患者，男，20 岁。5 天前突发口眼歪斜，左眼睑闭合不全，左侧抬头纹消失，左侧面部肌肉时而抽搐，"CT"头部片未见脑血管病变。舌淡、苔白、脉弦。用药应选用的药物是

     A. 羌活      B. 独活      C. 全蝎

     D. 秦艽      E. 威灵仙

4. 患者，男，8 岁。壮热不恶寒 3 天，午后体温升高，夜间高于白天，烦躁时谵语，舌红绛，脉细数。用药应选用的药物是

     A. 黄芩      B. 石膏      C. 薄荷

     D. 羚羊角      E. 柴胡

**B1 型题**（每组试题前有 A、B、C、D、E 五个供选择的备选答案，从中为每一道试题选择一个与其关系密切的答案）

     A. 平肝潜阳，清肝明目    B. 软坚散结，平肝潜阳    C. 软坚散结，利水

     D. 软坚散结，滋阴潜阳    E. 软坚散结，活血止痛

1. 牡蛎的功效是

2. 珍珠母的功效是

A. 羚羊角         B. 天南星         C. 天麻

D. 地龙         E. 白芥子

3. 治疗高热惊厥，手足抽搐者，应选用的药物是

4. 治疗风湿痹痛，肢体麻木，手足不遂者，应选用的药物是

    A. 祛风止痉，燥湿化痰，解毒散结

    B. 息风镇痉，攻毒散结，通络止痛

    C. 祛风定惊，化痰散结

    D. 息风止痉，平肝潜阳，祛风除痹

    E. 息风止痉，解毒散结，通络利尿

5. 僵蚕的功效是

6. 蜈蚣的功效是

扫一扫，知答案

扫一扫，看课件

## 第二十章

# 开窍药

【学习目标】

    1. 掌握开窍药的定义、功效及应用、使用注意；掌握麝香、冰片的性能、功效、应用、用法用量。

    2. 熟悉石菖蒲的功效、应用、用法用量。

    3. 会比较相似药物的异同以及具有在临床中合理应用开窍药的能力；并能熟练识别常用开窍药饮片。

【定义】凡以开窍醒神为主要功效，常用以治疗窍闭神昏的药物，称为开窍药。

【性能】本类药物味辛气香，善于走窜，皆入心经。

【功效及主治】开窍药功效以开窍醒神为主，用于治疗闭证。闭证分寒闭和热闭。寒闭者，多因寒浊、痰湿蒙蔽心窍所致，症见神志昏迷、面青、身凉、苔白、脉迟等；热闭者，多因温热病热陷心包、痰蒙心窍、小儿惊风及中风痰厥所致，症见神志昏迷、面红、身热、苔黄、脉数等。部分药物兼有活血、行气、辟秽、止痛等功效，可用于血瘀气滞、心腹疼痛、经闭癥瘕、疮痈疔疽等病证。

【配伍应用】寒闭，当用温开法，选用辛温开窍药物，配伍温里祛寒之品；热闭，当用凉开法，选用辛凉开窍药物，配伍清热解毒之品。兼有痉挛抽搐者，宜配伍息风止痉药；兼有烦躁不安者，宜配伍安神定惊药；兼有痰浊壅盛者，宜配伍祛痰化湿药。

【注意事项】开窍药辛香走窜，易耗伤正气，故只宜暂服，作为救急、治标之品，不宜久用。本类药物气味辛香，有效成分易于挥发，一般不入煎剂，只入丸剂、散剂服用。

**麝香** Shèxiāng

《神农本草经》

【来源】为鹿科动物林麝 *Moschus berezovskii* Flerov、马麝 *Moschus sifanicus* Przewalski

或原麝 *Moschus moschiferus* Linnaeus 成熟雄体香囊中的干燥分泌物。主产于四川、西藏、云南等地。野麝多在冬季至次春猎取，猎获后，割取香囊，阴干，习称"毛壳麝香"；剖开香囊，除去囊壳，习称"麝香仁"。家麝直接从其香囊中取出麝香仁，阴干或用干燥器密闭干燥。

【性能】辛，温。归心、脾经。

【功效】开窍醒神，活血通经，消肿止痛。

【应用】

1. 用于闭证神昏　本品味辛性温气香，极能走串，善于开窍通闭，为醒神回苏之要药，可用于治疗闭证神志昏迷，无论寒热，皆能取效。治疗温病热陷心包、痰蒙心窍、小儿惊风及中风痰厥等热闭神昏，可配伍牛黄、冰片等，如安宫牛黄丸、至宝丹、牛黄抱龙丸；治疗中风卒昏、中恶胸腹满痛等寒浊或痰湿阻闭气机、蒙蔽心神之寒闭神昏，可配伍苏合香、安息香等，如苏合香丸。

2. 用于血瘀证　本品辛散温通，气香走串，可行血中之瘀滞、开经络之壅遏，具活血、通经、止痛之功效，治疗多种血瘀病证。治疗血瘀经闭，可配伍丹参、桃仁等；治疗癥瘕痞块，可配伍水蛭、虻虫等，如化癥回生丹；治疗血瘀心腹暴痛，可配伍木香、桃仁等，如麝香汤；治疗偏正头痛，日久不愈，可配伍赤芍、川芎等，如通窍活血汤；治疗跌扑伤痛，可配伍乳香、没药等，如七厘散、八厘散，内服、外用皆有良效；治疗风湿痹痛，顽固不愈，可配伍独活、威灵仙等。

3. 用于疮疡痈肿，瘰疬痰核，咽喉肿痛　本品辛香走窜，有良好的活血散结、消肿止痛之功，治疗多种疮痈病证，内服、外用皆有良效。治疗疮痈肿毒，可配伍雄黄、乳香等，如醒消丸，或配伍牛黄、乳香等，如牛黄醒消丸；治疗咽喉肿痛，可配伍牛黄、蟾酥等，如六神丸。

4. 用于难产，死胎，胞衣不下　本品辛香走窜，力达胞宫，可催生下胎。治疗难产、死胎，可配伍肉桂，如香桂散；亦可配伍猪牙皂、天花粉，葱汁糊丸，外用取效，如堕胎丸。

【用法用量】0.03～0.1g，多入丸散用。外用适量。

【使用注意】孕妇禁用。

【知识拓展】

1.《本草纲目》："通诸窍，开经络，透肌骨，解酒毒，消瓜果食积，治中风、中气、中恶、痰厥、积聚癥瘕。"

2. 本品主要成分为麝香大环化合物、甾族化合物、多种氨基酸、无机盐等。小剂量麝香可兴奋中枢神经系统，大剂量则抑制。本品有明显的强心和兴奋子宫作用，可增强宫缩，抗早孕，并能抑制肿瘤细胞。现代常用于冠心病、心绞痛、小儿脑性瘫痪、心肌梗死等。

## 冰片　Bīngpiàn
《新修本草》

【来源】为龙脑香科乔木龙脑香 *Dryobalanops aromatica* Gaertn.f. 树干经水蒸气蒸馏所得的结晶习称"龙脑片"又称"梅片"。由菊科艾纳香 *Blumea balsamifera*（L.）DC 中的结晶经水蒸气蒸馏所得的结晶习称"艾片"（左旋龙脑）。现代多用合成冰片，用松节油、樟脑等经化学方法合成，亦称"合成龙脑"。龙脑香主产于印度尼西亚；艾纳香主产于广东、广西、云南等地。研粉用。

【性能】辛、苦，凉。归心、脾、肺经。

【功效】开窍醒神，清热止痛。

【应用】

1.用于闭证神昏　本品味辛气香，有开窍醒神之功，功似麝香而力次之，治疗闭证神昏二者常相须为用。本品性凉，为凉开之品，尤宜于热闭神昏。治疗痰热内闭、暑热卒厥、小儿惊风等热闭神昏，可配伍牛黄、麝香等，如安宫牛黄丸；若治疗寒闭神昏，则配伍苏合香、安息香等温开之品，如苏合香丸。

2.用于目赤肿痛，口舌生疮，咽喉肿痛，耳道流脓　本品性凉，苦泄辛散，有清热解毒、消肿止痛之功，为五官科常用药。治疗目赤肿痛，可单用点眼，亦可配伍炉甘石、硼砂等制成点眼药水，如八宝眼药水；治疗口舌生疮、咽喉肿痛，可配伍硼砂、朱砂等，共研细末，吹敷患处，如冰硼散；治疗急、慢性化脓性中耳炎，以本品溶于核桃油中，滴耳外用。

3.用于疮疡痈肿，溃后不敛，水火烫伤　本品又有防腐生肌之功，为外科常用药物。治疗疮疡溃后，日久不收口，可配伍牛黄、珍珠等，如八宝丹；治疗水火烫伤，可配伍银珠、香油等，制成药膏外用。

【用法用量】0.15 ～ 0.3g，入丸散。外用研粉点敷患处。

【使用注意】孕妇慎用。

【知识拓展】

1.《医林纂要》："冰片主散郁火，能透骨热，治惊痫、痰迷、喉痹、舌胀、牙痛、耳聋、鼻息、目赤浮翳、痘毒内陷、杀虫、痔疮、催生，性走而不守，亦能生肌止痛。"

2.本品主要成分为右旋龙脑、倍半萜、三萜化合物等。龙脑有耐缺氧和镇静作用，有一定的止痛和温和的防腐作用，可抑制葡萄球菌、大肠杆菌、链球菌及部分皮肤真菌。现代常用于恶性肿瘤晚期疼痛、慢性肛门湿疹、急性乳腺炎、阑尾脓肿、带状疱疹等。

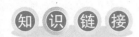

麝香与冰片同为开窍醒神之品，均可用于治疗热病神昏、中风痰厥、气郁窍闭、中恶昏迷等闭证，但是麝香开窍力强而冰片力逊，麝香为温开之品，冰片为凉开之剂，常相须为用；二者均可消肿止痛、外用治疗疮疡肿毒。但冰片药性寒凉，外用有清热止痛、防腐止痒、明目退翳之功，以清热泻火止痛见长，善治口齿、咽喉、耳目之疾；麝香性味辛温、治疗疮痈肿毒多以活血散结、消肿止痛功效为用。二者均应入丸、散使用，不入煎剂。

## 石菖蒲　Shíchāngpú

《神农本草经》

【来源】为天南星科植物石菖蒲 *Acorus tatarinowii* Schott 的干燥根茎。主产于四川、浙江、江苏等地。秋、冬二季采挖，除去须根和泥沙，晒干。

【性能】辛、苦，温。归心、胃经。

【功效】开窍豁痰，醒神益智，化湿开胃。

【应用】

1. 用于闭证神昏　本品辛开苦燥温通，气香走串，既有开窍醒神之功，又兼燥湿、豁痰、辟秽之效，善于治疗痰湿秽浊蒙蔽清窍之神昏闭证。治疗中风痰迷心窍所致神昏舌謇，可配伍半夏、天南星等，如涤痰汤；治疗痰热蒙蔽心窍所致高热神昏，可配伍郁金、半夏等，如菖蒲郁金汤；治疗痰热癫痫抽搐，可配伍枳实、竹茹等，如清心温胆汤。

2. 用于湿阻中焦　本品味辛性温，为芳香之品，可化湿浊、醒脾胃、行气滞、消胀满。治疗湿阻中焦证，可配伍砂仁、苍术等；治疗湿热蕴伏所致身热吐利、舌苔黄腻，可配伍黄连、厚朴等，如连朴饮。

3. 用于健忘、失眠、耳鸣耳聋　本品辛温气香，辛散开窍，可开心窍、安心神、益心智、聪耳明目。治疗健忘，可配伍人参、茯神，如不忘散；治疗心气虚弱，痰扰心神所致心悸怔忡、失眠多梦、心烦不宁，可配伍人参、茯苓等，如安神定志丸；治疗心肾两虚所致耳鸣耳聋，可配伍菟丝子、女贞子等，如安神补心丸。

【用法用量】煎服，3～10g。

【知识拓展】

1.《神农本草经》："主风寒湿痹，咳逆上气，开心孔，补五脏，通九窍，明耳目，出音声。久服轻身，不忘，不迷惑，延年。"

2. 本品含挥发油，其主要成分为 α、β–细辛醚、石竹烯、α–葎草烯、石菖醚等。

本品具有镇静作用和抗惊厥作用；挥发油有平喘、减慢心率作用；煎剂可促进消化液分泌；浸出液可抑制皮肤真菌。现代常用于癫痫、老年性痴呆、健忘、慢性胃炎、儿童智力低下等。

（其他开窍药见表 20-1）

表 20-1 其他开窍药

| 药名 | 来源 | 性能 | 功效 | 应用 | 用法用量 |
|---|---|---|---|---|---|
| 苏合香 | 为金缕梅科植物苏合香树的树干渗出的香树脂经加工精制而成 | 辛，温。归心、脾经 | 开窍，辟秽，止痛 | 1.用于中风痰厥，猝然昏倒，惊痫<br>2.用于胸痹心痛，胸腹冷痛 | 0.3 ～ 1g，宜入丸散服 |

## 目标检测

**A1 型题**（每道试题有 A、B、C、D、E 五个供选择的备选答案，从中选择一个最佳答案）

1. 开窍药共同的归经是
   A. 心经 　　　　　　B. 肝经 　　　　　　C. 脾经
   D. 肺经 　　　　　　E. 肾经

2. 既开窍醒神，又活血通经的药是
   A. 冰片 　　　　　　B. 远志 　　　　　　C. 麝香
   D. 苏合香 　　　　　E. 石菖蒲

3. 麝香的成人一日内服量是
   A. 0.01 ～ 0.015g 　　B. 0.03 ～ 0.1g 　　C. 0.2 ～ 0.5g
   D. 0.6 ～ 0.8g 　　　E. 0.9 ～ 1.5g

4. 既开窍醒神，又清热止痛的药是
   A. 麝香 　　　　　　B. 冰片 　　　　　　C. 石菖蒲
   D. 苏合香 　　　　　E. 木香

5. 石菖蒲的功效是
   A. 开窍，止痛 　　　B. 开窍，活血 　　　C. 开窍，化湿
   D. 开窍，清热 　　　E. 开窍，行气

6. 治疗热闭神昏，常与麝香相须为用的药是
   A. 郁金 　　　　　　B. 冰片 　　　　　　C. 石膏
   D. 朱砂 　　　　　　E. 黄连

7. 石菖蒲的主治是

    A. 热闭神昏             B. 气厥神昏             C. 亡阳神昏

    D. 气脱神昏             E. 痰蒙心窍之神昏

**A2 型题**（每个病例有 A、B、C、D、E 五个供选择的备选答案，从中选择一个最佳答案）

1. 患者，男，22 岁，近日因过食辛辣，症见口舌生疮，咽喉肿痛，舌红苔黄，脉数。患处用药应首选

    A. 麝香                B. 冰片               C. 石菖蒲

    D. 丹参                E. 三七

2. 患者，女，3 岁，症见高热不退，咳嗽气喘，神志昏迷，谵语，四肢抽搐，宜首选

    A. 木香                B. 黄柏               C. 麝香

    D. 苏合香            E. 石菖蒲

**B1 型题**（每组试题前有 A、B、C、D、E 五个供选择的备选答案，从中为每一道试题选择一个与其关系密切的答案）

    A. 冰片                B. 香附               C. 麝香

    D. 苏合香            E. 石菖蒲

1. 既能治疗心腹暴痛，又能治疗跌打损伤的药是

2. 既能治疗癥瘕痞块，又能治疗风湿痹痛的药是

3. 被称为凉开之品的药是

4. 既能治疗闭证神昏，又能治疗湿阻中焦证的药是

5. 既能治疗热闭神昏，又能治疗疮疡久溃不敛的药是

扫一扫，知答案

扫一扫，看课件

**第二十一章**

# 补虚药

【学习目标】

1. 掌握补虚药的含义、分类；掌握补气药人参、党参、黄芪、白术、山药、甘草与补阳药鹿茸、淫羊藿、杜仲、续断、菟丝子与补血药当归、熟地黄、何首乌、白芍与补阴药北沙参、麦冬、百合、枸杞子、龟甲、鳖甲的性能、功效、应用、特殊的用法用量及使用注意。

2. 熟悉西洋参、太子参、白扁豆、大枣、巴戟天、仙茅、肉苁蓉、锁阳、补骨脂、益智、冬虫夏草、阿胶、龙眼肉、天冬、石斛、黄精、玉竹、女贞子、墨旱莲的功效、主治、特殊的用法用量及使用注意。

3. 会比较相似药物异同以及具有在临床合理应用补虚药的能力；并能熟练识别常用补虚药饮片。

【定义】凡以补充人体气血阴阳之不足，改善脏腑功能，增强体质，提高抗病能力为主要功效，常用以治疗虚证的药物，称为补虚药，亦称补养药或补益药。

【性能】本类药物大多具有甘味。因功效与主治证的不同，药性、归经有别。补气药以温性、平性为主，主归脾肺经。补阳药以温热性为主，主归肾经。补血药以温性为主，主归心肝经。补阴药以寒凉性为主，主归肺胃肝肾经。通过补充人体气血阴阳之不足，达到治愈虚证的目的。即《内经》所谓："虚则补之。"

【功效及主治】补虚药具有补虚扶弱作用，主要用治面色淡白或萎黄、精神萎靡、身疲乏力、心悸气短、脉虚无力等人体正气虚弱证。

【分类】根据补虚药的药性及功用差异，可分为补气药、补阳药、补血药、补阴药四类。

【配伍应用】使用补虚药时应针对气虚、阳虚、血虚、阴虚的不同，选择相应的补气、补阳、补血、补阴的药物。同时，还应充分重视人体气、血、阴、阳相互依存的关系，配伍其他类的补虚药。如气虚可能发展为阳虚；阳虚者，其气必虚，故补气药常与补阳药同用。气虚生化无力会导致血虚；血虚则气无所依，亦可导致气虚，故补气药常与补血药同用。气虚不能生津可致津液不足；津液大量亏耗，亦可导致气随津脱。故补气药亦常与补阴药同用。津血同源，失血、血虚可致阴虚，阴津耗损又可致津枯血燥，血虚易伴阴亏，故补血药又常与补阴药同用。阴阳互根，阴阳虚损到一定程度，常可导致对方的不足，出现阴损及阳或阳损及阴而致阴阳两虚之证，此时，则需滋阴药与补阳药同用。此外，补虚药还可配伍祛邪药，用于邪盛正衰或正气虚弱而病邪未尽，以起到"扶正祛邪"的作用，达到邪去正复的目的；或与容易损伤正气的药物配伍应用以保护正气，顾护其虚。

【注意事项】补虚药为虚证而设，凡身体健康，无虚弱表现者，不宜滥用，以免"误补益疾"。实邪方盛，正气未虚者，以祛邪为要，亦不宜用本类药，以免"闭门留寇"。补虚药有的易滞气，宜配伍理气之品；有的性滋腻，不易消化，应适当配伍健脾消食药顾护脾胃。

补虚药如作汤剂，宜文火久煎。虚证一般病程较长，补虚药宜采用蜜丸、煎膏（膏滋）等便于保存、服用的剂型。用于挽救虚脱的药，还可制成注射剂以备急需。

# 第一节　补气药

本类药物性味多属甘温或甘平，以补气为主要作用。主治气虚证，症见少气懒言，神疲乏力，头晕目眩，自汗，活动时诸证加剧，舌淡苔白，脉虚无力等。部分药物还兼有养阴、生津、养血等功效，又可用治阴虚津亏证或血虚证等。

## 人参　Rénshēn
《神农本草经》

【来源】为五加科植物人参 *Panax ginseng* C. A. Mey. 的干燥根和根茎。主产于吉林、辽宁、黑龙江。野生者名"野山参"；栽培者称"园参"。秋季采挖。鲜参洗净后干燥者称"生晒参"；蒸制后干燥者称"红参"；加工断下的细根称"参须。"山参经晒干称"生晒山参"。切片或研粉用。

【性能】甘、微苦，微温。归心、肺、脾、肾经。

【功效】大补元气，复脉固脱，补脾益肺，生津止渴，安神益智。

【应用】

1. 用于元气虚极欲脱证　本品甘温补益，善大补元气，为拯危救脱之要药。治疗因大汗、大吐、大泻、大失血或大病、久病所致元气虚极欲脱，气短神疲，脉微欲绝，单用大量浓煎服，即独参汤；治疗元气大脱，或暴崩失血，导致阳气暴脱，见大汗淋漓，气促喘急，肢冷脉微等，每与附子相须为用，即参附汤；治疗气阴两虚或气虚亡阴，每与麦冬、五味子配伍，即生脉散。

2. 用于脾肺气虚证　本品归脾、肺经，又能补脾益肺，为治脾肺气虚诸证之主药。如脾虚不运之倦怠乏力、食少便溏，每与白术、茯苓配伍，如四君子汤；若为脾虚、中气下陷之短气不足以息、脏器脱垂，常配伍黄芪、升麻等，如补中益气汤；若治疗肺气虚弱，咳喘、短气、痰多，常与五味子、苏子等同用，如补肺汤；若治疗肺肾两虚，肾不纳气的虚喘，每与蛤蚧配伍，如人参蛤蚧散。

3. 用于热病气虚津伤口渴、消渴证　本品既善补气，又能生津，可治疗热病伤津耗气，气津两伤，口渴、脉大无力者，每与石膏、知母等配伍；若治消渴证兼有气虚者，常与麦冬、沙参、天花粉等配伍。

4. 用于心悸、失眠、健忘　本品归心经，有补益心气之功，并能安神益智，治疗心气虚之失眠多梦，健忘。常与养心安神之酸枣仁、柏子仁等配伍，如天王补心丹。

5. 用于阳痿，宫寒　本品性温，归肾经，有益气助阳之功，用治肾阳虚衰之阳痿、宫寒，常与鹿茸等配伍。

【处方用名】人参、红参、生晒参。

【用法用量】煎服，3～9g。另煎兑服；也可研粉吞服，1次2g，1日2次。一般认为生晒参药性平和，多用于气阴不足者；红参药性偏温，长于大补元气，多用于阳气虚弱者。

【使用注意】不宜与藜芦、五灵脂同用。实证、热证而正气不虚者忌服。

【知识拓展】

1.《神农本草经》："主补五脏，安精神，定魂魄，止惊悸，除邪气，明目，开心，益智。"

2. 本品主要成分为人参皂苷、人参多糖。人参皂苷和人参多糖能提高机体免疫功能，有抗肿瘤等作用；人参有抗休克、强心、抗缺氧、保护心肌、兴奋垂体肾上腺皮质系统、抗应激、增强造血功能、促进学习记忆、抗疲劳等作用。现代常用于心源性休克、心衰等。

## 西洋参　Xīyángshēn
### 《增订本草备要》

【来源】为五加科植物西洋参 *Panax quinquefolium* L. 的干燥根。主产于美国、加拿大。我国北京、吉林、辽宁等地亦有栽培。秋季采挖。晒干或烘干。切片生用。

【性能】甘、微苦，凉。归心、肺、肾经。

【功效】补气养阴，清热生津。

【应用】

1. 用于气阴两虚证　本品味甘微苦而性凉，既能补气，又能养阴，为治疗气阴两伤证之良药。如气阴两伤，气短息促，神疲乏力，心烦口渴者，常与麦冬、五味子配伍。如火热耗伤肺脏气阴所致短气喘促，咳嗽痰少，或痰中带血者，每与玉竹、麦冬等配伍。

2. 用于热病气虚津伤口渴，消渴　本品为"清补"之品。用治热伤气津之身热多汗，口渴心烦，体倦少气，脉虚数，每与西瓜翠衣、竹叶等配伍，如清暑益气汤；用治消渴病气阴两伤，常与黄芪、山药等配伍。

【用法用量】煎服，3～9g；另煎兑服。

【使用注意】不宜与藜芦同用。

【知识拓展】

1.《医学衷中参西录》："能补助气分，兼能补益血分，为其性凉而补，凡欲用人参而不受人参之温补者，皆可以此代之。"

2. 本品主要成分为西洋参皂苷－$R_1$、多种人参皂苷。有兴奋生命中枢、抗休克、抗缺氧、抗心肌缺血、增加心肌收缩力、抗心律失常、抗疲劳、抗应激、抗病毒、抗突变、增强免疫、促生长等作用。现代常用于心脏病、心肌营养不良、癌症放疗、化疗后口干等。

## 党参　Dǎngshēn
### 《增订本草备要》

【来源】为桔梗科植物党参 *Codonopsis pilosula*（Franch.）Nannf.、素花党参 *Codonopsis Pilosula* Nannf.var.*modesta*（Nannf.）L.T.Shen 或川党参 *Codonopsis tangshen* Oliv. 的干燥根。主产于山西、陕西、甘肃等地。秋季采挖。晒干。切厚片，生用。

【性能】甘，平。脾、肺经。

【功效】健脾益肺，养血生津。

【应用】

1. 用于脾肺气虚证　本品药性平和，不燥不腻，补脾益肺之功类似人参而较弱，为治脾肺气虚所致诸证的常用药。现代治脾肺气虚轻证，每用本品代替古方中的人参；若治虚重而危急者，则非本品所宜。

2. 用于气津两伤证，气血两虚证　本品补气生津、益气养血作用亦类似人参而弱于人参，适用于气津两伤轻证。治疗气津两伤之口渴，每与麦冬、五味子等配伍；治疗气血亏虚之面色萎黄，头晕心悸，常与白术、当归等配伍。

【用法用量】煎服，9～30g。

【使用注意】不宜与藜芦同用。

【知识拓展】

1.《本草正义》:"党参力能补脾养胃,润肺生津,健运中气,本与人参不甚相远。"

2. 本品主要成分为皂苷、多糖、氨基酸、无机元素等。有调节胃肠运动、抗溃疡、增强免疫、提高记忆、抗肺损伤、抗缺氧、抗心肌缺血、增强心肌收缩力、改善心肌能量代谢、升高红细胞等作用。现代常用于消化不良、贫血、身体虚弱等。

## 黄芪 Huángqí
### 《神农本草经》

【来源】为豆科植物蒙古黄芪 *Astragalus membranaceus*(Fish.)Bge. var. *mongholicus*(Bge.)Hsiao 或膜荚黄芪 *A. membranaceus*(Fisch.)Bge. 的干燥根。主产于山西、甘肃、黑龙江等地。春、秋二季采挖。生用或蜜炙用。

【性能】甘,微温。归脾、肺经。

【功效】补气升阳,固表止汗,利水消肿,生津养血,行滞通痹,托毒排脓,敛疮生肌。

【应用】

1. 用于脾胃气虚证,中气下陷诸证  本品甘补温升,归脾经,善于补脾益气,为升阳举陷之要药。治疗脾气虚弱之倦怠乏力,食少便溏,可单用熬膏服,或分别与人参、白术配伍,即参芪膏、芪术膏;治疗中气下陷之久泻脱肛、内脏下垂,每与升麻、柴胡等配伍,如补中益气汤。

2. 用于肺气虚证,表虚自汗,气虚外感  本品归肺经,能外达肌表而固皮毛,善于补肺气、益卫固表止汗。治疗肺气虚弱、咳喘气短,每与紫菀、五味子等配伍;治疗表虚不固之自汗,常与牡蛎、麻黄根等配伍,如牡蛎散;治疗表虚自汗而易感风邪者,则与白术、防风配伍,即玉屏风散。

3. 用于气虚浮肿,小便不利  本品善于补气利水以消肿,为治疗气虚浮肿尿少之要药。治疗脾虚水湿失运之浮肿尿少,每与白术、防己等配伍,如防己黄芪汤。

4. 用于血虚证,气血两虚证  本品既能补气以生血,又有一定的补血之功,为血虚证及气血两虚证之常用药,每与当归相须为用,如当归补血汤。此外,本品还可补气以摄血,用治气虚不能摄血之便血、崩漏等,每与人参配伍。

5. 用于消渴证  本品能补气以生津止渴,治疗脾虚不能布津之内热消渴,可单用熬膏服;或与葛根、天花粉等配伍,如玉液汤。

6. 用于关节痹痛,肢体麻木或半身不遂  本品能补气以行滞、活血,治疗气虚血滞之痹证,每与羌活、当归等配伍,如蠲痹汤;治疗气虚血滞之半身不遂,多与当归、地龙等配伍,如补阳还五汤。

7. 用于痈疽难溃或久溃不敛　本品甘温补气，能排脓内托，敛疮生肌，有"疮家圣药"之称。治疗疮疡中期，正虚毒盛不能托毒外达，疮形平塌，根盘散漫，难溃难腐者；或溃疡后期，疮口难敛者，每与人参、当归等配伍，如托里透脓散、十全大补汤。

【处方用名】黄芪、炙黄芪。

【用法用量】煎服，9～30g。

【知识拓展】

1.《神农本草经》："主痈疽，久败疮，排脓止痛，大风癞疾，五痔，鼠瘘，补虚，小儿百病。"

2. 本品主要成分为苷类、多糖类、黄酮类化合物。有增强免疫、促进代谢、兴奋呼吸、利尿、促进造血、调节血糖、抗病毒、强心、改善血液流变性、抗疲劳、抗缺氧、抗辐射、抗肿瘤等作用。现代常用于脏器下垂、贫血、白细胞减少症、冠心病等。

## 白术　Báizhú
### 《神农本草经》

【来源】为菊科植物白术 *Atractylodes macrocephala* Koidz. 的干燥根茎。主产于浙江、湖北、湖南等地。冬季采挖。烘干或晒干。生用或土炒、麸炒用。

【性能】甘、苦，温。归脾、胃经。

【功效】健脾益气，燥湿利水，止汗，安胎。

【应用】

1. 用于脾气虚证　本品甘温，主归脾、胃经。善于补气健脾，为补脾要药，脾胃虚弱诸证之常用药。治疗脾气虚弱之食少神疲，每与人参、茯苓配伍，如四君子汤；治疗脾胃虚寒之腹满泄泻，常与人参、干姜配伍，如理中汤；治疗脾虚积滞之脘腹痞满，则与枳实配伍，如枳术丸。

2. 用于痰饮，水肿　本品苦能燥湿，又能利尿而退水肿，为痰饮水肿之良药。治疗脾虚中阳不振，痰饮内停者，多与桂枝、茯苓配伍，如苓桂术甘汤；治疗脾虚水肿，每与茯苓、泽泻配伍，如四苓散。

3. 用于气虚自汗　本品能补气固表止汗，功同黄芪而力稍逊，治疗脾虚气弱，肌表不固之自汗，二者常相须为用，如玉屏风散。

4. 用于胎动不安　本品有补气安胎之功，故宜于脾气虚弱之胎动不安，多与人参、茯苓等同用；也可用于各种胎动不安。

【处方用名】白术、土白术、炒白术。

【用法用量】煎服，6～12g。土白术长于补脾止泻，炒白术长于健脾消胀。

【使用注意】本品温燥，阴虚内热或津亏燥渴者慎用。

【知识拓展】

1.《本草汇言》:"白术,乃扶植脾胃,散湿除痹,消食除痞之要药。"

2. 本品含挥发油,其主要成分为苍术醇、白术内酯 A、B 等。白术煎剂有促进幼小动物体重增加、利尿、保肝、降血糖等作用;挥发油有抗肿瘤作用。现代常用于消化不良、厌食、便秘、慢性肠炎、肝硬化腹水等。

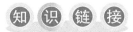

　　苍术与白术虽都能健脾燥湿,但苍术苦辛而燥,燥湿运脾作用较强,故治湿阻中焦之实证;且能祛风湿、发汗解表、明目,是燥湿健脾的要药。白术甘苦而性和缓,补脾益气、燥湿作用较强,善治脾失健运而兼湿阻之虚证;且能利水,止汗,安胎,是补脾气的要药。

## 山药　Shānyào
### 《神农本草经》

【来源】为薯蓣科植物薯蓣 Dioscorea opposita Thunb. 的干燥根茎。主产于河南、江西等地。冬季采挖。生用或麸炒用。

【性能】甘,平。归脾、肺、肾经。

【功效】补脾养胃,生津益肺,补肾涩精。

【应用】

1. 用于肺、脾、肾虚证　本品甘平,不热不燥、补而不腻,归脾、肺、肾三经。既能补脾、肺、肾之气,又能养脾、肺、肾之阴,为平补三焦气阴之佳品;兼可收涩止泻、涩精止带,无论脾气虚弱,胃(脾)阴不足,肺气虚衰,肺阴虚亏,肾虚不固,均为适用。治疗脾虚食少,便溏,泄泻,常配伍白术、茯苓等,如参苓白术散;治疗肺肾气阴两虚之喘息,多与熟地黄、山茱萸配伍,如薯蓣纳气汤;治疗肾气虚、肾阴虚之腰膝酸软、尿频遗尿,遗精滑精,每与熟地黄、山茱萸配伍,如肾气丸、六味地黄丸。

2. 用于消渴气阴两虚证　本品既能补肺、脾、肾之阴,又有生津止渴之效。常用治气阴两虚之消渴证,每与黄芪、知母等配伍,如玉液汤。

【处方用名】山药、怀山药、炒山药。

【用法用量】煎服,15 ～ 30g。

【知识拓展】

1.《神农本草经》:"主伤中,补虚羸,除寒热邪气,补中益气力,长肌肉。"

2. 本品主要成分为薯蓣皂苷元、氨基酸、胱氨酸、黏液质、盐酸山药碱、尿囊素等。有调节胃肠、助消化、促进免疫、降血糖，抗氧化、抗衰老等作用。现代常用于消化不良、遗精、糖尿病等。

## 甘草 Gāncǎo
《神农本草经》

【来源】为豆科植物甘草 *Glycyrrhiza uralensis* Fisch.、胀果甘草 *Glycyrrhiza inflata* Bat. 或光果甘草 *Glycyrrhiza glabra* L. 的干燥根及根茎。主产于内蒙古、新疆、甘肃等地。春、秋二季采挖。生用或蜜炙用。

【性能】甘，平。归心、肺、脾、胃经。

【功效】补脾益气，清热解毒，祛痰止咳，缓急止痛，调和诸药。

【应用】

1. 用于心气不足之心动悸，脉结代　本品主归心经，善于补心气，益气复脉，为治疗心气不足所致的心动悸、脉结代的要药，常与人参、桂枝等配伍，如炙甘草汤。

2. 用于脾胃气虚证　本品味甘，入脾胃经，补中益气之功和缓，常作为辅助药治疗脾胃气虚之倦怠乏力，食少便溏等，每与人参、白术等配伍，如四君子汤、参苓白术散。

3. 用于痰多咳嗽　本品生用善于祛痰止咳，炙用则能润肺止咳。单用即有效；用治寒热虚实多种咳喘证，有痰无痰均可配伍应用。

4. 用于脘腹及四肢挛急作痛　本品甘缓，善于缓解拘挛而止疼痛。为治疗脘腹、四肢挛急疼痛的要药，每与白芍相须为用，即芍药甘草汤。

5. 用于热毒疮疡，咽喉肿痛，药物、食物中毒　本品善于解毒，既能解火热之毒，又能解药食之毒。常用于热毒疮疡，咽喉肿痛等多种热毒证。如治疗热毒疮疡，多与金银花、连翘等配伍；治疗咽喉肿痛，每与桔梗同用，如甘草桔梗汤。对于药物或食物中毒，在无特殊解毒药时，可单用甘草治之；也可与绿豆或大豆煎汤服，有一定的解毒作用。

6. 用于调和药性与药味　本品甘味浓郁，得中和之性，在古今方剂中广泛应用，既能缓和药物的毒性、烈性，减轻毒副作用；又可调和脾胃，避免伤中；还可矫正方剂中药物的异味，便于服用。故有"国老"之称。

【处方用名】甘草、炙甘草。

【用法用量】煎服，2～10g。生用性偏凉，可清热解毒，祛痰止咳；蜜炙药性微温，可增强补益心脾之气和润肺止咳作用。

【使用注意】不宜与海藻、京大戟、红大戟、甘遂、芫花同用。本品有助湿壅气之弊，湿盛胀满、水肿者不宜用。大剂量久服可导致水钠潴留，引起浮肿。

【知识拓展】

1.《神农本草经》："主五脏六腑寒热邪气，坚筋骨，长肌肉，倍气力，金疮肿，解毒。"

2.本品主要成分为甘草酸、黄酮类等，并含生物碱、香豆素、多糖等成分。有抗心律失常、抗溃疡、缓解胃肠平滑肌痉挛、镇咳祛痰平喘、抗菌、抗病毒等作用；另有肾上腺皮质激素样作用。现代常用于急慢性支气管炎、咽喉炎、药物或食物中毒等。

## 大枣 Dàzǎo
### 《神农本草经》

【来源】为鼠李科植物枣 *Ziziphus jujuba* Mill. 的干燥成熟果实。主产于河北、河南、山东等地。秋季果实成熟时采收。晒干。生用。

【性能】甘，温。归脾、胃、心经。

【功效】补中益气，养血安神。

【应用】

1.用于脾虚证　本品甘温，主归脾胃经，补中益气之药力缓和，多为调补脾胃的常用辅药。对于脾气虚弱轻证，可单用；若气虚乏力较甚者，常与人参、白术等同用。

2.用于血虚萎黄，心神不宁证，脏躁证　本品归心经，具有养血安神之效，适用于血虚不荣之面色萎黄，心血不足之失眠多梦，心神不宁；也常用治心神无主的脏躁证，每与甘草、小麦配伍，即甘麦大枣汤。

此外，本品有缓和药物毒性的作用，如十枣汤、葶苈大枣泻肺汤，即用之缓和甘遂、大戟、芫花、葶苈子的毒烈之性。

【用法用量】煎服，6～15g；宜劈破入煎。

【使用注意】本品辛温助热，易伤阴动血，凡外感热病、阴虚火旺、血热妄行等证，均当忌用。孕妇及月经过多者慎用。

【知识拓展】

1.《神农本草经》："主心腹邪气，安中养脾，助十二经。平胃气，通九窍，补少气、少津液，身中不足，大惊，四肢重，和百药。"

2.本品主要成分为大枣皂苷、齐墩果酸、熊果酸、白桦脂酯、生物碱类、黄酮类及糖类等。有提高免疫功能、祛痰、镇咳、抑制中枢、降压、抗突变、抗肿瘤、抗疲劳、保肝等作用。现代常用于血小板减少性紫癜、贫血、白细胞减少症等。

## 太子参 Tàizǐshēn
### 《中国药用植物志》

【来源】为石竹科植物孩儿参 *Pseudostellaria heterophylla*（Miq.）Pax ex Pax et Hoffm.

的干燥块根。主产于江苏、安徽、山东等地。夏季采挖。晒干。生用。

【性能】甘、微苦，平。归脾、肺经。

【功效】益气健脾，生津润肺。

【应用】

用于脾、肺之气阴两虚证　本品味甘微苦而性平，作用平和，力量较缓，属补气药中的清补之品，适用于热病后期，脾肺气阴两虚，多作辅助药用。也用治心之气阴两虚，心悸失眠，虚热汗多者，尤多用治小儿虚汗。

【用法用量】煎服，9～30g。

【使用注意】邪实而正气不虚者慎用。

【知识拓展】

1.《饮片新参》："补脾肺元气，止汗生津，定虚悸。"

2. 本品主要成分为太子参皂苷 A、太子参环太 A～H、棕榈酸、磷脂类、甾醇类、多糖及多种氨基酸等。有提高免疫、延缓衰老，有抗疲劳、抗应激、降血糖、抗肺损伤、镇咳、抗病毒等作用。现代常用于食欲不振、小儿夏季热等。

## 白扁豆　Báibiǎndòu
《名医别录》

【来源】为豆科植物扁豆 *Dolichos lablab* L. 的干燥成熟种子。主产于安徽、河南、江苏等地。秋冬二季采收。生用或炒用。

【性能】甘，微温。归脾、胃经。

【功效】健脾化湿，和中消暑。

【应用】

1. 用于脾气虚证　本品甘微温平和，补脾而不滋腻，化湿而不燥烈，善于健脾养胃，化湿和中，止泻止带。治疗脾虚湿盛、运化失常之食少便溏或泄泻，及脾虚而湿浊下注之白带过多等，每与人参、白术等配伍，如参苓白术散。

2. 用于暑湿吐泻　本品性虽偏温，但无温燥助热伤津之弊，能芳香化湿消暑，故宜于夏日暑湿伤中所致吐泻；或暑月乘凉饮冷，外感于寒，内伤于湿之"阴暑证"，常与香薷、厚朴配伍，即香薷散。

此外，本品尚有解毒之功，可用治酒毒、河豚毒及某些药毒所引起的呕吐或吐泻。

【处方用名】扁豆、炒白扁豆。

【用法用量】煎服，9～15g。消暑解毒宜生用；健脾止泻宜炒用。

【使用注意】本品含毒性蛋白，生用有毒，加热后毒性大大减弱，故生用研末服宜慎。阴寒内盛者忌用。

【知识拓展】

1.《本草纲目》:"止泄痢,消暑,暖脾胃,除湿热,止消渴。"

2.本品主要成分为碳水化合物、蛋白质、脂肪、维生素、微量元素、棕榈酸、亚油酸、花生酸等。有抑菌、抗病毒、解酒毒、抗胰蛋白酶活性等作用。现代常用于胃炎、肠炎、小儿营养不良等。

**附药:扁豆花**

扁豆花为豆科植物扁豆的花。性味甘,平。归脾、胃、大肠经。功效消暑化湿。用于暑湿泄泻及带下。煎服,5~10g。

(其他补气药见表21-1)

# 第二节 补阳药

本类药物性味多甘温或咸温,以补助阳气为主要作用,尤以温补肾阳为主,主治肾阳虚证,症见肾阳不足的形寒肢冷,腰膝酸软,性欲淡漠,阳痿早泄,遗精滑精,尿频遗尿,宫寒不孕;肾阳虚不能纳气的呼多吸少,咳嗽喘促;肾阳虚衰,火不生土,脾肾阳虚的腹中冷痛,黎明泄泻;肾阳虚而精髓不足的头晕目眩,耳鸣耳聋,须发早白,筋骨痿软,小儿发育不良,囟门不合,齿迟行迟;肾阳虚水泛的水肿;下元虚冷,冲任失调之崩漏不止,带下清稀等。部分药物兼有祛风湿、强筋骨、固精、缩尿、止泻、固冲任、平喘、益精、补血等功效,又可用治风湿痹证、筋骨痿软、遗精、遗尿、泄泻、胎动不安、咳喘、精血亏虚等兼有肾阳虚证者。

## 鹿茸 Lùróng
### 《神农本草经》

【来源】为鹿科动物梅花鹿 *Cervus nippon* Temminck 或马鹿 *Cervus elaphus* Linnaeus 的雄鹿未骨化密生茸毛的幼角。前者习称"花鹿茸",后者习称"马鹿茸"。主产于吉林、黑龙江、辽宁等地。夏、秋二季锯取鹿茸,经加工后,阴干或烘干。切片,或研细粉用。

【性能】甘、咸,温。归肾、肝经。

【功效】壮肾阳,益精血,强筋骨,调冲任,托疮毒。

【应用】

1.用于肾阳虚衰,精血亏虚证 本品甘温壮阳,味咸入血,主归肾经,善于峻补肾阳,益精养血,为补肾阳、益精血之要药。治疗肾阳虚衰,精血亏虚之阳痿滑精,宫冷不孕,眩晕,耳鸣,神疲,畏寒等,可单用研末,亦常与人参、枸杞子等配伍,如参茸固本丸。

2. 用于肝肾亏虚证　本品入肝肾经，具有补肝肾，益精血，强筋骨之效。如肝肾亏虚，精血不足所致的筋骨痿软，常与熟地黄、牛膝等配伍。若小儿发育不良，囟门过期不合，齿迟，行迟等，多与五加皮、熟地黄等同用，如加味地黄丸。

3. 用于妇女冲任虚寒，崩漏带下　本品能补肝肾，调冲任，固崩止带，如肝肾亏虚，冲任虚寒、带脉不固之崩漏不止、带下过多，多与当归、阿胶等同用，如鹿茸散。

4. 用于疮疡久溃不敛，阴疽内陷不起　本品能补肾阳，益精血而托脓毒外出，用于气血亏虚，托毒无力之疮疡久溃不敛，脓出清稀，或阴疽内陷不起，肤色黯淡。常与黄芪、当归等药配伍。

【用法用量】研末冲服，1～2g。

【使用注意】凡阴虚阳亢，血分有热，胃火炽盛，肺有痰热，外感热病者均当忌用。用本品宜从小量开始，缓缓增加，不可骤用大量，以免阳升风动，头晕目赤，或伤阴动血。

【知识拓展】

1.《本经逢原》："专主伤中劳绝，腰痛羸瘦，取其补火助阳，生精益髓，强筋健骨，固精摄便，下元虚人，头旋眼黑，皆宜用之。"

2. 本品主要成分为鹿茸精，为雄性激素及少量女性卵泡激素。有强壮作用、性激素样作用，以及促进生长发育、抗疲劳、改善能量代谢，增强肾脏利尿机能、提高免疫功能等作用。有。现代常用于阳痿、神经衰弱、老年性骨质疏松等。

**附药：鹿角　鹿角胶　鹿角霜**

1. **鹿角**　为鹿科动物梅花鹿或马鹿已骨化的角或锯茸后翌年春季脱落的角基。性味咸，温。归肾、肝经。功效温肾阳，强筋骨，行血消肿。用于肾阳不足，阳痿遗精，腰脊冷痛，阴疽疮疡，乳痈初起，瘀血肿痛。煎服，6～15g。

2. **鹿角胶**　为鹿角经水煎煮、浓缩制成的固体胶。性味甘、咸，温。归肾、肝经。功效温补肝肾，益精养血。用于肝肾不足，腰膝酸冷，阳痿遗精，虚劳羸瘦，崩漏下血，便血尿血，阴疽肿痛。烊化兑服，3～6g。

3. **鹿角霜**　为鹿角去胶质的角块。性味咸、涩，温。归肝、肾经。功效温肾助阳，收敛止血。用于脾肾阳虚，白带过多，遗尿尿频，崩漏下血，疮疡不敛。煎服，9～15g；宜先煎。

**杜仲** Dùzhòng

《神农本草经》

【来源】本品为杜仲科植物杜仲 *Eucommia ulmoides* OliV. 的干燥树皮。主产于四川、云南、贵州等地。4～6月剥取，刮去粗皮，晒干。切块或切丝，生用或盐水炒用。

【性能】甘，温。归肝、肾经。

【功效】补肝肾，强筋骨，安胎。

【应用】

1. 用于腰膝酸痛，筋骨无力　本品甘温，善于补肝肾，肝充则筋健，肾充则骨强，为治肾虚腰痛的要药。治疗肝肾不足之腰膝酸痛，筋骨痿软，单品浸酒用；或与补骨脂、核桃仁等配伍，如青娥丸。

2. 用于胎漏下血，胎动不安，或滑胎　本品能补益肝肾，调理冲任，固经安胎。治疗肝肾亏虚之胎漏下血，胎动不安，或滑胎，多配伍菟丝子、续断等。

【处方用名】杜仲、盐杜仲、炒杜仲。

【用法用量】煎服，6～10g。

【使用注意】阴虚火旺者慎用。

【知识拓展】

1.《神农本草经》："主腰脊痛，补中，益精气，坚筋骨，强志，除阴下痒湿，小便余沥。"

2. 本品主要成分为杜仲胶、杜仲苷、杜仲醇等。有使离体子宫自主收缩减弱、降血压、促进骨折愈合、延缓衰老、性激素样作用等作用。现代常用于高血压病、腰肌劳损、先兆流产、习惯性流产等。

## 续断　Xùduàn
### 《神农本草经》

【来源】本品为川续断科植物川续断 *Dipsacus asper* Wall. ex Henry 的干燥根。主产于四川、湖北、湖南等地。秋季采挖。切片用。生用、酒炙或盐炙用。

【性能】苦、辛，微温。归肝、肾经。

【功效】补肝肾，强筋骨，续折伤，止崩漏。

【应用】

1. 用于腰膝酸软，风湿痹痛　本品补肝肾、强筋骨之功同杜仲而力稍逊，兼能活血通络、止痛。如肝肾不足之腰膝酸软，每与杜仲、牛膝等配伍，如续断丸。若风寒湿痹而兼肝肾亏虚的筋挛骨痛，多与萆薢、防风等同用。

2. 用于跌扑损伤，筋伤骨折　本品辛散温通，善于通行血脉，疗伤续折，为骨伤科要药。治疗跌扑损伤，筋伤骨折，每与骨碎补、自然铜、土鳖虫等配伍；治外伤瘀肿疼痛，常与乳香、没药、桃仁等同用。

3. 用于崩漏，胎漏下血，胎动不安　本品能补肝肾，调冲任，固经止血，安胎，如肝肾亏虚之崩漏经多，多与黄芪、艾叶等配伍；若肝肾亏虚，冲任不固之胎漏下血，胎动不

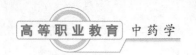

安，每与桑寄生、菟丝子等同用，如寿胎丸。

【处方用名】续断、酒续断、盐续断。

【用法用量】煎服，9～15g。酒续断偏于活血疗伤；盐续断偏于补肝肾，强筋骨，止血安胎。

【知识拓展】

1.《神农本草经》："主伤寒，补不足，金疮，痈疡，折跌，续筋骨，妇人乳难。"

2.本品主要成分为川续断皂苷Ⅵ、常春藤苷、喜树次碱、川续断碱、熊果酸、常春藤皂苷元等。有促进骨折损伤愈合、抗骨质疏松、抗维生素 E 缺乏、抗衰老、增强免疫等作用。现代常用于骨折、不孕症、先兆流产等。

## 淫羊藿　Yínyánghuò
### 《神农本草经》

【来源】本品为小檗科植物淫羊藿 *Epimedium brevicornum* Maxim.、箭叶淫羊藿 *Epimedium sagittatum*（Sieb. et Zucc.）Maxim.、柔毛淫羊藿 *Epimedium pubescens* Maxim.、朝鲜淫羊藿 *Epimedium koreanum* Nakai 的干燥叶。主产于山西、四川、湖北等地。夏、秋茎叶茂盛时采割。晒干或阴干。生用或以羊脂油炙用。

【性能】辛、甘，温。归肝、肾经。

【功效】补肾阳，强筋骨，祛风湿。

【应用】

1.用于肾阳虚证　本品甘温，性燥烈，善于补肾壮阳起痿，治疗肾阳亏虚之阳痿、不育、遗精，可单用本品浸酒服；或与巴戟天、枸杞子等配伍，如赞育丹。

2.用于筋骨痿软，风湿久痹　本品甘温可补肾助阳，辛温可祛风除湿，壮肾阳而强筋健骨，祛风湿而通痹止痛。如肝肾不足之筋骨痿弱，步履艰难，每与杜仲、巴戟天生等配伍；若风湿久痹，肢体拘挛麻木或疼痛，可单用浸酒服，或与天麻、牛膝等同用。

【处方用名】淫羊藿、仙灵脾、炙淫羊藿。

【用法用量】煎服，6～10g。炙淫羊藿偏于补肾壮阳。

【使用注意】阴虚火旺者忌用。

【知识拓展】

1.《神农本草经》："主阴痿绝伤，茎中痛，利小便，益气力，强志。"

2.本品主要成分为淫羊藿苷，宝藿苷Ⅰ、Ⅱ，淫羊藿次苷Ⅰ、Ⅱ、大花淫羊藿苷 A，金丝桃苷等。有雄性激素样作用、降压、降血脂、降血糖、抗衰老、抗骨质疏松、抑菌等作用。现代常用于阳痿、不孕不育症、妇女更年期高血压等。

## 巴戟天 Bājǐtiān

*《神农本草经》*

【来源】本品为茜草科植物巴戟天 *Morinda officinalis* How 的干燥根。主产于广东、广西、福建等地。全年均可采挖。晒干。生用或盐制用。

【性能】甘、辛，微温。归肾、肝经。

【功效】补肾阳，强筋骨，祛风湿。

【应用】

1. 用于肾阳虚证　本品甘温不燥，主入肾经，温补肾阳之功与淫羊藿相似，兼有益精作用。治疗肾阳亏虚、精血不足之阳痿、不孕，每与淫羊藿、枸杞子等配伍，如赞育丹；治疗下元虚冷，宫冷不孕，月经不调，少腹冷痛，常与肉桂、吴茱萸等同用。

2. 用于肝肾不足，或风湿久痹　本品味辛能散，既能补肾阳、强筋骨，又有祛风湿之效，适宜于风湿久痹，累及肝肾，筋骨不健；或素体肾阳不足，筋骨不健之风湿痹证，常与杜仲、淫羊藿等配伍。

【处方用名】巴戟天、盐巴戟天、制巴戟天。

【用法用量】煎服，3 ～ 10g。

【使用注意】阴虚火旺者不宜服用。盐巴戟天温而不燥，长于补肾助阳。

【知识拓展】

1.《神农本草经》："主大风邪气，阴痿不起，强筋骨，安五脏，补中增志，益气。"

2. 本品主要成分为甲基茜草素、大黄素甲醚等蒽醌类成分，耐斯糖等低聚糖类成分，水晶兰苷等环烯醚萜类成分。有性激素样作用、抗疲劳、耐缺氧、延缓衰老等作用。现代常用于阳痿、不孕不育症、神经衰弱等。

## 仙茅 Xiānmáo

*《海药本草》*

【来源】本品为石蒜科植物仙茅 *Curculigo orchioides* Gaertn. 的干燥根茎。主产于西南及长江以南各省，四川产量甚大。秋、冬二季采挖。晒干。生用或制用。

【性能】辛，热；有毒。归肾、肝、脾经。

【功效】补肾阳，强筋骨，祛寒湿。

【应用】

1. 用于肾阳虚衰证　本品功用与淫羊藿、巴戟天相似，但温燥之性更强。治疗肾阳虚衰之阳痿精冷，尿频，常与淫羊藿、巴戟天等配伍；若治疗阳虚冷泻，可与补骨脂、益智等同用。

2. 用于风湿久痹  本品辛散燥烈，既能补肝肾，强筋骨，又能祛寒湿，暖腰膝。治肝肾不足之筋骨痿软，腰膝冷痛，与淫羊藿、巴戟天等配伍。

【用法用量】煎服，3～10g。

【使用注意】本品燥热有毒，不宜大量久服。阴虚火旺者忌服。

【知识拓展】

1.《海药本草》："主风，补暖腰脚，清安五脏，强筋骨，消食。"

2. 本品主要成分为仙茅苷A、B，仙茅皂苷A～M，仙茅素A、B、C，仙茅皂苷元A、B、C等。有性激素样作用、促进免疫、清除氧自由基、抗衰老、耐缺氧、抗肿瘤、扩张冠状动脉、强心等作用。现代常用于阳痿、骨质疏松症、绝经后关节炎等。

## 肉苁蓉  Ròucōngróng
### 《神农本草经》

【来源】本品为列当科植物肉苁蓉 *Cistanche deserticola* Y.C.Ma 或管花肉苁蓉 *Cistanche tubulosa*（Schrenk）Wight 的干燥带鳞叶的肉质茎。主产于内蒙古、甘肃、青海等地。春季苗刚出土或秋季冻土之前采。晒干。生用，或酒制用。

【性能】甘、咸，温。归肾、大肠经。

【功效】补肾阳，益精血，润肠通便。

【应用】

1. 用于肾阳不足，精血亏虚证  本品甘温助阳，质润滋养，咸以入肾，温而不燥，补而不腻，滑而不泄，作用从容平和，故有苁蓉之名。治疗肾阳不足，精血亏虚之阳痿早泄，宫冷不孕，腰膝酸痛，每与鹿角胶、菟丝子等配伍。

2. 用于肠燥便秘  本品性温质润，能滑肠通便，若年老虚弱人之肠燥便秘而属于肾阳不足，精血亏虚者，可单用；或与当归、枳壳等配伍，如济川煎。

【处方用名】肉苁蓉、酒苁蓉。

【用法用量】煎服，6～10g。生用长于益精血，润肠通便；酒苁蓉长于补肾助阳。

【使用注意】阴虚火旺，实热积滞及大便溏泻者忌用。

【知识拓展】

1.《本草汇言》："养命门，滋肾气，补精血之药也。"

2. 本品主要成分为松果菊苷、毛蕊花糖苷、肉苁蓉苷、甜菜碱、麦角甾醇等。有性激素样作用，还有增强免疫、抗衰老、调节胃肠功能、增强记忆、强壮等作用。现代常用于阳痿、更年期综合征、不孕不育症、便秘等。

## 锁阳 Suǒyáng

《本草衍义补遗》

【来源】本品为锁阳科植物锁阳 *Cynomorium songaricum* Rupr. 干燥肉质茎。主产于内蒙古、甘肃、青海等地。春季采挖，除去花序，切段，晒干。生用。

【性能】甘、咸，温。归肝、肾、大肠经。

【功效】补肾阳，益精血，润肠通便。

【应用】

1.用于肾阳不足，精血亏虚证　本品性能、功用与肉苁蓉相似，但性偏温燥，善于补阳。治疗肾阳不足、精血亏虚之阳痿滑精，不孕，常与巴戟天、补骨脂等配伍；治疗腰膝酸软，筋骨无力，多与熟地黄、龟甲等同用。

2.用于肠燥便秘　本品性温质润，润燥滑肠之功似肉苁蓉而力稍逊，适宜于老人或病后肠燥便秘而属于肾阳不足、精血亏虚者，常配伍肉苁蓉、火麻仁等。

【用法用量】煎服，5～10g。

【使用注意】阴虚火旺、便溏泄泻及实热便秘者忌服。

【知识拓展】

1.《本草衍义补遗》："大补阴气，益精血，利大便。虚人大便燥结者，啖之可代苁蓉，煮粥弥佳。"

2.本品主要成分为锁阳萜、熊果酸黄酮类、挥发油等。有性激素样作用，以及增强免疫、兴奋造血功能、抗衰老、抗疲劳、耐缺氧、抗应激等作用。现代常用于阳痿、神经衰弱，老年便秘等。

## 补骨脂 Bǔgǔzhǐ

《雷公炮炙论》

【来源】本品为豆科植物补骨脂 *Psoralea corylifolia* L. 的干燥成熟果实。主产于河南、四川、陕西等地。秋季果实成熟时采收果序，晒干，搓出果实，除去杂质。生用，炒或盐水炒用。

【性能】辛、苦，温。归肾、脾经。

【功效】温肾助阳，纳气平喘，温脾止泻；外用祛风消斑。

【应用】

1.用于肾阳不足证　本品性偏温燥，既补肾壮阳，又固精缩尿，善于温补固涩。如肾阳不足之腰膝冷痛，常与杜仲、核桃仁配伍，如青蛾丸；若肾虚之阳痿，遗精，每与菟丝子、核桃仁等配伍，如补骨脂丸；若下元虚冷之尿频遗尿，可配伍小茴香，即补骨脂散。

2. 用于肾虚作喘　本品能温肾纳气而平喘咳，治疗肾阳虚衰，肾不纳气之虚喘，常配伍与附子、肉桂等，如黑锡丹。

3. 用于脾肾阳虚泄泻　本品入脾、肾二经，既能补命门之火，又能温后天之土，并有止泻之功，为治脾肾阳虚所致五更泄泻的要药，每与吴茱萸、肉豆蔻等配伍，如四神丸。

此外，本品外用有消风祛斑作用，可用于白癜风及斑秃等皮肤疾患。

【处方用名】补骨脂、盐补骨脂。

【用法用量】煎服，6～10g。外用20%～30%酊剂涂患处。盐水炙缓和药性。

【使用注意】阴虚火旺及大便秘结者忌服。

【知识拓展】

1.《本草纲目》:"治肾泄，通命门，暖丹田，敛精神。"

2. 本品主要成分为香豆素类、黄酮类、单萜酚类等。有性激素样作用，还有增强免疫、舒张支气管平滑肌、促进骨髓造血功能等作用。现代常用于小儿遗尿、阳痿、月经不调等。

### 益智　Yìzhì
### 《本草拾遗》

【来源】本品为姜科植物益智 *Alpinia oxyphylla* Miq 的干燥成熟果实。主产于海南、广东、广西等地。夏、秋间果实由绿变红时采收。生用或盐水炒用

【性能】辛，温。归脾、肾经。

【功效】暖肾固精缩尿，温脾止泻摄唾。

【应用】

1. 用于肾气不固证　本品性兼收涩，既能补肾助阳，又能固精缩尿。治疗肾气不固之遗精滑精、白浊，常与补骨脂、龙骨等配伍；治疗遗尿、尿频，常与乌药、山药等配伍，即缩泉丸。

2. 用于虚寒泄泻，多唾涎　本品能温补脾肾之功与补骨脂相似，治疗脾肾虚寒之泄泻，常与补骨脂、肉豆蔻等配伍；然补骨脂善于温肾，本品偏于温脾，尤善摄涎唾，治疗脾阳不振，摄纳失职，水液上溢之口多涎唾或小儿流涎不禁，多与党参、白术等同用。

【处方用名】益智、盐益智仁。

【用法用量】煎服，3～10g。盐益智仁长于暖肾固精缩尿。

【使用注意】阴虚火旺及大便秘结者忌服。

【知识拓展】

1.《本草拾遗》:"主遗精虚漏，小便余沥，益气安神，补不足，安三焦，调诸气，夜多小便者。"

2. 本品主要成分为挥发油，尚含益智仁酮 A、B 等。有健胃、抗胃溃疡、抗疲劳、耐缺氧、强心、抗利尿、减少唾液分泌、抗肿瘤、抗衰老、改善记忆功能等作用。现代常用于单纯性腹泻、小儿遗尿等。

## 菟丝子 Tùsīzǐ
### 《神农本草经》

【来源】本品为旋花科植物南方菟丝子 *Cuscuta australis* R.Br. 或菟丝子 *Cuscuta chinensis* Lam. 的干燥成熟种子。全国大部分地区均产。秋季果实成熟采收。生用，或煮熟捣烂作饼用。

【性能】辛、甘，平。归肝、肾、脾经。

【功效】补益肝肾，固精缩尿，安胎，明目，止泻；外用消风祛斑。

【应用】

1. 用于肾虚不固证 本品味甘性平，补而不峻，微温不燥，既能补肾阳，又能益肾精，为阴阳俱补之品；且有固精，缩尿，止带之效，对肾虚不固之证有标本兼治之效。治疗肾虚之腰膝酸软，每与杜仲、桑寄生等配伍；治疗肾阳不足，肾精亏虚之阳痿遗精，常与枸杞子、覆盆子等同用，如五子衍宗丸；若治下元虚冷之遗尿尿频，多配伍桑螵蛸、鹿茸等，如菟丝子丸；若治肾虚不固之带下、尿浊，多与茯苓、莲子等配伍，如茯菟丸。

2. 用于胎动不安 本品能补肝肾、固冲任而安胎，若肝肾不足，胎元不固之胎动不安，常与桑寄生、续断等配伍，如寿胎丸。

3. 用于肝肾不足，目暗耳鸣 本品主归肝、肾经，善益肾精养肝血而有明目之效，治疗肝肾不足，目失所养之目暗不明，常与熟地黄、枸杞子等配伍，如驻景丸。

4. 用于脾肾虚泻 本品能益肾补脾而止虚泻，若治脾肾两虚之便溏泄泻，常与补骨脂、内豆蔻配伍，如脾肾双补丸。

本品外用有消风祛斑作用，用于白癜风，可与补骨脂配伍。

【处方用名】菟丝子、盐菟丝子。

【用法用量】煎服，6～12g。外用适量。盐菟丝子长于补肾固精，安胎。

【使用注意】阴虚火旺、大便燥结、小便短赤者不宜服。

【知识拓展】

1.《药性论》："治男子女人虚冷，填精益髓，去腰疼膝冷，久服延年，驻悦颜色，又主消渴热中。"

2. 本品主要成分为金丝桃苷、菟丝子苷、绿原酸等。有性激素样作用，以及抗衰老、抗骨质疏松、提高免疫、抗心脑缺血、降胆固醇、降血压、促进造血功能、抑制肠运动等作用。现代常用于不孕不育症、先兆流产等。

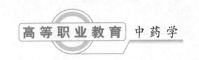

### 冬虫夏草　Dōngchóngxiàcǎo
《增订本草备要》

【来源】本品为麦角菌科真菌冬虫夏草菌 *Cordyceps sinensis*（Berk.）Sacc. 寄生在蝙蝠蛾科昆虫幼虫上的子座和幼虫尸体的干燥复合体。主产于青海、四川、西藏等地。夏初子座出土、孢子未发散时挖取。晒干或低温干燥。生用。

【性能】甘，平。归肺、肾经。

【功效】补肾益肺，止血化痰。

【应用】

1. 用于阳痿遗精，腰膝酸痛　本品入肾经，善于补肾阳，益肾精，治疗肾虚之阳痿遗精，腰膝酸痛，可单用酒浸服，或与淫羊藿、巴戟天等配伍。

2. 用于久咳虚喘，劳嗽咳血　本品甘平，主归肺、肾二经，能补肾阳，益肾精，补肺气，止血化痰，止咳平喘，为平补肺肾之佳品。如劳嗽痰血，常与北沙参、川贝母等配伍；若久咳虚喘，常与人参、蛤蚧等同用。

此外，取本品补虚扶弱之效，用于病后体虚不复，自汗畏寒等，常以之与鸭、鸡、猪肉等炖服。

【用法用量】煎服，3～9g。

【使用注意】表邪未尽者慎用。

【知识拓展】

1.《本草从新》：“保肺益肾，止血化痰，已劳嗽。”

2. 本品主要成分为粗蛋白、脂肪，尚含腺苷、烟酸、腺嘌呤、腺嘌呤核苷、胸腺嘧啶及水溶性多糖等。有平喘、镇咳、祛痰作用，有一定的似雄性激素样作用和抗雌激素样作用。现代常用于病后调补身体、癌症辅助治疗、性功能低下等。

（其他补阳药见表21-1）

## 第三节　补血药

本类药物性味多甘温或甘平，质地滋润，以补血为主要作用，主治血虚证，症见面色苍白无华或萎黄，唇爪苍白，头晕目眩，心悸不寐，手足发麻，妇女月经量少，色淡，舌质淡，脉细或细数无力等。部分药物兼有滋肾、润肺、补脾等功效，又可用治肝肾阴虚证，阴虚肺燥证或心脾气虚证、气血不足证等。

## 熟地黄  Shúdìhuáng
### 《本草拾遗》

【来源】本品为地黄的炮制加工品（酒炖或酒蒸法）。

【性能】甘，微温。归肝、肾经。

【功效】补血滋阴，益精填髓。

【应用】

1.用于血虚诸证　本品甘而微温，味厚柔润，为补血要药。治疗血虚萎黄，头目眩晕，心悸怔忡，妇女月经不调，每与当归、白芍等配伍，如四物汤；对于各科疾病之血虚证，常以此方为基础，随证化裁治之。

2.用于肝肾阴虚诸证　本品质润，善于补肝肾之阴，尤以滋肾阴见长，为滋阴主药。治疗肝肾阴虚之骨蒸潮热，盗汗遗精，内热消渴，每与山药、山茱萸等配伍，如六味地黄丸；治疗肝肾精血亏虚之腰膝酸软，眩晕，耳鸣，须发早白，常与何首乌、菟丝子等同用，如七宝美髯丹。

【用法用量】煎服，9 ～ 15g。

【使用注意】脾胃虚弱、中满便溏、气滞痰多者慎用。

【知识拓展】

1.《本草纲目》："填骨髓，长肌肉，生精血，补五脏内伤不足，通血脉，利耳目，黑须发。"

2.本品主要成分为梓醇、地黄素、甘露醇、维生素 A 类物质、多种糖类、多种氨基酸及磷酸等。有促进造血、降血糖、降血脂、抗氧化、耐缺氧、增强免疫、强心、促进肝糖原合成、抗肿瘤、止血等作用。现代常用于贫血、月经不调、不孕症等。

### 知 识 链 接

地黄与熟地黄皆有甘味，均可滋肝肾之阴，用治肝肾阴虚之骨蒸潮热及消渴证。然地黄性寒，养阴且能生津，又善清热凉血，主治温病热入营血证、内热消渴证。熟地黄性温，滋阴作用强，能补肝肾之阴、益精填髓，治肝肾阴虚、精血不足证；又善补血，用于血虚诸证。

## 当归  Dāngguī
### 《神农本草经》

【来源】本品为伞形科植物当归 *Angelica sinensis*（Oliv.）Diele 的干燥根。主产于甘肃、四川、陕西等地。产于甘肃岷县（古称秦州）者，质量好，习称"秦归"。秋末采挖。生用或酒炒用。

【性能】甘、辛，温。归肝、心、脾经。

【功效】补血活血，调经止痛，润肠通便。

【应用】

1.用于血虚诸证　本品甘温质润，主归肝、心经，善于补血，为补血要药。凡面色萎黄、眩晕、心悸等血虚诸证无不用之，且以此为主药，每与熟地黄、白芍等同用，如四物汤。

2.用于月经不调，痛经，经闭　本品甘温补血，辛散活血，补中有动，行中有补，为血中之圣药；且善于调经止痛，为妇科调经要药，适宜于血虚、血滞之月经不调、痛经、经闭。偏于血虚者，每与熟地黄、白芍等配伍，如四物汤；偏于血瘀者，常与桃仁、红花等配伍，如桃红四物汤。

3.用于虚寒腹痛，风湿痹痛，跌扑损伤　本品辛散温通，善于活血止痛，温散寒凝，且能补血。对于因血虚、血瘀兼寒凝所致的诸痛证，皆可配伍应用。如虚寒腹痛，每与桂枝、白芍等配伍，如当归建中汤；若风湿痹痛，常配伍羌活、桂枝等，如蠲痹汤；若跌扑损伤，常与乳香、没药等配伍，如活络效灵丹。

4.用于痈疽疮疡　本品既能活血消肿止痛，又能补血托疮生肌，为外科疮痈之常用药。治疗疮疡初起肿胀疼痛，常与金银花、赤芍、天花粉白芷等配伍，如仙方活命饮；治疗气血亏虚，痈疽溃后不敛，常与黄芪、人参等同用，如十全大补汤。

5.用于肠燥便秘　本品温润，有补血润燥作用，适用于血虚津亏之肠燥便秘，常与熟地黄、肉苁蓉等配伍。

【处方用名】当归、全当归、酒当归。

【用法用量】煎服，6～12g。酒炒可增强活血通经之力。

【使用注意】湿热中阻、肺热痰火、阴虚阳亢者不宜用；大便溏泻者慎用。

【知识拓展】

1.《本草纲目》："治头痛、心腹诸痛，润肠胃、筋骨、皮肤。治痈疽，排脓止痛，和血补血。"

2.本品主含挥发油，油中主要成分为藁本内酯、当归酮、香荆芥酚等。有促进血红蛋白及红细胞的生成、抑制子宫平滑肌收缩、降低血小板聚集、抗血栓、镇痛等作用。现代常用于心脏病、风湿性关节炎、贫血、月经不调等。

## 白芍 Báisháo
### 《日华子本草》

【来源】本品为毛茛科植物芍药 *Paeonia lactiflora* Pall. 的干燥根。主产于浙江、安徽、山东等地。夏、秋二季采挖，晒干。生用、炒用或酒炒用。

【性能】苦、酸，微寒。归肝、脾经。

【功效】养血调经，敛阴止汗，柔肝止痛，平抑肝阳。

【应用】

1. 用于血虚证，月经不调，痛经，崩漏 本品味酸入肝，善于补肝之阴血，有调经止痛作用。治疗血虚之面色萎黄，眩晕心悸，或月经不调，经行腹痛，崩中漏下，常与熟地黄、当归等配伍，如四物汤。

2. 用于自汗，盗汗 本品味酸能敛阴和营止汗，性凉能清血中虚热，为止汗之佳品。如营卫不和，表虚自汗，每与桂枝相须为用，如桂枝汤；若气虚自汗，常与黄芪、白术等配伍。如阴虚盗汗，可与龙骨、浮小麦等同用。

3. 用于胁痛，腹痛，四肢挛痛 本品能补肝之阴血而柔肝，缓急止痛，为治肝脾不和，或肝血亏虚、筋脉失养所致的胁痛，腹痛，四肢挛急疼痛的要药，每与甘草配伍，即芍药甘草汤；若治肝脾不和，腹痛泄泻，常配伍白术、防风等，如痛泻药方。

4. 用于肝阳上亢证 本品主归肝经，有平抑肝阳作用，性微寒又兼清肝热。治疗肝阳上亢之眩晕、头痛，常与牛膝、代赭石等配伍，如建瓴汤。

【处方用名】白芍、炒白芍、酒白芍。

【用法用量】煎服，6～15g。炒白芍长于养血和营；酒白芍长于柔肝止痛。

【使用注意】不宜与藜芦同用。

【知识拓展】

1.《本草纲目》："白芍药益脾，能于土中泻木。赤芍药散邪，能行血中之滞。"

2. 本品主要成分为芍药苷、苯甲酰芍药苷、芍药内酯苷、氧化芍药苷，还含苯甲酸、牡丹酚，β-谷甾醇，鞣质等。有镇痛、抗抑郁、调节胃肠运动、保肝、降血糖、降血压、增强记忆、抗病毒等作用。现代常用于高血压病、胃及十二指肠溃疡、慢性乙肝等。

### 知 识 链 接

赤芍与白芍虽都有苦寒性味，均可止痛。但赤芍苦泄力大，善于清热凉血，活血散瘀，故治热入营血证、血瘀证；且能清泄肝火。白芍味酸甘，善于养血调经，平肝止痛，又能敛阴止汗，主治血虚阴亏、肝阳偏亢诸证及自汗、盗汗等证。

## 阿胶　Ējiāo

《神农本草经》

【来源】本品为马科动物驴 *Equus asinus* L. 的干燥皮或鲜皮经煎煮、浓缩制成的固体胶。主产于山东、浙江等地。以山东省东阿县的产品最著名。捣成碎块，或以蛤粉炒成阿胶珠用。

【性能】甘，平。归肺、肝、肾经。

【功效】补血滋阴，润燥，止血。

【应用】

1. 用于血虚证　本品为血肉有情之品，性味甘平，质地滋润，历来视为补血之佳品。治疗血虚诸证，单用黄酒炖服有效；或与当归、白芍等同用，如阿胶四物汤。

2. 用于阴虚证　本品味甘质润，善于滋阴，有滋阴润燥作用。治疗肺热阴虚，燥咳痰少，咽喉干燥，劳嗽咯血，每与牛蒡子、马兜铃等配伍，如补肺阿胶汤；治疗热病伤阴之心烦不眠，常与黄连、黄芩等配伍，如黄连阿胶汤。治疗阴虚风动，手足瘈疭，多与龟甲、白芍等同用，如大定风珠。

3. 用于出血证　本品为止血良药，尤宜于失血兼见血虚、阴虚者。如阴虚血热吐衄，常与地黄、蒲黄等配伍，如生地黄汤；治肺虚嗽血，多与人参、天冬等配伍，如阿胶散；若便血如下豆汁，可配伍当归、赤芍等，如阿胶芍药汤；若治妇人冲任虚损，血虚有寒之崩漏下血，月经过多，胎漏下血，则与当归、艾叶等同用，如胶艾汤。

【处方用名】阿胶、阿胶珠。

【用法用量】烊化兑服，3～9g。阿胶珠滋腻之性减弱。

【使用注意】脾胃虚弱便溏者慎用。

【知识拓展】

1.《本草纲目》："疗吐血、衄血、血淋、尿血，肠风下痢，女人血痛血枯，经水不调，无子，崩中带下，胎前产后诸疾。"

2. 本品主要成分为胶原及其水解产生的多种氨基酸，并含钙、铁、锌等多种元素。有提高红细胞数和血红蛋白、促进造血、增强免疫、抗肺损伤、抗辐射、抗休克、抗疲劳等作用。现代常用于白细胞减少症、血小板减少性紫癜、贫血、月经过多等。

## 何首乌　Héshǒuwū

《日华子本草》

【来源】本品为蓼科植物何首乌 *Polygonum multiflorum* Thunb. 的干燥块根。主产于湖北、贵州、四川等地。秋、冬二季叶枯萎时采挖，削去两端，洗净，切块，干燥，称"何首乌"；以黑豆汁为辅料，按炖法或蒸法炮制，为"制何首乌"。

【性能】苦、甘、涩，微温。归肝、心、肾经。

【功效】制何首乌：补肝肾，益精血，乌须发，强筋骨，化浊降脂。何首乌：解毒，消痈，截疟，润肠通便。

【应用】

1.用于肝肾不足，精血亏虚证　本品制用，微温不燥，补而不腻，善于补肝肾，益精血，为滋补良药，尤为乌须发之佳品。治疗肝肾精血亏虚之眩晕耳鸣，须发早白，腰膝酸软，可单用，或与菟丝子、当归、枸杞子等配伍，如七宝美髯丹；治疗血虚萎黄，常与熟地黄、当归等配伍；治疗肝血不足，目失涵养之两目干涩，视力减退，每与熟地黄、枸杞子等同用。

2.用于疮痈，瘰疬，风疹瘙痒　本品生用，苦泄甘润，善于解毒，消痈，截疟，润肠。治疗疮痈，单用，或与金银花、连翘等配伍；治疗瘰疬，常配伍夏枯草、玄参等；治疗风疹瘙痒，可与荆芥、防风等同用。

3.用于久疟不止　生何首乌有截疟作用，治疗久疟体虚，气血耗伤者，每与人参、当归等配伍，如何人饮。

4.用于肠燥便秘　生首乌苦泄甘润，既能润肠通便，又略兼有补益作用。若血虚津亏，肠燥便秘，多与当归、火麻仁等配伍同用。

此外，制何首乌有化浊降脂作用，可用治高脂血症。

【处方用名】何首乌、首乌、制首乌。

【用法用量】何首乌：煎服，3～6g；制何首乌：煎服，6～12g。

【使用注意】制何首乌，湿痰壅盛者慎用。何首乌，大便溏薄者不宜用。

【知识拓展】

1.《开宝本草》："主瘰疬，消痈肿，疗头面风疮，五痔，止心痛，益血气，黑髭鬓，悦颜色，久服长筋骨，益精髓，延年不老。"

2.本品含蒽醌衍类成分，其主要成分为大黄酚、大黄素、大黄酸、大黄素甲醚、大黄酚蒽酮等。有抗衰老、促进造血功能、增强记忆、降血脂、抗动脉粥样硬化、增强免疫、抗骨质疏松、保肝、泻下等作用。现代常用于高血压病、高脂血症、冠心病等。

**龙眼肉**　Lóngyǎnròu

*《神农本草经》*

【来源】本品为无患子科植物龙眼 *Dimocarpus longan* Lour. 的假种皮。主产于广东、广西、福建等地。夏、秋二季采收成熟果实，干燥，除去壳、核，晒至不黏。

【性能】甘，温。归心、脾经。

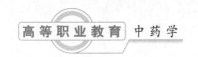 

【功效】补益心脾，养血安神。

【应用】用于心脾两虚，气血不足证　本品甘温，入心、脾经，既不滋腻，又不壅滞，善于补益心脾，养血安神，为药食两用之滋补佳品。治疗思虑过度，劳伤心脾所致的气血不足，心悸怔忡，健忘失眠，血虚萎黄，可单用；亦常与当归、酸枣仁、黄芪等配伍，如归脾汤。

【用法用量】煎服，9～15g。

【使用注意】内有郁火，痰饮气滞，湿阻中满者忌服。

【知识拓展】

1.《神农本草经》："主五脏邪气，安志，厌食，久服强魂，聪明，轻身不老，通神明。"

2. 本品主要成分为葡萄糖、果糖、蔗糖、腺嘌呤、胆碱等，尚含有机酸、蛋白质和脂肪等。有滋补强壮、抗应激、增加免疫、抗衰老等作用。现代常用于神经衰弱、内耳眩晕、冠心病等。

# 第四节　补阴药

本类药物性味多为甘寒（凉）而质润，以滋养阴液、生津润燥、清虚热为主要作用，主治热病后期或久病阴液耗损所致的阴虚证。以肺、胃、肝、肾等阴虚证多见，症见皮肤、咽喉、口鼻、眼目干燥，肠燥便秘，或午后潮热、盗汗、五心烦热、两颧发红等。部分药物兼有滋养心阴、清心除烦功效，又可用治心阴不足之心悸怔忡、烦躁、失眠多梦等症。

## 北沙参　Běishāshēn
《本草汇言》

【来源】本品为伞形科植物珊瑚菜 *Glehnia littoralis* Fr.Schmidt ex Miq. 的干燥根。主产于山东、江苏，福建等地。夏、秋两季采挖，洗净，置沸水中烫后，除去外皮，干燥，或洗净后直接干燥。切断，生用。

【性能】甘、微苦，微寒。归肺、胃经。

【功效】养阴清肺，益胃生津。

【应用】

1. 用于肺阴虚证　本品甘润苦泄寒清，主归肺经，善于补肺阴、润肺燥，兼能清肺热。治疗肺阴虚或燥热伤肺之干咳少痰，或痨嗽久咳，咽干音哑，常与麦冬、玉竹等配伍，如沙参麦冬汤。

2. 用于胃阴虚证　本品又归胃经，善于养胃阴，生津止渴，兼能清胃热。治疗胃阴虚或热伤胃阴之口燥咽干，胃脘隐痛、嘈杂，舌红少津，常与麦冬、玉竹等同用。

【用法用量】煎服，5 ～ 12g。

【使用注意】不宜与藜芦同用。

【知识拓展】

1.《本草从新》："专补肺阴，清肺火，治久咳肺痿。"

2. 本品主要成分为生物碱、多糖、氨基酸、挥发油及多种香豆素类化合物等。有解热镇痛、免疫抑制、抗突变等作用。现代常用于气管炎、肺结核、胃炎等。

## 麦冬 Màidōng
《神农本草经》

【来源】本品为百合科植物麦冬 *Ophiopogon japonicus*（L.f.）Ker-Gawl. 的干燥块根。主产于四川、浙江、江苏等地。夏季采挖，生用。

【性能】甘、微苦，微寒。归肺、胃、心经。

【功效】养阴生津，润肺清心。

【应用】

2. 用于肺阴虚证　本品甘润苦泄寒清，质地滋润，归肺经，有养阴润肺之功，兼清肺热。治疗阴虚肺燥有热之咽干鼻燥，燥咳痰黏，常与阿胶、杏仁等配伍，如清燥救肺汤；治肺肾阴虚之劳嗽咳血，每与天冬同用，即二冬膏。治阴虚火旺之咳嗽，午后为甚者，多与黄柏、知母等配伍，如麦门冬饮。

1. 用于胃阴虚证　本品归胃经，善于养胃生津，清热润燥，为治胃阴不足之佳品。若热伤胃阴，胃脘疼痛，饥不欲食，口干舌燥，常与生地黄、玉竹等配伍，如益胃汤；如消渴，可与天花粉、乌梅等同用；若治胃阴不足之气逆呕吐，多与半夏、人参等配伍，如麦门冬汤；如热病伤阴，肠燥便秘，则与地黄、玄参同用，即增液汤。

3. 用于心阴虚证　本品归心经，具有滋阴养心，清心除烦之效。治疗心阴虚有热之心烦、失眠多梦、健忘、心悸怔忡，常与酸枣仁、柏子仁等配伍，如天王补心丹；治疗热伤心营，身热烦躁，舌绛而干，每与黄连、竹叶卷心等同用，如清营汤。

【用法用量】煎服，6 ～ 12g。

【知识拓展】

1.《神农本草经》："主心腹结气，伤中伤饱，胃络脉绝，羸瘦短气，久服轻身，不老不饥。"

2. 本品主要成分为多种甾体皂苷、β - 谷甾醇、豆甾醇，以及黄酮、多糖、多种氨基酸、微量元素等。有抗心律失常、增加冠脉流量、降低血液黏度、降血糖、增强免疫、抗衰老、镇静、催眠、平喘等作用。现代常用于慢性气管炎、慢性咽喉炎、糖尿病、心脏

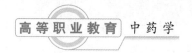

病等。

## 天冬 Tiāndōng
### 《神农本草经》

【来源】本品为百合科植物天冬 *Asparagus cochinchinensis*（Lour.）Merr. 的干燥块根。主产于贵州、四川、广西等地。秋、冬二季采挖，生用。

【性能】甘、苦，寒。归肺、肾经。

【功效】养阴润燥，清肺生津。

【应用】

1. 用于肺阴虚证　本品甘苦性寒，柔润多汁，主归肺经，能养肺阴，润肺燥，清肺热，其清润之力甚于麦冬。如阴虚肺热的燥咳，可单用熬膏服，即天门冬膏；亦常与麦冬、沙参配伍。若劳嗽咯血，或干咳痰黏，痰中带血，常与麦冬配伍，即二冬膏；或与川贝母、阿胶等同用。

2. 用于肾阴虚证　本品又入肾经，善于肺肾之阴，清金降火。治疗肾阴亏虚，眩晕耳鸣，腰膝酸痛，常与熟地黄、枸杞子等配伍；治疗阴虚火旺之骨蒸潮热，多配伍麦冬、知母等；治疗肾阴久亏，内热消渴证，可与山药、女贞子等滋阴补肾药配伍；治疗肺肾阴虚之咳嗽咯血，可与生地、川贝母等配伍。

此外，本品也可用于治疗热病伤津之食欲不振、口渴及肠燥便秘等证。

【用法用量】煎服，6～12g。

【使用注意】脾胃虚寒，食少便溏及外感风寒咳嗽者忌用。

【知识拓展】

1.《本草纲目》："润燥滋阴，清金降火。"

2. 本品主要成分为天门冬酰胺、多种氨基酸、甾体皂苷、多糖、蛋白质等。有抑制肿瘤细胞增殖、抑菌、镇咳、平喘、祛痰、抗衰老、抗肿瘤、抗炎、抗溃疡等作用。现代常用于慢性气管炎、百日咳、乳腺小叶增生等。

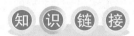

　　麦冬与天冬虽都能养阴润肺生津、润肠通便，用治肺燥阴伤之干咳痰黏、劳嗽痰血及热病伤津口渴、大便秘结等证。但麦冬性微寒，养阴润燥之力不及天冬，善于益胃生津，是胃热阴虚之口渴咽干的良药；且能清心除烦。天冬甘寒滋腻性大，滋阴降火力强，善于滋肾阴，降虚火，尤宜于阴虚火旺之劳嗽痰血者及潮热盗汗、遗精等证。

## 百合 Bǎihé
### 《神农本草经》

【来源】本品为百合科植物卷丹 *Lilium lancifolium* Thund.、百合 *Lilium brownii* F.E.Brown *var.viridulum* Baker 或细叶百合 *Lilium pumilllm* DC. 的干燥肉质鳞叶。全国大部分地区均产，以湖南、浙江产者为多。秋季采挖。生用或蜜炙用。

【性能】甘、寒。归肺、心经。

【功效】养阴润肺，清心安神。

【应用】

1.用于肺阴虚证 本品甘寒质润，主归肺经，善于养阴润肺，兼清肺热，功似北沙参而力稍逊。治疗肺阴虚燥热之咳嗽，痰中带血，每与款冬花配伍，如百花膏；治疗肺虚久咳，劳嗽咯血，常与玄参、川贝母等同用，如百合固金汤。

2.用于心阴虚证 本品甘寒入心经，能养阴清心，宁心安神。治疗心阴虚，虚热上扰之失眠，心悸，常与麦冬、酸枣仁等配伍；如治神志恍惚，情绪不能自主，口苦、小便赤、脉微数等，多配伍地黄、知母等。

【处方用名】百合、蜜百合。

【用法用量】煎服，6～12g。生用清心安神，蜜炙用润肺止咳。

【知识拓展】

1.《神农本草经》："主邪气腹胀，心痛。利大小便，补中益气。"

2.本品主要成分为秋水仙碱、百合皂苷、百合多糖等生物碱类、甾体皂苷类、多糖类成分等。有镇咳、祛痰、平喘、镇静催眠、提高免疫、抗缺氧、抗氧化等作用。现代常用于慢性气管炎、慢性胃炎、妇女更年期综合征、糖尿病等。

## 石斛 Shíhú
### 《神农本草经》

【来源】本品为兰科植物金钗石斛 *Dendrobium nobile* Lindl.、鼓槌石斛 *Dendrobium chrysotoxum* Lindl. 或流苏石斛 *Dendrobium fimbriatum* Hook. 的栽培品及其同属植物近似种的新鲜或干燥茎。主产于广西、贵州、云南等地。全年均可采收，以秋季采收为佳。生用。

【性能】甘、微寒。归胃、肾经。

【功效】益胃生津，滋阴清热。

【应用】

1.用于胃阴虚证 本品甘寒质润，主归胃经，善于养胃阴、生津液、退虚热，鲜品作用强，为治胃阴不足之佳品，兼虚热证尤宜。治疗胃阴亏虚之口燥咽干、舌红少津，可单用煎汤代茶饮服；或与麦冬、玉竹等同用。治疗胃热阴虚之胃脘疼痛、牙龈肿痛，多与地黄、麦冬等配伍；治疗阴虚津亏，虚热不退，常与地骨皮、麦冬等配伍，如石斛汤。

2. 用于肾阴虚证　本品入肾经，既能滋养肾阴，又能清退虚热，兼有养肝明目、强筋健骨之功。治疗肝肾阴虚之视物昏花，目暗不明，常与枸杞子、熟地黄等配伍，如石斛夜光丸；治疗肝肾阴虚之筋骨痿软，腰膝无力，多与熟地黄、杜仲等同用；治疗肾阴虚火旺之骨蒸劳热，则与知母、黄柏等配伍。

【用法用量】煎服，6～12g；鲜品15～30g；干品入汤剂宜先煎。

【使用注意】本品能敛邪，故温热病早期不宜用；又能助湿，若湿温病尚未化燥伤津者，以及脾胃虚寒，大便溏薄，舌苔厚腻者均不宜用。

【知识拓展】

1.《本草再新》："清胃火，除心中烦渴，疗肾经虚热。"

2. 本品主要成分为石斛碱、石斛胺、石斛次碱等生物碱，并含 β-谷甾醇、黏液汁、淀粉等。有促进胃液分泌、抗衰老、退热、降血糖、抗白内障、增强免疫、抗肿瘤、抗氧化等作用。现代常用于慢性胃炎、干燥综合征、糖尿病、早期白内障等。

## 黄精　Huángjīng
### 《名医别录》

【来源】为百合科植物滇黄精 *Polygonatum kingianum* coll.et Hemsl.、黄精 *Polygonatum sibiricum* Red. 或多花黄精 *Polygonatum cyrtonema* Hua 的干燥根茎。按形状不同，习称"大黄精"、"鸡头黄精"、"姜形黄精"。主产于河北、云南、贵州等地。春、秋二季采挖，除去须根，洗净，置沸水中略烫或蒸至透心，干燥。按形状不同，习称"大黄精"、"鸡头黄精"、"姜形黄精"。春秋二季采挖，洗净，置沸水中略烫或蒸至透心，干燥，切厚片用。

【性能】甘、平。归脾、肺、肾经。

【功效】补气养阴，健脾，润肺，益肾。

【应用】

1. 用于肺阴虚证　本品能补肺肾之阴，益脾气脾阴，有培土生金，补后天以养先天之效，但作用缓和，难求速效，故适于作为慢性病及病后调补。若肺燥干咳少痰，阴虚劳嗽久咳，多熬膏单服；或与沙参、川贝等同用。

2. 用于脾胃虚弱证　本品能补脾气，益脾阴，较宜于脾脏气阴两虚证，见倦怠乏力、食欲不振，口干食少，大便干燥，常与白术、麦冬等补气养阴药同用。

3. 用于肾精亏虚证　本品能补益肾精，延缓衰老。治肾虚精亏，腰膝酸软，须发早白，配伍枸杞子，名二精丸；治消渴，与生地、麦冬等同用。

【用法用量】水煎服，9～15g。熬膏或入丸、散服。

【使用注意】痰湿壅滞，中寒便溏、气滞腹胀者不宜服用。

【知识拓展】

1.《日华子本草》："补五劳七伤，助筋骨，生肌，耐寒暑，益脾胃，润心肺"。

2. 本品主要含黄精多糖、低聚糖、黏液质、淀粉及多种氨基酸。本品能提高免疫功能和促进 DNA、RNA 及蛋白质的合成，其煎剂有降血糖、降血脂、增加冠脉血流量、强心、抗心肌缺血、抗疲劳、抗氧化、抗细菌和真菌、抗病毒的作用。现代常用于糖尿病、心脏病、高脂血症、脑动脉硬化、不育症等。

## 玉竹 Yùzhú
### 《神农本草经》

【来源】本品为百合科植物玉竹 *Polygonatum odoratum*（Mill.）Druce 的干燥根茎。主产于湖南、河南、江苏等地。秋季采挖。生用。

【性能】甘、微寒。归肺、胃经。

【功效】养阴润燥，生津止渴。

【应用】

1. 用于肺阴虚证，阴虚外感　本品甘而微寒，质润，有甘寒不滋腻，养阴不恋邪之优点。治疗肺阴虚有热之干咳少痰，咳血，声音嘶哑，常与沙参、麦冬等配伍，如沙参麦冬汤；治疗虚火上炎之咳血，咽干，失音，多与麦冬、贝母等同用；若治阴虚外感，每与薄荷、淡豆豉等配伍，如加减葳蕤汤。

2. 用于胃阴虚证　本品入胃经，有滋养胃阴，生津止渴之效。如燥伤胃阴，口干舌燥，食欲不振，常与麦冬、沙参等配伍；若胃热津伤之消渴，多与知母、麦冬等同用。

【用法用量】煎服，6～12g。

【知识拓展】

1.《本草正义》："治肺胃燥热，津液枯涸，口渴嗌干等症，而胃火炽盛，燥渴消谷，多食易饥者，尤有捷效。"

2. 本品主要成分为铃兰苦苷、铃兰苷、槲皮醇苷、山柰酚、黏多糖、维生素 A、淀粉、烟酸等。有强心、降血糖、降血脂、增强免疫、抗衰老、抑制结核杆菌生长等作用。现代常用于慢性气管炎、糖尿病、心脏病、高脂血症等。

## 枸杞子 Gǒuqǐzǐ
### 《神农本草经》

【来源】本品为茄科植物宁夏枸杞 *Lycium barbarum* L. 的干燥成熟果实。主产于宁夏、甘肃、新疆等地。夏秋二秋果实呈红色时采收。晒干。生用。

【性能】甘、平。归肝、肾经。

【功效】滋补肝肾，益精明目。

【应用】

1.用于肝肾亏虚证　本品甘润滋养，药性平和，主归肝肾二经，为平补肝肾之品。善于滋补肝肾，养血补精，明目，为治疗肝肾不足之两目干涩，视物昏花的要药，常与菊花相须为用，如杞菊地黄丸；如治精血亏虚之腰膝酸软、头晕眼花、须发早白及脱发，每与制何首乌、菟丝子等配伍，如七宝美髯丹；若治消渴，可单用嚼食或熬膏服，也可配伍麦冬、沙山药等。

2.用于阴虚劳嗽　本品又能滋阴润肺而止咳，可用治肺肾阴虚之虚劳咳嗽，常与麦冬、知母等配伍。

此外，本品兼有补血之功，也可用治血虚萎黄、失眠多梦，头昏耳鸣等。

【用法用量】煎服，6～12g。

【使用注意】脾虚便溏者不宜用。

【知识拓展】

1.《本草纲目》："滋肾，润肺，明目。"

2.本品主要成分为枸杞多糖、甜菜碱等。有性激素样作用，还有增强免疫、抗衰老、保肝、降血脂、降血糖、降血压、抗肿瘤、抗疲劳等作用。现代常用于老花眼、口干症、不育症、糖尿病、高脂血症等。

## 女贞子　Nǚzhēnzǐ
### 《神农本草经》

【来源】本品为木犀科植物女贞 *Ligustrum lucidum* Ait. 的干燥成熟果实。主产于浙江、江苏、湖南等地。冬季果实成熟时采收。生用或酒制用。

【性能】甘、苦，凉。归肝、肾经。

【功效】滋补肝肾，明目乌发。

【应用】

1.用于肝肾阴虚证　本品甘补质润，药性缓和，归肝肾二经，善补肝肾，乌须发。治疗肝肾阴虚所致的目暗不明、视力减退、须发早白、眩晕耳鸣、失眠多梦、腰膝酸软，每与墨旱莲配伍，即二至丸。

2.用于阴虚有热证　本品性凉苦泄，为清补之品，既能滋阴，又能退虚热。治疗阴虚消渴，常与天冬、山药等配伍；治疗阴虚内热之潮热心烦，多与知母、地骨皮等同用。

【处方用名】女贞子、酒女贞子。

【用法用量】煎服，6～12g。酒炙减轻苦寒滑肠之弊。

【使用注意】本品性质寒滑，脾胃虚寒、大便溏泄者及阳虚者慎用。

【知识拓展】

1.《神农本草经》："主补中，安五脏，养精神，除百病。"

2. 本品主要成分为齐墩果酸、熊果酸、女贞苷、槲皮素、棕榈酸、硬脂肪、油酸等。有性激素样作用，以及调节免疫、降血糖、降血脂、抗衰老、抗肿瘤、抗骨质疏松、保肝、缓泻等作用。现代常用于陈旧性中心性视网膜炎、视神经萎缩、高脂血症等。

### 墨旱莲　Mòhànlián
#### 《新修本草》

【来源】本品为菊科植物醴肠 Eclipta prostrata L. 的干燥地上部分。主产于江苏、江西、浙江等地。花开时采割，晒干，切段生用。

【性能】甘、酸，寒，归肝、肾经。

【功效】滋补肝肾，凉血止血。

【应用】

1. 用于肝肾阴虚证　本品甘酸化阴，归肝肾二经，善于滋补肝肾之阴。治疗肝肾阴虚或阴虚内热所致的须发早白、头晕目眩、失眠多梦、腰膝酸软、遗精耳鸣，可单用，即旱莲膏；亦常与女贞子相须为用，即二至丸。

2. 用于出血证　本品性寒，既滋阴清热，又凉血止血。治疗血热妄行或阴虚血热之咯血、便血、尿血、崩漏等出血证，可单用；亦常与生地黄、白茅根等配伍。

【用法用量】煎服，6～12g。

【知识拓展】

1.《本草正义》："入肾补阴而生长毛发，又能入血，为凉血止血之品。"

2. 本品主要成分为挥发油、皂苷、烟酸、鞣质、鳢肠素、维生素 A 样物质、蛋白质、氨基酸等。有止血、调节免疫、促进毛发生长、保肝、抑菌等作用。现代常用于各种出血病症、血小板减少症、脂溢性皮炎、扁平疣等。

### 龟甲　Guījiǎ
#### 《神农本草经》

【来源】本品为龟科动物乌龟 Chinemys reevesii（Gray）的背甲及腹甲。主产于浙江、湖北、湖南等。全年均可捕捉。杀死后剥取甲壳，生用或醋淬用。

【性能】咸、甘，微寒。归肝、肾、心经。

【功效】滋阴潜阳，益肾强骨，养血补心，固经止崩。

【应用】

1.用于肝肾阴虚证　本品甘寒质重，主归肝肾经，既能滋补肝肾之阴而退虚热，又可潜降肝阳而息内风，为肝肾阴虚证、阴虚阳亢证之常用药。治疗阴虚阳亢之头晕目眩，常与天冬、白芍等配伍，如镇肝息风汤；治疗阴虚内热之骨蒸潮热，盗汗遗精，每与知母、黄柏等同用，如大补阴丸；治疗阴虚风动之神倦瘛疭，则配伍阿胶、鳖甲等，如大定风珠。

2.用于肾虚筋骨痿弱　本品具有滋肾养肝，强筋健骨之功。治疗肝肾不足，筋骨失养之腰膝痿弱、步履乏力，或小儿行迟、囟门不合，常与熟地黄、牛膝等同用。

3.用于惊悸，失眠，健忘　本品既归肾经，也入心经，为滋阴益肾、养血补心之佳品。治疗阴血不足，心肾失养之惊悸、失眠、健忘，常与石菖蒲、远志等配伍，如枕中丹。

4.用于月经过多，崩漏　本品性寒清热，具有滋肾制火，固经止血之效。治疗阴虚血热，冲任不固之崩漏、月经过多，常与地黄、黄芩等配伍。

【处方用名】龟甲、醋龟甲。

【用法用量】煎服，9～24g；先煎。醋淬后长于益肾强骨，滋阴止血。

【使用注意】孕妇及胃有寒湿者忌用。

【知识拓展】

1.《神农本草经》："主漏下赤白，破癥瘕，痎疟，五痔，阴蚀，湿痹，四肢重弱，小儿囟不合。"

2.本品主要成分为角蛋白、骨胶原蛋白，尚含氨基酸及胆甾醇类成分等。有增强免疫、抗骨质疏松、抗脊髓损伤、抗脑缺血、延缓衰老、降低甲状腺及肾上腺皮质功能等作用。现代常用于不育症、再生障碍性贫血、骨质疏松症等。

## 鳖甲　Biējiǎ
### 《神农本草经》

【来源】本品为鳖科动物鳖 *Trionyx sinensis* Wiegmann 的背甲。主产于湖北、湖南、安徽等地。全年均可捕捉。杀死后剥取背甲，晒干。生用或醋淬用。

【性能】咸，微寒。归肝、肾经。

【功效】滋阴潜阳，退热除蒸，软坚散结。

【应用】

1.用于阴虚内热证，阴虚阳亢证，阴虚动风证　本品为血肉有情之品，咸寒质重，入肝肾二经，善于滋阴清热、潜阳息风，为治阴虚发热、阴虚阳亢、阴虚动风证之要药。治疗阴虚内热之骨蒸潮热，盗汗遗精，每与知母、黄柏等配伍，如大补阴丸；治疗阴虚阳亢之头晕目眩，耳鸣，心烦，常与天冬、白芍等配伍，如镇肝熄风汤；治疗阴虚动风之神倦瘛疭，则与阿胶、龟甲等同用，如大定风珠；若治温病后期，阴液耗伤，邪伏阴分之夜热早凉，热退无汗者，常配伍青蒿、地黄等配伍，如青蒿鳖甲汤。

2. 用于癥瘕积聚，久疟疟母　本品味咸，善于软坚散结。治疗癥瘕积聚，或疟疾日久不愈，胁下痞硬成疟母，常与桃仁、土鳖虫等配伍，如鳖甲煎丸。

【处方用名】鳖甲、醋鳖甲。

【用法用量】煎服，9～24g；先煎。滋阴潜阳宜生用，软坚散结宜醋淬用。

【使用注意】孕妇及脾胃虚寒者忌用。

【知识拓展】

1.《神农本草经》："主心腹癥瘕坚积，寒热，去痞息肉，阴蚀，痔恶肉。"

2. 本品主要成分为骨胶原、角蛋白、维生素 D、17 种氨基酸等，尚含钙、铁等多种微量元素。有抑制结缔组织增生、提高血浆蛋白含量、促进造血功能，有抗疲劳、抗肝损伤、增强免疫、抗肿瘤等作用。现代常用于肝脾肿大、慢性乙肝、肺结核发热等。

【知识连接】

龟甲与鳖甲均有滋阴清热、潜阳息风之功，均可用于阴虚发热、阴虚阳亢、阴虚风动等证。然龟甲滋阴力较强，还能益肾强骨、养血补心、固经止血，用于肾虚筋骨痿弱、小儿囟门不合、行迟齿迟；心肾失养之惊悸、失眠、健忘；阴虚血热、冲任不固之崩漏、月经过多。鳖甲清退虚热力较强，又善软坚散结，用于癥瘕积聚、久疟疟母等证。

（其他补阴药见表 21-1）

表 21-1　其他补虚药

| 药名 | 来源 | 性能 | 功效 | 应用 | 用法用量 |
|---|---|---|---|---|---|
| 饴糖 | 为米、大麦、粟或玉蜀黍等粮食经发酵糖化制成 | 甘，温。归脾、胃、肺经 | 补益中气，缓急止痛，润肺止咳 | 1. 用于脾虚脘腹疼痛<br>2. 用于肺虚干咳少痰 | 烊化冲服，30～60g |
| 蜂蜜 | 为蜜蜂科昆虫中华蜜蜂或意大利蜜蜂所酿成的蜜 | 甘，平。归肺、脾、大肠经 | 补中，润燥，止痛，解毒；外用生肌敛疮 | 1. 用于脾虚脘腹疼痛<br>2. 用于肺虚燥咳，肠燥便秘<br>3. 用于解乌头类药毒<br>4. 外用于溃疡、烫火伤 | 煎服或冲服，15～30g |
| 刺五加 | 为五加科植物刺五加的干燥根和根茎或茎 | 辛、微苦，温。归脾、肾、心经 | 益气健脾，补肾安神 | 1. 用于脾肺气虚证<br>2. 用于肾虚证<br>3. 用于心脾两虚证 | 煎服，9～27g |
| 绞股蓝 | 为葫芦科植物绞股蓝的根茎或全草 | 甘、苦，寒。归脾、肺经 | 益气健脾，化痰止咳，清热解毒 | 1. 用于脾虚证<br>2. 用于肺虚咳嗽证<br>3. 用于肿瘤而有热毒之证 | 煎服，15～30g |

| 药名 | 来源 | 性能 | 功效 | 应用 | 用法用量 |
|---|---|---|---|---|---|
| 红景天 | 为景天科植物大花红景天的干燥根和根茎 | 甘、苦，平。归肺、心经 | 益气活血，通脉平喘 | 1.用于血瘀证<br>2.用于肺阴虚、肺热之咳嗽 | 煎服，3～6g |
| 沙苑子 | 为豆科植物扁茎黄芪的干燥成熟种子 | 甘，温。归肝、肾经 | 补肾助阳，固精缩尿，养肝明目 | 1.用于肾阳虚证<br>2.用于肝肾不足之目暗不明 | 煎服，9～15g |
| 蛤蚧 | 为壁虎科动物蛤蚧除去内脏的干燥体 | 咸，平。归肺、肾经 | 补肺益肾，纳气定喘，助阳益精 | 1.用于肺肾虚喘<br>2.用于阳痿、遗精 | 煎服，5～10g 多入丸散或酒剂 |
| 核桃仁 | 为胡桃科植物胡桃的干燥成熟种子 | 甘，温。归肾、肺、大肠经 | 补肾，温肺，润肠 | 1.用于肾阳虚证<br>2.用于肺肾两虚之喘咳<br>3.用于肠燥便秘 | 煎服，6～9g |
| 紫河车 | 为健康人的干燥胎盘 | 甘、咸，温。归肺、肝、肾经 | 温肾补精，益气养血 | 1.用于肾虚精亏证<br>2.用于肺肾两虚之喘咳<br>3.用于气血不足诸证 | 研末吞服，2～3g |
| 胡芦巴 | 为豆科植物胡芦巴的干燥成熟种子 | 苦，温。归肾经 | 温肾助阳，祛寒止痛 | 1.用于肾虚阳痿滑泄<br>2.用于肾虚寒凝之小腹冷痛，寒疝腹痛，寒湿脚气 | 煎服，5～10g |
| 韭菜子 | 为百合科植物韭菜的干燥成熟种子 | 辛、甘，温。归肝、肾经 | 温补肝肾，壮阳固精 | 1.用于肾虚之阳痿遗精，遗尿、带下<br>2.用于肝肾不足之腰膝酸痛 | 煎服，3～9g |
| 海马 | 为海龙科动物线纹海马、刺海马、大海马、三斑海马或小海马（海蛆）的干燥体 | 甘、咸，温。归肝、肾经 | 温肾壮阳，散结消肿 | 1.用于肾虚阳痿、虚喘、遗尿<br>2.用于癥瘕积聚、跌扑损伤<br>3.用于阴疽疮肿 | 煎服，3～9g |
| 南沙参 | 为桔梗科植物轮叶沙参或沙参的干燥根 | 甘，微寒。归肺、胃经 | 养阴清肺，益胃生津，化痰，益气 | 1.用于气阴两伤之干咳痰黏<br>2.用于胃阴虚有热之口燥咽干、便秘 | 煎服，9～15g |
| 桑椹 | 为桑科植物桑的干燥果穗 | 甘、酸，寒。归心、肝、肾经 | 滋阴补血，生津润燥 | 1.用于肝肾阴虚证<br>2.用于津伤口渴、消渴、肠燥便秘 | 煎服，9～15g |
| 黑芝麻 | 为脂麻科植物脂麻的干燥成熟种子 | 甘，平。归肝、肾、大肠经 | 补肝肾，益精血，润肠燥 | 1.用于肝肾不足，精血亏虚证<br>2.用于肠燥便秘 | 煎服，9～15g |

## 目标检测

**A1 型题**（每道试题有 A、B、C、D、E 五个供选择的备选答案，从中选择一个最佳答案）

1. 既能益气养阴，又能清火生津的药物是

    A. 西洋参               B. 党参              C. 山药

    D. 太子参               E. 人参

2. 治中气下陷证，宜用下面哪味药升举阳气

    A. 人参                B. 党参              C. 西洋参

    D. 黄芪                E. 白术

3. 能缓和药物烈性或减轻毒副作用的药物是

    A. 山药                B. 党参              C. 白术

    D. 甘草                E. 白扁豆

4. 具有补肾阳，益精血，强筋骨，调冲任，托疮毒功效的药物是

    A. 巴戟天             B. 淫羊藿           C. 黄芪

    D. 鹿茸                E. 续断

5. 龟甲、鳖甲均有的功效是

    A. 滋阴潜阳         B. 软坚散结         C. 益肾健骨

    D. 养血补心         E. 固经止血

6. 阿胶的功效是

    A. 补血活血 润燥 止血    B. 益气补血 润燥 止血    C. 补血滋阴 润燥 止血

    D. 补血滋阴 润燥 止痛    E. 滋阴壮阳 润燥 止血

7. 治热病余热未清，虚烦惊悸，失眠多梦，宜选的药物是

    A. 北沙参             B. 石斛              C. 黄精

    D. 玉竹                E. 百合

8. 具有养阴生津，润肺清心功效的药物是

    A. 北沙参             B. 天冬              C. 麦冬

    D. 玉竹                E. 石斛

9. 赤芍、白芍均有的功效是

    A. 清热凉血         B. 活血化瘀         C. 养血调经

    D. 止痛                E. 止汗

10. 具有补肝肾，强筋骨，续折伤，止崩漏功效的药物是

    A. 杜仲                B. 桑寄生           C. 五加皮

    D. 续断                E. 菟丝子

**A2 型题**（每个病例有 A、B、C、D、E 五个供选择的备选答案，从中选择一个最佳答案）

1. 患者，女，32 岁。症见妊娠漏血，胎动不安，腰痛如坠，舌淡胖苔白，脉沉无力，应首选的药物是

    A. 砂仁                 B. 黄芩                 C. 杜仲

    D. 白术                  E. 当归

2. 患者，男，45 岁。因外伤导致大出血，继而出现气促喘急，大汗淋漓，脉微欲绝等症，宜首选

    A. 人参                  B. 西洋参              C. 党参

    D. 太子参              E. 黄芪

3. 患者，男，30 岁。症见头晕目眩，视物昏花，须发早白，耳鸣，腰膝酸软，潮热心烦，失眠多梦，遗精，宜首选

    A. 墨旱莲配制首乌       B. 制首乌配熟地黄       C. 制首乌配枸杞子

    D. 墨旱莲配伍女贞子     E. 女贞子配伍龙眼肉

4. 患者，女，16 岁。症见月经无规律，月经量偏少，色淡，夹有血块，行经时小腹疼痛，宜选

    A. 熟地黄               B. 当归               C. 白芍

    D. 何首乌              E. 阿胶

**B1 型题**（每组试题前有 A、B、C、D、E 五个供选择的备选答案，从中为每一道试题选择一个与其关系密切的答案）

    A. 黄芪                 B. 鹿茸               C. 冬虫夏草

    D. 补骨脂              E. 蛤蚧

1. 具有温肾助阳，纳气平喘，温脾止泻之效的药是

2. 既能托毒排脓内托，又能敛疮生肌，有"疮家圣药"之称的药是

    A. 甘草                 B. 大枣               C. 党参

    D. 龙眼肉              E. 麦冬

3. 性味甘温，具有补中益气，养血安神功效的药是

4. 性味甘温，具有补益心脾，养血安神功效的药是

    A. 补气                 B. 健脾               C. 补血

    D. 补阴                E. 补阳

5. 苍术与白术均有的功效是

6. 地黄与熟地黄均有的功效是

扫一扫，知答案

扫一扫，看课件

# 第二十二章

# 收涩药

【学习目标】

1.掌握收涩药的含义、功效及应用、分类、注意事项；掌握固表止汗药麻黄根、浮小麦与敛肺涩肠药五味子、乌梅与固精缩尿止带药山茱萸、桑螵蛸、莲子的功效、应用和使用注意。

2.熟悉罂粟壳、诃子、肉豆蔻、覆盆子、金樱子、海螵蛸、芡实的功效、主治、用量用法和使用注意。

3.具备临床合理应用收涩药的能力以及会比较功用相似药物异同；并能熟练识别常用收涩药饮片。

【定义】凡以收敛固涩为主要作用，用以治疗因正气不固所致气血精津滑脱证的药物，称为收涩药，又称固涩药。

【性能】本类药物味多酸、涩，性温或平，主入肺、脾、肾、大肠经。

【功效及主治】分别具有固表止汗、敛肺止咳、涩肠止泻、固精缩尿、收敛止血、收敛止带等作用。适用于久病体虚，正气不固，脏腑功能减退所致的自汗盗汗、久咳虚喘、久泻久痢、遗精滑精、遗尿尿频、崩漏、带下不止等滑脱散失之证。

【分类】根据本类药物的作用特点，大致上可分为止汗药、敛肺涩肠药、固精缩尿止带药三类。

【配伍应用】气血精津耗散滑脱证的根本原因是正气虚弱，但收涩药多属治标之品，因此临床应用时需与相应的补益药配伍，以标本兼顾。如气虚自汗应配补气药；阴虚盗汗应配滋阴药；脾肾虚弱的久泻久痢及带下不止，应配补益脾肾药；肾虚遗精滑精、遗尿尿频，应配补肾药；冲任不固，崩漏下血，应配补肝肾、固冲任药；肺肾虚损，久咳虚喘，应配补肺益肾，纳气平喘药。总之，应根据不同证候，恰当配伍，标本兼顾，才能收到较

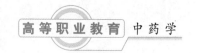

好的疗效。

【注意事项】使用收涩药时，凡外感表邪未解，湿热所致的泻痢、带下，血热出血，以及郁热未清者，当以祛邪为主，不宜使用收涩药，以免"闭门留寇"；虚极欲脱之证，则治当固本救脱为主，非收涩药独能奏效。

# 第一节　固表止汗药

本类药物多甘平收敛，有固表敛汗止汗之功。主要用于气虚肌表不固，腠理疏松，津液外泄而致的自汗证和阴虚不能制阳，阳热迫津外泄而致的盗汗证。气虚自汗者，常配伍益气固表之品；阴虚盗汗者，常配伍养阴除蒸之品。

亡阳虚脱的厥逆汗出，当治本为主，非本类药物所能奏效；实邪所致汗出，当以祛邪为主，亦非本类药物所宜。

## 麻黄根　Máhuánggēn
### 《名医别录》

【来源】为麻黄科植物草麻黄 *Ephedra sinica* Stapf 或中麻黄 *Ephedra intermedia* Schrenk et C.A.Mey. 的干燥根及根茎。主产于山西、河北、内蒙古等地，习惯以山西产者质量最佳。立秋后采收，干燥。生用。

【性能】甘、涩，平。归心、肺经。

【功效】固表止汗。

【应用】

用于自汗、盗汗　本品甘平性涩，能敛肺止汗，为敛肺固表止汗之专用药。治气虚自汗，常配黄芪、白术等；治阴虚盗汗，常与生地黄、牡蛎等同用；治产后虚汗不止，配当归、黄芪等，如麻黄根散。

【用法用量】煎服，3～9g；外用适量。

【使用注意】有表邪者忌用。

【知识拓展】

1.《本草纲目》："麻黄发汗之气，骏不能御，而根节止汗，效如影响。物理之妙，不可测度如此。自汗有风湿、伤风、风温、气虚、血虚、脾虚、阴虚、胃热、痰饮、中暑、亡阳、柔痓诸症，皆可随证加而用之。"

2.本品主要含麻黄根素、麻黄根碱 A、B、C、D 及阿魏酰组胺等，尚含少量麻黄粉等。麻黄根素能升高血压；麻黄根碱甲、乙能降低血压。现代常用于治疗病后、产后多汗等。

### 浮小麦 Fúxiǎomài
《本草蒙筌》

【来源】为乔本科植物小麦 *Triticum aestivum* L. 干燥的未成熟的颖果。全国各地均产。于收获时，扬起其轻浮干瘪者，或以水淘之，浮起者为佳，晒干。生用或炒用。

【性能】甘，凉。归心经。

【功效】止汗，益气，除热。

【应用】

1. 用于自汗、盗汗　本品甘凉入心，能益心气、敛心液，轻浮走表，固皮毛，为养心敛汗、固表止汗之佳品。治自汗、盗汗，均可单用本品炒焦研末，米汤调服；治气虚自汗，常配黄芪、煅牡蛎等，如牡蛎散；治阴虚盗汗，常与麦冬、地骨皮等同用。

2. 用于骨蒸劳热　本品有益气阴、敛浮火、除虚热之功，可用于阴虚发热，骨蒸劳热等证，常配生地黄、麦冬等。

【用法用量】煎服，15～30g；炒焦研末服 3～5g。

【知识拓展】

1. 《本经逢原》："浮麦，能敛盗汗，取其散皮腠之热也。"

2. 本品主要含淀粉及酶类、蛋白质、脂肪及维生素等。本品参与体内三大物质代谢，有抑制汗腺分泌作用。现代常用于治疗瘿症、自主神经功能紊乱等。

**附药：小麦**

小麦为生长成熟的小麦种子。性味甘，凉。归心经。功效养心除烦。适用于治疗心神不宁，烦躁失眠及悲伤欲哭妇女脏躁证。如甘麦大枣汤。煎服，用量 30～60g。

（其他固表止汗药见表 22-1）

# 第二节　敛肺涩肠药

本类药物味多酸涩，性收敛，主归肺或大肠经。分别具有敛肺止咳和涩肠止泻的功效。主要用于咳喘久治不愈，肺气虚弱之喘咳；或肺肾两虚，摄纳无权之虚喘，以及脾肾阳虚，肠滑不禁所致的久泻、久痢。

本类药物多酸涩收敛，故咳嗽初起或痰多壅肺所导致的咳喘证，泻痢初起或食积腹泻等邪气盛者均不宜使用。

### 五味子 Wǔwèizǐ
《神农本草经》

【来源】为木兰科植物五味子 *Schisandra chinensis*（Turcz.）Baill. 和华中五味子 *Schisandra sphenanthera* Rehd. et Wils. 的干燥成熟果实。前者习称"北五味子"，主产于东北及河北等地，以产于东北者为地道药材；后者习称"南五味子"，主产于西南及长江流域以南各省。秋季采收，晒干或蒸后晒干。生用或经醋、酒蒸后晒干用，或蜜炙用，用时捣碎。

【性能】酸、甘，温。归肺、心、肾经。

【功效】收敛固涩，益气生津，补肾宁心。

【应用】

1. 用于久咳虚喘、久泻不止、遗精、滑精、自汗、盗汗证　本品味酸收敛，甘温而润，上敛肺气，下滋肾阴，能收敛久咳耗散之气，为治疗久咳虚喘之要药。治肺虚久咳，常与罂粟壳同用，如五味子丸；治肺肾两虚之喘咳，常配熟地黄、山茱萸等，如都气丸；治寒饮喘咳，常配干姜、细辛等，如小青龙汤。本品酸涩收敛，能涩肠止泻。治脾肾虚寒之五更泻，常配吴茱萸、肉豆蔻，如四神丸。本品甘温而涩，能滋肾阴，固精关。治肾虚的遗精、滑精，常与桑螵蛸、龙骨等同用。本品甘酸收敛，能止汗而生津。治气虚自汗，常配黄芪、白术等；治阴虚盗汗，常配麦冬、山茱萸等。

2. 用于津伤口渴、消渴　本品甘以益气，酸能生津，有益气生津止渴之功。治热伤气阴，汗多口渴，常配人参、麦门冬，如生脉散；治阴虚内热之消渴，常配山药、天花粉等，如玉液汤。

3. 用于心悸，失眠，多梦　本品能补益心肾，宁心安神。用于阴血亏损，心神不安之心悸、失眠、多梦，常配生地黄、麦冬等，如天王补心丹。

【处方用名】五味子、醋五味子、酒五味子。

【用法用量】煎服，2～6g；研末服，每次1～3g。

【使用注意】凡表邪未解，内有实热，咳嗽初起，麻疹初起不宜使用。

【知识拓展】

1.《神农本草经》："主益气，咳逆上气，劳伤羸瘦，补不足，强阴，益男子精。"

2. 本品主要含挥发油和木脂素类，尚含少量有机酸、鞣质、树脂等。药理研究表明五味子有祛痰镇咳、兴奋呼吸、抗病毒及对大脑皮层的兴奋和抑制的双向调节作用等。现代临床常用于治疗神经衰弱、肝炎、肠炎等疾病。

### 乌梅　Wūméi
《神农本草经》

【来源】为蔷薇科植物梅 *Prunus mume*（Sieb.）Sieb.et Zucc. 的干燥近成熟果实。主产于浙江、福建、四川等地，以产于浙江者为地道药材。夏季果实近成熟时采收，低温烘干。生用、去核生用或炒炭用。

【性能】酸、涩，平。归肝、脾、肺、大肠经。

【功效】敛肺，涩肠，生津，安蛔。

【应用】

1. 用于肺虚久咳　本品酸涩收敛，能敛肺气、止咳嗽。适用于肺虚久咳，痰少或干咳无痰者，常配罂粟壳、杏仁等，如一服散。

2. 用于久泻久痢　本品酸涩入大肠经，能涩肠止泻，为治疗久泻久痢之常用药。治久泻久痢，配伍肉豆蔻、诃子等，如固肠丸。

3. 用于虚热消渴　本品味酸而平，善化津液，止烦渴，配天花粉、麦冬等，如玉泉丸。

4. 用于蛔虫腹痛，呕吐　蛔虫得酸则静，本品极酸而能安蛔止痛，和胃止呕，为安蛔之良药。治蛔厥证，配干姜、黄柏等，如乌梅丸。

此外，本品内服能止血，用于崩漏下血；外用能消疮毒，治胬肉外突、头疮等。

【处方用名】乌梅、乌梅炭。

【用法用量】煎服，6～12g，大剂量可用到30g；外用适量，捣烂或炒炭研末外敷。生用，长于生津止渴，敛肺止咳，安蛔；炒炭用，长于涩肠止泻、止血。

【使用注意】外有表邪或内有实热积滞者，均不宜用。

【知识拓展】

1.《神农本草经》："下气，除热烦满，安心，止肢体痛，偏枯不仁，死肌，去青黑痣，蚀恶肉。"

2. 本品主要含柠檬酸、苹果酸、琥珀酸等有机酸，花生四烯酸酯及苦杏仁苷等。乌梅能增强机体免疫功能；有轻度收缩胆囊作用，能促进胆汁分泌；其煎剂在体外对多种致病性细菌及皮肤真菌有抑制作用。现代常用于肝炎、肠道寄生虫、细菌性痢疾等。

## 罂粟壳　Yīngsùqiào
### 《本草发挥》

【来源】为罂粟科植物罂粟 *Papaver somniferum* L. 的干燥成熟果壳。由国家有关部门指定专门的种植场栽培，以供药用。秋季将已割取浆汁后的成熟果实摘下，破开，晒干。醋炙或蜜炙用。

【性能】酸、涩，平；有毒。归肺、大肠、肾经。

【功效】敛肺，涩肠，止痛。

【应用】

1. 用于肺虚久咳　本品酸收入肺经，敛肺止咳之力较强。治肺虚久咳，可单用本品蜜炙研末服；也可与乌梅同用，如小百劳散。

2. 用于久泻久痢　本品酸涩性平，能固肠道，涩滑脱。治脾肾虚寒之久泻久痢，常配伍肉豆蔻、肉桂等，如真人养脏汤。

3. 用于心腹及筋骨疼痛　本品有良好的止痛作用。可单用或入复方中使用。

【处方用名】罂粟壳、蜜罂粟壳、醋罂粟壳。

【用法用量】煎服 3～6g；或入丸散。蜜炙用，偏于敛肺止咳；醋炙用，偏于涩肠止泻、止痛。

【使用注意】易成瘾，不宜过量或长期服用；咳嗽及泻痢初起不宜用；孕妇及儿童禁用；运动员慎用。

【知识拓展】

1.《滇南本草》："收敛肺气，止咳嗽，止大肠下血，止日久泻痢赤白等症。初起痢疾或咳嗽，忌用。"

2. 本品主要含吗啡、可待因、那可汀、罂粟碱、罂粟壳碱等生物碱。本品有镇痛、催眠、镇咳和呼吸抑制作用；有止泻作用。现代常用于治疗过敏性肠炎、慢性支气管炎等。

## 诃子　Hēzǐ
### 《药性论》

【来源】为使君子科植物诃子 *Terminalia chebula* Retz. 或绒毛诃子 *Terminalia chebula* Retz.var.*tomentella* Kurt. 的干燥成熟果实。主产于云南、广东、广西等地。秋、冬二季采收，晒干。生用或煨用。

【性能】苦、酸、涩，平。归肺、大肠经。

【功效】涩肠止泻，敛肺止咳，降火利咽。

【应用】

1. 用于久泻，久痢，脱肛　本品酸涩性收，能涩肠止泻，为治疗久泻久痢之常用药。可单用，即诃黎勒散；治虚寒性久泻久痢，可配干姜、罂粟壳等，如诃子皮散。

2. 用于肺虚久咳，失音　本品既能敛肺下气止咳，又能清肺利咽开音，为治疗失音之要药。治肺虚久咳，可与人参、五味子同用；治肺虚金破失音，常与甘草、桔梗配伍，如诃子汤。

【处方用名】诃子、诃子肉、煨诃子。

【用法用量】煎服，3～10g。涩肠止泻宜煨用；敛肺清热、利咽开音宜生用。

【使用注意】外有表邪、内有湿热积滞者忌用。

【知识拓展】

1.《本经逢原》："诃子，苦涩降敛，生用清金止嗽，煨熟固脾止泻，古方取苦以化痰涎，涩以固滑泄也。"

2. 本品含鞣质约 30%～40%，尚含少量诃子素等。诃子所含的鞣质有收敛止泻作用；

煎剂对痢疾杆菌、白喉杆菌、伤寒杆菌等有抑制作用。现代临床常用于治疗慢性肠炎、肺结核、慢性咽喉炎等疾病。

## 肉豆蔻　Ròudòukòu
### 《药性论》

【来源】为肉豆蔻科植物肉豆蔻 *Myristica fragrans* Houtt. 的干燥成熟种仁。主产于马来西亚、印度尼西亚、斯里兰卡等国。每年 4～6 月或 11～12 月采收，低温烘干。生用或煨制去油用。

【性能】辛，温。归脾、胃、大肠经。

【功效】涩肠止泻，温中行气。

【应用】

1. 用于脾肾虚寒，久泻久痢　本品辛温而涩，既能涩肠止泻，又能温中暖脾，为治疗虚寒泻痢之要药。治脾肾虚寒之久泻久痢，常配诃子、肉桂等，如真人养脏汤；治脾肾阳虚，五更泄泻，常与补骨脂、吴茱萸等同用，如四神丸。

2. 用于胃寒胀痛，食少呕吐　本品辛香温燥，能温中暖脾，行气止痛。治脾胃虚寒气滞之脘腹胀痛、纳呆、呕吐等证，常配干姜、半夏等。

【处方用名】肉豆蔻、煨肉豆蔻。

【用法用量】煨熟去油煎服，3～10g；入丸散剂，每次 0.5～1g。煨熟去油减少刺激。

【使用注意】湿热泻痢者忌用。

【知识拓展】

1.《本草经疏》："肉豆蔻，辛味能散能消，温气能和中通畅。其气芬芳，香气先入脾，脾主消化，温和而辛香，故开胃，胃喜暖故也。故为理脾开胃、消宿食、止泄泻之要药。"

2. 本品主要含挥发油，尚含少量肉豆蔻木脂素等。其挥发油有驱风健胃作用，能增加胃液分泌，刺激胃肠蠕动；挥发油的萜类成分对细菌和霉菌有抑制作用；但大量对胃肠道有抑制作用；服用过量可致中毒，呆滞昏迷等。现代常用于治疗胃肠功能紊乱、慢性肠炎等。

（其他敛肺涩肠药见表 22-1）

# 第三节　固精缩尿止带药

本类药物酸涩收敛，主归肾、膀胱经。有固精、缩尿、止带作用，有的还兼有补肾之功。主要用于肾虚不固、膀胱失约所致的遗精、滑精、遗尿、尿频以及崩漏、带下等证。

本类药物因药性酸涩收敛，凡外邪内侵，湿热下注导致的遗精、尿频等不宜使用。

## 山茱萸 Shānzhūyú
### 《神农本草经》

【来源】为山茱萸科植物山茱萸 *Cornus officinalis* Sieb.et Zucc. 的干燥成熟果肉。主产于浙江、安徽、河南等地。秋末冬初时采收，文火烘或置沸水中略烫后，及时挤出果核，干燥。生用或酒制用。

【性能】酸、涩，微温。归肝、肾经。

【功效】补益肝肾，收涩固脱。

【应用】

1. 用于肝肾亏虚之头晕目眩、腰膝酸软、阳痿　本品温而不燥，补而不峻，既能补益肝肾之阴，又能温补肾阳，为平补阴阳之要药。治肝肾阴虚之腰膝酸软、头晕耳鸣，常配熟地黄、山药等，如六味地黄丸；治肾阳不足之腰膝酸软、小便不利，常配附子、桂枝等，如肾气丸；治肾阳虚之阳痿，常与淫羊藿、补骨脂等同用。

2. 用于遗精滑精，遗尿尿频　本品既能补肾涩精，又能固精止遗，为固精止遗之要药。治真阴不足之遗精、梦遗，常与熟地黄、枸杞子等同用，如左归丸；若为元阳不足之遗精、滑精，常配补骨脂、当归等，如草还丹；治老人肾气虚所致的尿频、遗尿，可与益智仁、人参等同用。

3. 用于崩漏，月经过多　本品有补肝肾、固冲任、收敛止血作用。治脾气虚弱，冲任不固之漏下不止者，常配龙骨、黄芪等，如固冲汤；治肝肾亏虚、冲任不固之崩漏下血、月经过多，常与熟地黄、当归等同用，如加味四物汤。

4. 用于大汗不止，体虚欲脱证　本品酸涩性温，能敛汗固脱，为防止元气虚脱之要药。治大汗虚脱，常与人参、龙骨等同用。

【处方用名】山茱萸、山萸肉、酒萸肉。

【用法用量】煎服，6～12g；急救固脱 20～30g。

【使用注意】本品温补收敛，故命门火炽，素有湿热导致小便淋涩者不宜用。

【知识拓展】

1.《名医别录》："主治肠胃风邪，寒热，疝瘕，头脑风，风气去来，鼻塞，目黄，耳聋，面疱，温中下气，出汗，强阴，益精，安五脏，通九窍，止小便利。久服明目，强力。"

2. 本品主要含山茱萸苷、莫罗忍冬苷等苷类，尚含少量鞣质、挥发油等。山茱萸有抗失血性休克、抗血栓、强心、扩张外周血管、降血糖、升高白细胞等多种作用。现代临床常用于治疗糖尿病、高血压、白细胞减少症、支气管哮喘等多种疾病。

## 覆盆子　Fùpénzǐ
《名医别录》

【来源】为蔷薇科植物华东覆盆子 *Rubus chingii* Hu 的干燥成熟果实。主产于浙江、福建、四川等地。夏初果实由绿变黄绿时采收，置沸水中略烫或略蒸，干燥。生用。

【性能】甘、酸，温。归肝、肾、膀胱经。

【功效】益肾固精缩尿，养肝明目。

【应用】

1. 用于肾虚之遗精滑精，遗尿尿频　本品甘酸微温，既能补肾益精，又能缩尿止遗。治肾虚遗精、滑精、早泄、阳痿，配枸杞子、菟丝子等，如五子衍宗丸；治遗尿尿频，与桑螵蛸、益智仁等同用。

2. 用于肝肾不足，目暗不明　本品有补肝肾明目之功。常与枸杞子、菟丝子等同用。

【用法用量】煎服，6～12g。

【知识拓展】

1.《本草备要》："益肾脏而固精，补肝虚而明目，起阳痿，缩小便。"

2. 本品主要含枸橼酸、没食子酸等有机酸，尚含少量糖类、维生素 A 样物质等。本品煎剂对葡萄球菌、霍乱弧菌、人型结核杆菌有抑制作用。现代常用于治疗老年性眼病、哮喘、前列腺炎等。

## 桑螵蛸　Sāngpiāoxiāo
《神农本草经》

【来源】为螳螂科昆虫大刀螂 *Tenodera sinensis* Saussure、小刀螂 *Statilia maculata*（Thunberg）或巨斧螳螂 *Hierodula patellifera*（Serville）的干燥卵鞘。以上三种分别习称"团螵蛸""长螵蛸"及"黑螵蛸"。全国大部分地区均产，以产于东北者质量最佳。深秋至次春采收，蒸至虫卵死后，干燥。生用或盐制用。

【性能】甘、咸，平。归肝、肾经。

【功效】固精缩尿，补肾助阳。

【应用】

1. 用于遗精滑精，遗尿尿频　本品能补肾固精缩尿，为治疗肾虚不固滑脱诸证之要药。治肾虚遗精滑精，常与山茱萸、覆盆子等同用；治遗尿尿频，可单用或配龙骨、石菖蒲等，如桑螵蛸散。

2. 用于肾虚阳痿　本品能补肾助阳。治阳痿，常与鹿茸、肉苁蓉等同用。

【处方用名】桑螵蛸、盐桑螵蛸。

【用法用量】煎服，5～10g。

【使用注意】阴虚多火，膀胱有热引起的遗精、小便频数者忌用。

【知识拓展】

1.《神农本草经》："主伤中，疝瘕，阴痿，益精生子，补益肾气；女子血闭，和通血脉；腰痛，强肾之经；通五淋，利小便水道。"

2.本品主要含蛋白质、粗纤维、脂肪、胡萝卜素样色素。桑螵蛸能增加食物在胃中排空的时间，促进消化液的分泌，有助于食物的消化；所含的纤维有降血糖、降血脂作用；还有收敛和抗利尿作用。现代常用于治疗遗尿症、前列腺疾病等。

### 海螵蛸　Hǎipiāoxiāo
### 《神农本草经》

【来源】为乌贼科动物无针乌贼 *Sepiella maindroni* de Rochebrune 或金乌贼 *Sepia esculenta* Hoyle 的干燥内壳。主产于浙江、广东、辽宁等地。收集其骨状内壳，洗净，干燥。生用或炒用。

【性能】咸、涩，温。归脾、肾经。

【功效】涩精止带，收敛止血，制酸止痛，收湿敛疮。

【应用】

1.用于遗精，带下　本品温涩收敛，有固精止带作用。治肾虚遗精，配伍山茱萸、菟丝子等；治妇女赤白带下，配血余炭、白芷等，如白芷散。

2.用于崩漏下血，肺胃出血，创伤出血　本品能收敛止血。治崩漏下血，常与茜草、棕榈炭等同用，如固冲汤；治肺胃出血，常与白及同用，如乌及散；治外伤出血，可单用研末外敷。

3.用于胃痛吐酸　本品有良好的制酸止痛作用，为治疗胃痛胃酸过多之佳品，常与延胡索、瓦楞子等同用。

4.用于湿疮，湿疹，溃疡不敛　本品外用能收湿敛疮。治湿疮湿疹，常配伍黄柏、煅石膏等研末外敷；治溃疡多脓，久不愈合，可单用研末外敷，或配枯矾、煅石膏等研末外敷。

【处方用名】海螵蛸、乌贼骨、炒海螵蛸。

【用法用量】煎服，5～10g；研末吞服，每次1.5～3g；外用适量。收湿敛疮宜炒用。

【使用注意】阴虚多热者不宜用。

【知识拓展】

1.《本草蒙筌》："医科切要药。主女子漏下赤白，经汁血闭，阴蚀肿痛；治妇人寒热癥瘕，惊气入脐，环腹疼痛。去目睛浮翳，收疮口腐脓。"

2.本品主要含碳酸钙、壳角质、黏液质，水解氨基酸中含蛋氨酸等 17 种氨基酸。本品所含的碳酸钙能中和胃酸，促进溃疡面愈合，改变胃内容物 pH 值，降低胃蛋白酶活性。现代临床常用于治疗胃及十二指肠溃疡、皮肤感染等。

## 金樱子 Jīnyīngzǐ
### 《雷公炮炙论》

【来源】为蔷薇科植物金樱子 *Rosa laevigata* Michx. 的干燥成熟果实。主产于广东、江西、江苏等地。10～11月果实成熟变红采收，除去毛刺，洗净晒干。生用或蜜炙用。

【性能】酸、甘、涩，平。归肾、膀胱、大肠经。

【功效】固精缩尿，固崩止带，涩肠止泻。

【应用】

1.用于遗精滑精，尿频遗尿，带下过多　本品酸涩收敛，有固精缩尿止带之功，适用于肾虚不固所致的上述诸证。可单用熬膏服，如金樱子膏；或与芡实同用，如水陆二仙丹。

2.用于久泻，久痢　本品入大肠经，能涩肠止泻，治脾虚久泻、久痢，常与党参、罂粟壳等同用；或配白术、党参等，如秘元煎。

【处方用名】金樱子、炙金樱子。

【用法用量】煎服，6～12g。

【知识拓展】

1.《本草求真》："生者酸涩，熟者甘涩。用当用其将熟之际，得微酸甘涩之妙。取其涩可止脱，甘可补中，酸可收阴。故能善治梦遗崩带遗尿，且能安魂定魄，补精益气，壮筋健骨。"

2.本品主要含皂苷，尚含鞣质、树脂、维生素 C 等。本品所含鞣质有收敛止泻作用；煎剂对金黄色葡萄球菌、大肠杆菌、绿脓杆菌、流感病毒有抑制作用。临床常用于治疗婴幼儿秋季腹泻、女子子宫脱垂等。

## 莲子 Liánzǐ
### 《神农本草经》

【来源】为睡莲科植物莲 *Nelumbo nucifera* Gaertn. 的干燥成熟种子。主产于湖南、江苏、浙江等地。秋季采收，晒干，去心生用或炒用。

【性能】甘、涩，平。归脾、肾、心经。

【功效】补脾止泻，止带，益肾涩精，养心安神。

【应用】

1.用于脾虚久泻，食欲不振　本品甘可补脾，涩能止泻，既能健脾益气，又能涩肠止泻。治脾虚久泻，食欲不振，常配党参、白术等，如参苓白术散。

2. 用于带下证　本品既能补脾益肾，又能固涩止带。治脾虚带下，常与茯苓、白术等同用；治脾肾两虚之带下，常与山药、芡实等同用。

3. 用于肾虚遗精，滑精　本品有益肾固精之功。治肾虚遗精滑泄，常配芡实、沙苑子等，如金锁固精丸。

4. 用于虚烦，失眠，惊悸　本品甘平入心肾，能养心益肾，交通心肾。治心肾不交之虚烦、失眠、惊悸，常与远志、酸枣仁等同用。

【用法用量】煎服，6～15g。去心打碎用。

【使用注意】大便燥结者不宜服。

【知识拓展】

1.《本草纲目》："莲子交心肾，厚肠胃，固精气，强筋骨，补虚损，利耳目，除寒湿。"

2. 本品主要含淀粉及荷叶碱等多种生物碱，尚含少量蛋白质、脂肪、多糖等。本品有收敛、镇静作用。现代常用于治疗慢性肠炎、神经衰弱、高血压、肾炎、癌肿等。

**附药：莲须　莲房　莲子心　荷叶　荷梗**

1. 莲须　为睡莲科植物莲的干燥花蕊。性味甘、涩，平。归心、肾经。功效固肾涩精。用于治疗遗精滑精，带下，尿频。煎服，3～5g。

2. 莲房　为睡莲科植物莲的干燥花托。性味苦、涩，温。归肝经。功效化瘀止血。用于崩漏，尿血，痔疮出血，产后瘀阻，恶露不尽。煎服，5～10g。

3. 莲子心　为睡莲科植物莲的成熟种子中的干燥幼叶及胚根。性味苦，寒。归心、肾经。功效清心安神、交通心肾、涩精止血。用于热入心包之神昏谵语、心肾不交之失眠遗精、血热吐血等证。煎服，2～5g。

4. 荷叶　为睡莲科植物莲的干燥叶。性味苦、涩，平。归脾、胃经。功效清暑利湿，升阳止血。用于治疗暑热病及脾虚泄泻和多种出血证。暑病多与银花、西瓜翠衣同用，如清络饮。出血证常与生地、侧柏叶同用，如四生丸。煎服，3～10g。

5. 荷梗　为睡莲的叶柄及花柄。性微苦、平，归肝、脾、胃经。功效清暑，宽中理气，安胎。治疗暑湿胸闷不舒、泄泻、中暑头昏，气滞，妊娠呕吐、胎动不安等。煎服，3～10g。

## 芡实　Qiànshí
### 《神农本草经》

【来源】为睡莲科植物芡 *Euryale ferox* Salisb. 的干燥成熟种仁。主产于湖南、江苏、山东等地。秋末冬初采收，晒干。生用或炒用。

【性能】甘、涩，平。归脾、肾经。

【功效】补脾止泻，益肾固精，除湿止带。

【应用】

1. 用于脾虚久泻　本品既能健脾除湿，又能收涩止泻。治脾虚久泻，常配党参、茯苓等。

2. 用于肾虚遗精滑精　本品甘涩收敛，有益肾固精止遗之功。治肾虚遗精滑精，常与金樱子同用，如水陆二仙丹；或配伍莲子、龙骨等，如金锁固精丸。

3. 用于带下证　本品能补肾健脾，收敛固涩，除湿止带，为治疗带下证之佳品。治湿热带下，配伍黄柏、车前子等，如易黄汤；治脾肾两虚之白带过多，与山茱萸、党参等同用。

【处方用名】芡实、炒芡实。

【用法用量】煎服，9～15g。麸炒芡实性偏温，增强补脾固涩作用。

【使用注意】大便燥结者不宜服。

【知识拓展】

1.《神农本草经》："主治湿痹腰脊膝痛，补中，除暴疾，益精气，强志，令耳目聪明。"

2. 本品主要含淀粉，尚含少量蛋白质、脂肪、碳水化合物等。药理研究证明芡实能增加小肠吸收功能，提高尿木糖排泄率，增加血清胡萝卜素浓度。临床常用于糖尿病、胃炎、慢性肠炎、肾病等多种疾病的治疗。

知 识 链 接

莲子与芡实　二药均有补脾、益肾固精的功效，均可治疗脾虚久泻及肾虚遗精白带过度等证。莲子尚有养心安神、交通心身的作用，可用于治疗虚烦、惊悸失眠。芡实益脾肾固涩之中，又能除湿止带，故为虚、实带下证之常用药物。

（其他固精缩尿止带药见表22-1）

表22-1　其他收涩药

| 药名 | 来源 | 性能 | 功效 | 应用 | 用法用量 |
|---|---|---|---|---|---|
| 糯稻根须 | 为禾本科稻属植物糯稻的根及根茎 | 味甘，性平。归肺、肾经 | 养阴除热，止汗 | 1. 阴虚发热；2. 自汗盗汗 | 煎汤，15-30g |
| 五倍子 | 为漆树科盐肤木青麸杨或红麸杨叶上虫瘿 | 酸、涩，寒，归肺、大肠、肾经 | 敛肺降火，涩肠止泻，敛汗止血，收湿敛疮 | 1. 肺虚久咳，肺热痰嗽 2. 久泻久痢；3. 自汗盗汗，消渴，便血痔血，外伤出血 4. 皮肤湿烂 | 煎服，3～6g 外用适量 |

续表

| 药名 | 来源 | 性能 | 功效 | 应用 | 用法用量 |
|------|------|------|------|------|----------|
| 石榴皮 | 为石榴植物石榴的干燥果皮 | 酸、涩、温。归大肠经。 | 涩肠止泻，止血，驱虫 | 1. 久泻，久痢，脱肛；<br>2. 便血，崩漏，带下；<br>3. 虫积腹痛 | 煎服，3～9g |
| 赤石脂 | 为硅酸盐类矿物多水高岭石族多水高岭石，主含四水硅酸铝 | 甘、酸、涩、温。归大肠、胃经 | 涩肠止血，生肌敛疮 | 1. 久泻久痢，大便出血，崩漏带下；<br>2. 外治疮疡久溃不敛，湿疮脓水浸淫 | 先煎，9～12g，外用研末敷患处 |
| 禹余粮 | 为氢氧化物类矿物褐铁矿，主含碱式氧化铁 | 甘、涩、微寒。归胃、大肠经 | 涩肠止泻，收敛止血 | 1. 久泻久痢；<br>2. 大便出血，崩漏带下 | 先煎，9～15g，或入丸散 |
| 椿皮 | 为苦木科植物臭椿的干燥根皮或干皮 | 苦、涩、寒。归大肠、肝经 | 清热燥湿，涩肠止泻，止带止血 | 湿热泻痢，久泻久痢，赤白带下，崩漏，便血，痔血 | 煎服，6～9g |

## 目标检测

**A1 型题**（每道试题有 A、B、C、D、E 五个供选择的备选答案，从中选择一个最佳答案）

1. 既能益肾固精，又能补脾止泻的药物是
    A. 山茱萸　　　　　　B. 覆盆子　　　　　　C. 枸杞子
    D. 金樱子　　　　　　E. 莲子

2. 既能敛肺止咳，又能涩肠止泻的药物是
    A. 乌梅　　　　　　　B. 金樱子　　　　　　C. 白果
    D. 肉豆蔻　　　　　　E. 赤石脂

3. 具有敛汗、除热作用的药物是
    A. 麻黄根　　　　　　B. 五味子　　　　　　C. 浮小麦
    D. 山茱萸　　　　　　E. 金樱子

5. 可用于久咳、失音的药物是
    A. 苏子　　　　　　　B. 罂粟壳　　　　　　C. 白芥子
    D. 诃子　　　　　　　E. 川贝母

6. 既能健脾止泻，又能除湿止带的药物是
    A. 芡实　　　　　　　B. 椿皮　　　　　　　C. 鸡冠花
    D. 白芷　　　　　　　E. 白果

**A2 型题**（每个病例有 A、B、C、D、E 五个供选择的备选答案，从中选择一个最佳答案）

    A. 桑螵蛸            B. 五味子            C. 五倍子

    D. 山茱萸            E. 芡实

1. 患者，男，63 岁。小便频数，清长，尿有余沥，遗尿，或小便点滴不爽，排出无力，舌润苔薄，脉沉细，宜选用

    A. 五味子            B. 五倍子            C. 乌梅

    D. 肉豆蔻            E. 覆盆子

2. 患者，男，31 岁。面色淡白，腰背酸软，听力减退，小便频频而清，甚则不禁，滑精早泄，尿后余沥，舌淡苔薄白，脉细弱，宜选

**B1 型题**（每组试题前有 A、B、C、D、E 五个供选择的备选答案，从中为每一道试题选择一个与其关系密切的答案）

    A. 煅牡蛎            B. 桑螵蛸            C. 巴戟天

    D. 海螵蛸            E. 金樱子

1. 既能固精，又能补肾助阳的药物是

2. 既能固精，又能收敛止血的药物是

    A. 五味子            B. 山茱萸            C. 龙骨

    D. 柏子仁            E. 菟丝子

3. 既能收敛固涩，又能宁心安神的药物是

4. 既能收敛固涩，又能补益肝肾的药物是

    A. 覆盆子            B. 桑螵蛸            C. 金樱子

    D. 补骨脂            E. 鸡内金

5. 既能固精缩尿，又能明目的药物是

6. 既能固精缩尿，又能涩肠止泻的药物是

扫一扫，知答案

扫一扫，看课件

# 第二十三章

# 涌吐药

【学习目标】

1. 熟悉涌吐药的定义、功效及应用、使用注意事项；熟悉常山的功效、用量与特殊用法。

2. 具有正确指导临床合理应用涌吐药的能力；并能熟练识别常用涌吐药饮片。

【定义】凡以促使呕吐为主要功效，常用以治疗痰涎、宿食、毒物等停滞在胃脘或胸膈所致病证为主的药物，称为涌吐药，又称催吐药。

【性能】本类药物多苦辛有毒，性寒凉，主入肺、胃、肝、胆经，具升浮之性，使停留于胃脘或胸膈中毒物、宿食等上涌外出。即《内经》所谓："其高者，引而越之。"

【功效及主治】涌吐药具有涌吐痰涎、宿食、毒物的作用。主要用于宿食停滞不消之胃脘胀痛；或误食毒物尚在胃中；或痰涎壅盛，阻于胸膈或咽喉，呼吸喘促；或痰浊上蒙清窍致癫痫发狂等症。部分药物尚有截疟、杀虫、解毒收湿敛疮等作用，可用于疟疾、疥癣、疮痈等病证。

【配伍应用】本类药由于力猛效捷，服用时药物本身也会大部分随呕吐而吐出，所以，较少配伍应用。若要配伍，可以适当配伍能协同增强其涌吐作用的药物，在保证涌吐效果的前提下，降低单味药的用量，避免因单味药用量过大，导致中毒；或是配伍作为赋型剂的药物，降低涌吐药在药剂中的浓度，以减轻其烈性。本类药近代临床较少使用。

【注意事项】涌吐药作用强烈，多具毒性，易伤正气，只适用于体壮而邪实者。为了确保用药安全、有效，宜采用"小量渐增"的原则给药，切忌骤用大量，以防涌吐太过或中毒；同时做到"中病即止"，不可多服、久服。吐后当休息，不宜马上进食，待胃肠功能恢复后，再进流食，以养胃气；忌食油腻辛辣及不易消化之物。若用药呕吐不止，应立即停止用药，及时解救。年老体弱、小儿、妇女胎前产后及素患失血、头晕、心悸、劳嗽咳喘者，均属忌用。

## 常山 Chángshān
### 《神农本草经》

【来源】为虎耳草科植物常山 *Dichroa febrifuga* Lour. 的干燥根。主产于四川、贵州、湖南等地。秋季采挖，除去须根，洗净，晒干。生用、炒用或酒炙用。

【性能】苦、辛，寒；有毒。归肺、心、肝经。

【功效】涌吐痰涎，截疟。

【应用】

1. 用于胸中痰饮　本品辛开苦泄，其性上行，能引吐胸中、胁下痰饮，适用于痰饮停聚，胸膈壅塞，不欲饮食，欲吐而不能吐者。常与甘草同用，水煎和蜜温服。

2. 用于疟疾　本品苦燥，善祛痰截疟，为治疟之要药。适用于各种疟疾，尤以治间日疟、三日疟为佳。古方常单用本品浸酒或煎服治疟，每获良效。若治一切疟疾，寒热往来，发作有时者，可以常山酒浸蒸焙，与槟榔共研末，糊丸服之，如胜金丸；治疟疾寒热，或二、三日一发者，可与厚朴、槟榔等同用，如常山饮；若虚人久疟不止者，可与黄芪、人参等同用，如截疟饮；若治疗疟久不愈，而成疟母者，则与鳖甲、莪术等同用，如截疟常山饮。

【处方用名】常山、炒常山、酒常山。

【用法用量】煎服，5～9g；入丸、散酌减。涌吐生用，截疟宜酒制用。治疟宜在病发作前半天或2小时服用。

【使用注意】本品有毒，且能催吐，故用量不宜过大，体虚者及孕妇慎用。

【知识拓展】

1.《神农本草经》："主伤寒寒热，温疟，鬼毒，胸中痰结，吐逆。"

2. 本品主要成分为常山碱甲、乙、丙，总称常山碱，是抗疟的有效成分，其中常山碱丙抗疟作用最强，约为奎宁的100倍；常山碱甲、乙、丙通过刺激胃肠的迷走与交感神经末梢而反射性地引起呕吐。

（其他涌吐药见表23-1）

表23-1　其他涌吐药

| 药名 | 来源 | 性能 | 功效 | 应用 | 用法用量 |
|---|---|---|---|---|---|
| 藜芦 | 为百合科植物黑藜芦的干燥根茎 | 苦、辛，寒；有毒。归肺、肝、胃经 | 涌吐风痰，杀虫 | 1.用于中风、癫痫、喉痹、误食毒物<br>2.用于疥癣、白秃、头虱、体虱 | 入丸散，0.3～0.6g |

续表

| 药名 | 来源 | 性能 | 功效 | 应用 | 用法用量 |
|------|------|------|------|------|----------|
| 胆矾 | 为天然的硫酸盐类矿物胆矾，或人工制成的含水硫酸铜 | 酸、涩、辛、寒；有毒。归肝、胆经 | 内服涌吐痰涎；外用解毒收湿，祛腐蚀疮 | 1.用于风痰壅盛、喉痹、癫痫及误食毒物<br>2.用于风眼赤烂、牙疳、口疮<br>3.用于肿毒不溃、胬肉 | 温水化服，0.3～0.6g |

## 目标检测

**A1 型题**（每道试题有 A、B、C、D、E 五个供选择的备选答案，从中选择一个最佳答案）

1.既能涌吐痰涎，又能截疟的药物是

　　A.槟榔　　　　　　　　B.青蒿　　　　　　　　C.常山

　　D.生首乌　　　　　　　E.胆矾

2.胆矾温水化服，常用剂量是

　　A.1～3g　　　　　　　B.3～6g　　　　　　　C.2.5～5g

　　D.0.3～0.6g　　　　　E.4.5～9g

**A2 型题**（每个病例有 A、B、C、D、E 五个供选择的备选答案，从中选择一个最佳答案）

1 患者，女，56岁。症见呵欠乏力，口渴欲饮，身热遍身汗出，2～3小时后，热退身凉，间一两日发作一次，寒热休作有时，舌红，苔黄腻，脉弦，应首选

　　A.胆矾　　　　　　　　B.藜芦　　　　　　　　C.白矾

　　D.瓜蒂　　　　　　　　E.常山

2 患者，男，13岁。症见手指缝、肘窝、腋下、臀部和腿部等呈现针头大小的丘疹和水疱，可见抓痕和结痂，自述剧烈瘙痒，舌红，苔薄白，脉数，应首选

　　A.常山　　　　　　　　B.藜芦　　　　　　　　C.硼砂

　　D.瓜蒂　　　　　　　　E.胆矾

扫一扫，知答案

扫一扫，看课件

**第二十四章**

# 杀虫止痒药

【学习目标】

1. 熟悉杀虫止痒药定义、功效及应用、注意事项。

2. 熟悉硫黄、蛇床子、白矾的功效、应用、用法用量。

3. 具有在临床合理应用杀虫止痒药的能力；并能熟练识别常用涌吐药饮片。

【定义】凡以攻毒杀虫，燥湿止痒为主要作用的药物，称为杀虫止痒药。

【功效及主治】杀虫止痒药以外用为主，具有攻毒杀虫，燥湿止痒作用，主要用治疮痈疔毒、疥癣、湿疹、聤耳、梅毒、虫蛇咬伤等外科及五官科疾病。部分杀虫止痒药可内服，具有壮阳、止泻、化痰等作用。

【注意事项】杀虫止痒药的外用方法众多，可依病因因人而异。常用方法包括研末后外撒，用油脂及水调敷，制成软膏涂抹，煎汤洗渍，做成药捻、栓剂栓塞，以及热敷、浴泡、含漱等。杀虫止痒药内服使用时，除无毒副作用药物外，大多宜作丸散剂应用，使其溶解吸收缓慢，确保安全。本类药物多具不同程度的毒性，无论外用或内服，均应严格掌握剂量及用法，不可过量或持续使用，以防发生毒副反应。制剂时应严格遵守炮制和制剂法度，以减低毒性而确保用药安全。

**硫黄** Liúhuáng
《神农本草经》

【来源】为自然元素类矿物硫族自然硫。主产于山西、山东、陕西等地。采挖后加热熔化，除去杂质，或用含硫矿物经加工制得。生硫黄只作外用，生硫黄与豆腐同煮，至豆腐显黑绿色时取出，漂净、阴干为制硫黄。

【性能】酸，温；有毒。归肾、大肠经。

【功效】外用解毒杀虫疗疮；内服补火助阳通便。

【应用】

1. 用于疥癣，湿疹，阴疽疮疡 本品性温而燥，有解毒杀虫、燥湿止痒诸功效，尤为治疗疥疮的要药。治疥疮可单取硫黄为末，麻油调涂于患处；或配伍风化石灰、铅丹等，研末以猪油调涂于患处，如硫黄散。治顽癣瘙痒，与轻粉、斑蝥等为末，同香油、面粉调涂敷患处，如臭灵丹。治疮疽，与荞麦面、白面为末贴敷患处，如痈疽发背方。

2. 用于肾阳衰微，下元虚冷诸证 本品为纯阳之品，入肾经，能大补命门之火而助元阳，凡阳痿足冷，虚喘冷哮，虚寒便秘等下元虚冷诸证均可用之。本品单用即可治疗腰冷膝弱、失精遗溺等，如金液丹。治肾虚阳痿，常与鹿茸、补骨脂等同用。治肾不纳气之虚喘，配附子、肉桂等，如黑锡丹。治虚冷便秘，配半夏，即半硫丸。

【处方用名】硫黄、制硫黄。

【用法用量】外用适量，研末敷或加赋型剂调涂患处。内服 1.5 ～ 3g，炮制后入丸、散服。

【使用注意】孕妇及阴虚火旺者慎用。不宜与芒硝、玄明粉同用。

【知识拓展】

1.《本草纲目》："主虚寒久痢，滑泄，霍乱，补命门不足，阳气暴绝，阴毒伤寒，小儿慢惊。"

2. 本品主要成分为硫，另杂有砷、硒、铁等成分。硫与皮肤接触后产生硫化氢及五硫黄酸，从而有溶解角质、杀疥虫、细菌、真菌作用；对动物实验性炎症有治疗作用，能使支气管慢性炎症细胞浸润减轻，并可促进支气管分泌增加而祛痰。现代常用于疥疮、脓疱疮、蛲虫病、便秘等。

## 蛇床子 Shéchuángzǐ
《神农本草经》

【来源】为伞形科植物蛇床 *Cnidium monnieri*（L.）Cuss. 的成熟果实。全国各地均产。夏、秋二季果实成熟时采收，除去杂质，晒干。生用。

【性能】辛、苦，温；有小毒。归肾经。

【功效】燥湿祛风，杀虫止痒，温肾壮阳。

【应用】

1. 用于湿疹，疥癣，阴痒 本品辛苦温燥，有杀虫止痒、燥湿祛风等作用。为皮肤科及妇科病常用药。治阴部瘙痒，可单用或配白矾、黄柏等煎汤频洗；治疥癣瘙痒，配地肤子、苦参等煎汤外洗。

2. 用于寒湿带下，湿痹腰痛 本品药性温热可助阳散寒，药味辛苦能燥湿祛风，故可用于肾阳不足、寒湿阻滞所致的带下、腰痛等。治寒湿带下，可配伍山茱萸、五味子等；治寒湿腰痛，可配伍杜仲、桑寄生等。

3. 用于肾虚阳痿，宫冷不孕　本品能温肾壮阳，内服、外用均可。常配伍枸杞、肉苁蓉等。

【用法用量】煎服，3～10g。外用适量，多煎汤熏洗或研末调敷。

【使用注意】阴虚火旺或下焦有湿热者不宜内服。

【知识拓展】

1.《药性论》："治男子、女人虚，湿痹，毒风，顽痛，去男子腰疼。浴男子阴，去风冷，大益阳事。主大风身痒，煎汤浴之瘥。疗齿痛及小儿惊痫。"

2. 本品含挥发油以及蛇床明素、花椒毒素等。蛇床子可增加小鼠前列腺、精囊、提肛肌重量；对耐药性金黄色葡萄球菌、绿脓杆菌及皮肤癣菌有抑制作用；可杀灭阴道滴虫；所含的花椒毒酚有较强的抗炎和镇痛作用。现代常用于疥疮、黄水疮、湿疹、宫颈糜烂、阴道炎等。

## 白矾　Báifán
### 《神农本草经》

【来源】为硫酸盐类矿物明矾石经加工提炼制成，主含含水硫酸铝钾 [KAl（SO4）2·12H2O]。主产于安徽、浙江、山西等地。全年均可采挖。捣碎，生用或煅用。煅后称枯矾。

【性能】酸、涩，寒。归肺、脾、肝、大肠经。

【功效】外用解毒杀虫，燥湿止痒；内服止血止泻，祛除风痰。

【应用】

1. 用于湿疹瘙痒，疮疡疥癣　本品性燥酸涩，外用收湿止痒，为皮肤科常用之品，尤宜治疮面湿烂或瘙痒者。治湿疹瘙痒，常配煅石膏、冰片等研末外用；治疥癣，常配伍硫黄、雄黄等研末外用；治痈疽，常配朴硝研末外用，如二仙散；治痔疮，常配伍五倍子、地榆等外用。

2. 用于吐衄下血，金疮出血　本品性涩，能入肝经血分，有收敛止血作用，可用治多种出血证。治衄血不止，可单用枯矾研末吹鼻；治崩漏，配伍五倍子、地榆等内服；治金疮出血，用白矾、枯矾配松香研末，外敷伤处。

3. 用于久泻久痢　本品涩肠止泻，可用于久泻久痢。治久泻不止，配煨诃子肉，如诃黎勒散；治休息痢日久不止，配伍硫黄等，如白矾丸。

4. 用于痰厥癫狂病证　本品酸苦涌泄，能祛除风痰。治风痰所致癫痫发狂，配郁金、薄荷等，如白金丸；治中风痰厥，配皂荚，如稀涎散。

【处方用名】白矾、枯矾。

【用法用量】入丸、散服，0.6～1.5g。外用适量，研末敷或化水洗患处。白矾长于解毒杀虫、止血止泻、祛除风痰，枯矾长于收湿敛疮。

【拓展阅读】

1.《本草纲目》："矾石之用有四：吐利风热之痰涎，取其酸苦涌泄也；治诸血痛、脱肛、阴挺、疮疡，取其酸涩而收也；治痰饮、泄痢、崩带、风眼，取其收而燥湿也；治喉痹、痈疽、中蛊、蛇虫伤螫，取其解毒也。"

2.本品为含水硫酸铝钾 [KAl（SO4）2·12H2O]，枯矾为脱水白矾。白矾可广谱抗菌，对多种细菌有不同程度抑制作用；在体外有明显抗阴道滴虫作用；白矾经尿道灌注有止血作用；还能促进溃疡愈合。现代常用于湿疹、手足癣、顽固性口腔溃疡、痢疾、癫痫等。

（其他杀虫止痒药见表24-1）

表24-1　其他杀虫止痒药

| 药名 | 来源 | 性能 | 功效 | 应用 | 用法用量 |
|---|---|---|---|---|---|
| 雄黄 | 为硫化物类矿物雄黄族雄黄，主含二硫化二砷 | 辛，温；有毒。归肝、大肠经 | 解毒杀虫，燥湿祛痰，截疟 | 1.用于痈肿疔疮，湿疹疥癣，蛇虫咬伤<br>2.用于惊痫，疟疾 | 入丸散，0.05～0.1g。外用适量 |
| 蟾酥 | 为蟾蜍科动物中华大蟾蜍或黑眶蟾蜍的干燥分泌物 | 辛，温；有毒。归心经 | 解毒，止痛，开窍醒神 | 1.用于痈疽疔疮，瘰疬，咽喉肿痛，牙痛<br>2.用于痧胀腹痛，神昏吐泻 | 入丸散，0.015～0.03g。外用适量 |
| 樟脑 | 为樟科植物樟的枝、干、叶及根部，经提炼制得的颗粒状结晶 | 辛，热；有小毒。归心、脾经 | 除湿杀虫，温散止痛，开窍辟秽 | 1.用于疥癣瘙痒，湿疮溃烂<br>2.用于跌打伤痛，牙痛<br>3.用于痧胀腹痛，神昏吐泻 | 入丸散，0.06～0.15g。外用适量 |
| 土荆皮 | 为松科植物金钱松的干燥根皮或近根树皮 | 辛，温；有毒。归肺、脾经 | 杀虫，疗癣，止痒 | 1.用于多种癣病<br>2.用于湿疹，皮炎，皮肤瘙痒 | 外用适量 |
| 木鳖子 | 为葫芦科植物木鳖的干燥成熟种子 | 苦、微甘，凉；有毒。归肝、脾、胃经 | 散结消肿，攻毒疗疮 | 1.用于疮疡肿毒<br>2.用于筋脉拘挛 | 入丸散，0.9～1.2g。外用适量 |
| 蜂房 | 为胡蜂科昆虫果马蜂、日本长脚胡蜂或异腹胡蜂的巢 | 甘，平。归胃经 | 攻毒杀虫，祛风止痛 | 1.用于疮疡肿毒<br>2.用于风湿痹痛，牙痛，风疹瘙痒 | 煎服，3～5g。外用适量 |
| 大蒜 | 为百合科植物大蒜的鳞茎 | 辛，温。归肺、脾、胃经 | 解毒消肿，杀虫，止痢 | 1.用于痈肿疔毒，疥癣<br>2.用于痢疾，泄泻，肺痨，顿咳<br>3.用于钩虫病，蛲虫病 | 煎服，9～15g |

## 目标检测

**A1 型题**（每道试题有 A、B、C、D、E 五个供选择的备选答案，从中选择一个最佳答案）

1. 外用杀虫主治疥疮，内服可温肾壮阳的药物是

    A. 雄黄                   B. 硫黄                 C. 蛇床子

    D. 樟脑                   E. 土荆皮

2. 外用解毒杀虫疗疮，内服补火助阳通便的药物是

    A. 雄黄                   B. 硫黄                 C. 樟脑

    D. 大蒜                   E. 木鳖子

3. 外用能解毒杀虫，燥湿止痒；内服可止血止泻，祛除风痰的药物是

    A. 雄黄                   B. 硫黄                 C. 白矾

    D. 蛇床子               E. 木鳖子

4. 外用能解毒杀虫，燥湿止痒；内服可止血止泻，祛除风痰的药物是

    A. 雄黄                   B. 硫黄                 C. 白矾

    D. 蛇床子               E. 木鳖子

**A2 型题**（每个病例有 A、B、C、D、E 五个供选择的备选答案，从中选择一个最佳答案）

1. 患者，男，32 岁。哮喘反复发作数年，遇冷则发，痰清稀色白，伴腰膝酸软、形寒肢冷，舌淡，脉沉细无力可选用

    A. 硫黄                   B. 蛇床子             C. 白矾

    D. 雄黄                   E. 樟脑

2. 患者，男，51 岁。泄泻反复发作数年，时发时止，脐腹疼痛，喜温喜按，倦怠食少。见舌淡苔白，脉迟细，下列药物可选用

    A. 蟾酥                   B. 土荆皮            C. 木鳖子

    D. 雄黄                   E. 白矾

扫一扫，知答案

扫一扫，看课件

# 第二十五章

# 拔毒生肌药

【学习目标】

1. 熟悉拔毒生肌药的定义、功效及应用、使用注意事项；熟悉升药、硼砂、炉甘石的功效、应用、用法用量。

2. 具有正确运用合理应用拔毒生肌药的能力；并能熟练识别常用拔毒生肌药饮片。

【定义】凡以拔毒化腐、生肌敛疮为主要功效，常用以治疗疮疡脓出不畅，或久溃不敛的药物，称为拔毒生肌药。

【性能】本类药物为矿石、重金属类药物，大多味辛，性有寒热之异，大多具有剧毒。

【功效及主治】拔毒化腐生肌药具有拔毒化腐、生肌敛疮的作用，主要适用于痈疽疮疡溃后脓出不畅，或溃后腐肉不去，新肉难生，伤口难以愈合之证；以及癌肿，梅毒；有些药物还可用于皮肤湿疹瘙痒，五官科的口舌生疮、咽喉肿痛、目赤翳障等疾病。

【配伍应用】本类药物以外用为主，宜根据病情和用途制成膏剂、散剂、丹剂、锭剂、药捻、栓剂等剂型使用。也可以根据疮疡的不同情况适当配伍清热解毒药、活血化瘀药及收湿敛疮类药物等。

【注意事项】本类药物多有剧烈毒性或强大刺激性，应用时应严格掌握剂量和用法，外用也不宜过量和持续使用。其中一些有剧毒的重金属类药如砒石、轻粉等，不宜在头面部使用，以防损伤容貌。制剂时应严格遵守炮制和制剂规范，以减轻其毒性，确保用药安全。

## 升药 Shēngyào
### 《外科大成》

【来源】为水银、火硝、明矾各等份混合升华而成。红色者称"红升"，黄色者称"黄升"。主产于河北、湖北、湖南等地。研细末入药。

【性能】辛，热；有大毒。归肺、脾经。

【功效】拔毒化腐。

【应用】

用于痈疽溃后，脓出不畅；或腐肉不去，新肉难生　本品只供外用，有良好的拔毒化腐排脓之功，为外科常用药。常配煅石膏研末外用治疗上述诸证。病情不同，两药配伍比例亦不同。煅石膏与升药比例为9：1者，称九一丹，功善拔毒生肌，治疮疡后期，脓毒较轻，疮口不敛之证；煅石膏与升药比例为1：1者，称五五丹，拔毒化腐排脓力较强，治疮疡中期，脓毒较盛之证；煅石膏与升药比例为1：9者，称九转丹，拔毒化腐排脓力最强，治痈疽初溃，脓毒盛，腐肉不去之证。选用以上治疗方法，用时可将药物撒于患处，或将药物黏附于纸捻上插入脓腔内。

此外，本品也可用治湿疮、黄水疮、顽癣及梅毒等。

【用法用量】外用适量，不用纯品，多与煅石膏配伍研末外用。

【使用注意】本品有大毒，只供外用，不可内服。外用亦不可大量持续使用。本品拔毒化腐作用强烈，外疡腐肉已去或脓水已尽者，均不宜用。孕妇及体虚患者忌用。

【知识拓展】

1.《外科大成》："治一切顽疮及杨梅粉毒、喉疳、下疳、痘子。"

2. 本品主要含氧化汞（HgO），另含少量硫酸汞，溶液在试管中对铜绿假单胞菌、乙型溶血性链球菌、大肠埃希菌及金黄色葡萄球菌均有抑制作用。现代配伍他药常用于顽癣、乳腺炎、痤疮、化脓性骨髓炎、蜂窝组织炎等。

## 硼砂　Péngshā
《日华子本草》

【来源】为天然硼酸盐类硼砂族矿物硼砂经提炼精制而成的结晶体。主产于四川、青海、西藏等地，以产于四川者为地道药材。须置于密闭容器中防止风化。生用或煅用。

【性能】甘、咸，凉。归肺、胃经。

【功效】外用：清热解毒；内服：清肺化痰。

【应用】

1. 用于咽喉肿痛，口舌生疮，目赤翳障　本品外用有清热解毒、消肿防腐作用，为五官科疾患的常用药。治咽喉肿痛、口舌生疮，常配伍玄明粉、冰片等研末吹敷患处，如冰硼散；治目赤肿痛，目生翳障，可以本品水溶液洗眼，或配伍珍珠、冰片等制成点眼剂点眼，如八宝眼药。

2. 用于痰热咳嗽　本品咸凉，入肺经，内服有清肺化痰之功。治痰热壅滞之痰黄黏稠、咯吐不爽，可单用含化咽津，或与贝母、瓜蒌等同用。

【处方用名】硼砂、煅硼砂。

【用法用量】外用适量，研末外撒或调敷；或制液外洗；或制成滴眼剂外用。内服入丸、散剂，每次 1.5～3g。

【使用注意】多外用，内服宜慎。化痰宜生用，外敷宜煅用。

【知识拓展】

1.《日华子本草》："消痰止嗽，破癥结喉痹。"

2.本品主要成分为四硼酸钠。对大肠埃希菌、铜绿假单胞菌、炭疽杆菌、弗氏痢疾杆菌、伤寒杆菌、副伤寒杆菌等多种细菌有抑制作用；煅硼砂对羊毛样小孢癣菌有较强的抑制作用；外用对皮肤、黏膜有收敛和保护作用；现代常用于复发性口疮、真菌性阴道炎、中耳炎、脂溢性皮炎等。

## 炉甘石　Lúgānshí

《本草品汇精要》

【来源】为碳酸盐类矿物方解石族菱锌矿，主含碳酸锌（$ZnCO_3$）。主产于广西、四川、云南等地。晒干打碎。水飞用。

【性能】甘，平。归肝、胃经。

【功效】解毒明目退翳，收湿止痒敛疮。

【应用】

1.用于目赤翳障，烂弦风眼　本品甘平无毒，既能解毒明目退翳，又能收湿止泪止痒，为眼科外用良药。治目赤暴肿，每与玄明粉等份研末，化水点眼；治目生翳膜，可配白矾、芒硝等份，沸水化开，温洗患处；治风眼流泪，常与海螵蛸、冰片共为细末点眼，如止泪散；若与乌梅、冰片等制成光明眼药水，可治多种目疾。近代用本品与十大功劳制成眼膏外用，治疗各种睑缘炎。

2.用于溃疡不敛，皮肤湿疮　本品既能生肌敛疮，又能收湿止痒。治溃疡不敛，皮肤湿疮，可配龙骨研细末，干掺患处，再用膏药外贴；或与青黛、煅石膏等研末外用；治眼眶溃烂，畏光羞明，常配黄连、冰片，如黄连炉甘石散。

【处方用名】炉甘石、煅炉甘石。

【用法用量】外用适量，研末外撒或调敷；水飞点眼。

【使用注意】本品宜炮制后使用，专作外用，不作内服。

【知识拓展】

1.《本草纲目》："止血，消肿毒，生肌，明目，去翳退赤，收湿除烂。"

2.本品主要成分为碳酸锌（$ZnCO_3$），尚含少量铁、钙等；煅炉甘石主要含氧化锌。本品所含的碳酸锌不溶于水，外用能部分吸收创面分泌液，有中度的防腐、收敛、止痒作用，并能抑制局部葡萄球菌的生长。现代常用于湿疹、黄水疮、药物性皮炎、中耳炎等。

（其他拔毒生肌药见表 25-1）

表 25-1  其他拔毒生肌药

| 药名 | 来源 | 性能 | 功效 | 应用 | 用法用量 |
|---|---|---|---|---|---|
| 轻粉 | 为水银、白矾、食盐等经升华法制成的氯化亚汞结晶性粉末 | 辛，寒；有毒。归大肠、小肠经 | 外用攻毒杀虫敛疮；内服逐水通便 | 1. 用于疥癣、疮疡溃烂 2. 用于水肿鼓胀、二便不通 | 外用适量。入丸、散服，0.1～0.2g |
| 砒石 | 为天然砷华矿石、或由毒砂、雄黄等含砷矿物的加工品 | 辛，大热；有大毒。归肺、肝经 | 外用蚀疮去腐；内服截疟，劫痰平喘 | 1. 用于瘰疬、疥癣、牙疳、痔疮、溃疡腐肉不去 2. 用于寒痰哮喘 | 外用适量。入丸、散服，0.002～0.004g |
| 铅丹 | 为纯铅加工制成的四氧化三铅 | 辛，微寒；有毒。归心、肝经 | 外用拔毒生肌，杀虫止痒；内服坠痰镇惊，截疟 | 1. 用于疮疡溃烂、湿疹湿疮 2. 用于惊痫癫狂、疟疾 | 外用适量。入丸、散服，0.3～0.6g |

## 目标检测

**A1 型题**（每道试题有 A、B、C、D、E 五个供选择的备选答案，从中选择一个最佳答案）

1. 炉甘石善治溃疡不敛，皮肤湿疮，其作用机制是

  A. 化腐生肌          B. 收湿敛疮          C. 解毒退翳

  D. 消肿止痛          E. 祛风止痒

2. 具有清热解毒消肿作用，常用于五官科疾病的药物是

  A. 轻粉          B. 硼砂          C. 炉甘石

  D. 铅丹          E. 升药

**A2 型题**（每个病例有 A、B、C、D、E 五个供选择的备选答案，从中选择一个最佳答案）

1. 患者痈疽溃后，脓出不畅，腐肉不去，新肉难生，常选用石膏与哪味药配伍应用

  A. 轻粉          B. 砒石          C. 升药

  D. 硼砂          E. 朱砂

2. 患者腹水半年，腹胀如鼓，二便不通，可选用

  A. 硼砂          B. 升药          C. 砒石

  D. 大黄          E. 轻粉

**B1 型题**（每组试题前有 A、B、C、D、E 五个供选择的备选答案，从中为每一道试题选择一个与其关系密切的答案）

  A. 轻粉          B. 升药          C. 硼砂

  D. 炉甘石          E. 铅丹

1. 有大毒的药物是

2. 咽喉肿痛常用的药物是

扫一扫，知答案

# 中药技能实训

## 实训一　常用中药炮制方法

【实训目的】

1. 观察常用炮制方法，中药常用炮制方法的操作。

2. 理解炮制对于中药功效的影响。

【实训用品】

液化气灶、炒锅、铲子、白瓷盘、麦麸、大米、灶心土、黄酒、食用醋、蜂蜜。

【实训要求】

1. 掌握清炒法、加辅料炒法和炙法的基本操作方法和质量标准。

2. 熟悉常用中药的炮制方法和成品规格。

3. 了解辅料的处理方法及辅料用量。

【实训内容】

1. 清炒法：王不留行、山楂、荆芥。

2. 加辅料炒：枳壳、党参、白术。

3. 炙法：大黄、香附、甘草。

【实训方法】

1. 药材首先要净制。

2. 炒制。清炒法一般控制在文火或中火，加辅料炒一般控制在中火，炙法一般控制在文火。

3. 观察药材炒制前后外观的变化。

【实训注意】

1. 炒锅、盛药器具和铲子洁净后才可以炒制。

2. 药物洁净、分档后，投至预热好的炒锅内。

3. 药量不能超过炒锅高度的 2/3，所用火力要根据药量进行调节。

4. 翻炒时要亮锅底，要勤翻动，使药物受热均匀，避免生熟不匀的现象。

5. 注意药物与辅料的比例。

6. 当有火星时，及时喷淋清水，炒干后再出锅。

7. 换品种时要对炒制器具进行彻底清洁。

8. 炒制好的药物要盛放在规定的容器中，以防药物混杂。

9. 药物晾凉后再进行包装。

【技能考核】

1. 火力的选择：以提问方式考核。总分 3 分。

考核标准：所选炮制方法的火力 3 分（内容全 3 分，部分 1～2 分，错误 0 分）。

2. 炮制操作：以操作方式考核。总分 7 分。

考核标准：

（1）净制 1 分（正确 1 分；大致正确 0.5 分；错误 0 分）

（2）炮制 6 分（翻炒药物操作规范、熟练、炒制程度标准 6 分；操作规范、不熟练、炒制火候不及或太过 3 分；操作不规范、不熟练、炒制不及或太过 0 分）。

# 实训二　处方审核

【实训目的】

1. 熟练完成中医处方的审核。

2. 理解处方的审核的重要性。

【实训用品】

任课教师自拟处方若干。

【实训要求】

1. 掌握中医处方审核的内容及注意事项。

2. 熟悉中药名称、用法用量、中药配伍禁忌和有毒中药应用规范。

【实训内容】

1. 对自拟处方进行审核。

2. 总结。

【实训方法】

1. 教师介绍中医处方审核的要求。

2. 学生审查处方，并说明审核的结果。

3. 总结中医处方审核内容和常见处方不规范原因。

【实训注意】

1. 审核药名是否规范。

2. 审核用量、用法是否规范。

3. 审核药物配伍是否规范。

4. 审核有毒中药是否规范。

【技能考核】

1. 审核结果：以提问方式考核。总分 5 分。

考核标准：

所审核处方是否合理 5 分（回答正确 5 分，错误 0 分）。

2. 处理意见：以提问方式考核。总分 2 分。

考核标准：

对处方如何进行处理（内容全 2 分，部分 1 分，错误 0 分）。

3. 处方不规范原因：以提问方式考核。总分 3 分。

考核标准：

处方哪里规范（内容全 3 分，部分 1 ~ 2 分，错误 0 分）。

# 实训三～七　中药识别 1 ~ 5

【总的实训目的】

1. 通过观察中药饮片的用药部位，以总结植物的根、茎、叶、花、种子、果实之类别与药物功效间的关系。

2. 通过观察中药饮片的形状、颜色，尝闻中药饮片的气味，以总结药物形状、颜色、气味与药物的性味、归经、功效间的关系。

【实训用品】

中药饮片及植物标本。

# 实训三　中药识别 1

【实训要求】

1. 掌握解表药、清热药、泻下药中常用中药饮片的外形特征。

2. 熟悉解表药、清热药、泻下药中常用中药饮片的特殊气味。

3. 了解中药饮片特征与其功效的关系。

【实训内容】

1. 重点辨别桂枝、白芷、羌活、薄荷、淡豆豉、鱼腥草、青蒿、胡黄连的气味的不同和厚薄。

2. 观察麻黄、细辛、桑叶、菊花、牛蒡子、蝉蜕、石膏、黄连、蒲公英、白头翁、青黛、芒硝、连翘、栀子的外形特征。

3. 观察白芷、黄连、紫草、红藤、青黛的颜色特征。

4. 理解"诸子皆降，苍耳独升"。

5. 理解薄荷不宜久煎，青黛不入煎剂。

# 实训四　中药识别2

【实训要求】

1. 掌握祛风湿药、化湿药、利水渗湿药中常用中药饮片的外形特征。

2. 熟悉祛风湿药、化湿药、利水渗湿药中常用中药饮片的特殊气味。

3. 了解中药饮片特征与其功效的关系。

【实训内容】

1. 重点辨别川乌、独活、苍术、砂仁、藿香、白豆蔻、茯苓、瞿麦的气味的不同和厚薄。

2. 观察木瓜、防己、砂仁、薏苡仁、白豆蔻、薏苡仁、车前子、通草、滑石、路路通的外形特征。

# 实训五　中药识别3

【实训要求】

1. 掌握温里药、理气药、消食药、驱虫药、止血药、活血祛瘀药中常用中药饮片的外形特征。

2. 熟悉温里药、理气药、消食药、驱虫药、止血药、活血祛瘀药中常用中药饮片的特殊气味。

3. 了解中药饮片特征与其功效的关系。

【实训内容】

1. 重点辨别陈皮、枳实、薤白、川芎、郁金、莪术、五灵脂的气味的不同和厚薄。

2. 观察橘皮、枳壳、香附、薤白、川楝子、姜黄、牛膝、红花、鸡血藤、三棱、穿山甲、水蛭、王不留行的外形特征。

3. 观察橘皮、青皮、丹参、红花的颜色特征。

# 实训六　中药识别 4

【实训要求】

1. 掌握化痰止咳平喘药、安神药、平肝息风药、开窍药中常用中药饮片的外形特征。

2. 熟悉化痰止咳平喘药、安神药、平肝息风药、开窍药中常用中药饮片的特殊气味。

3. 了解中药饮片特征与其功效的关系。

【实训内容】

1. 重点辨别半夏、竹茹、海藻、代赭石、苏合香、冰片的气味的不同和厚薄。

2. 观察贝母、竹茹、栝楼、桔梗、杏仁、苏子、白芥子、石决明、钩藤、天麻、地龙、全蝎、蜈蚣、僵蚕的外形特征。

3. 观察的杏仁、苏子、白芥子颜色特征。

4. 观察平潜肝阳药的质地特征。

5. 理解"虫类搜剔之品，息风止痉"的含义及应用。

# 实训七　中药识别 5

【实训要求】

1. 掌握补虚药、收涩药等中常用中药饮片的外形特征。

2. 熟悉补虚药、收涩药等中常用中药饮片的特殊气味。

3. 了解中药饮片特征与其功效的关系。

【实训内容】

1. 重点辨别山药、甘草、枸杞子、当归、龙眼肉之甘味的异同。

2. 重点辨别乌梅、五味子、莲子酸或涩味的不同与厚薄。

3. 观察人参、党参、西洋参、甘草、紫河车、菟丝子、沙苑子、何首乌、阿胶、麦门冬、枸杞子、龟甲、鳖甲、麦门冬、玉竹、黄精的外形特征。

4. 观察赤石脂、墨旱莲、白芍、麦门冬、百合的颜色特征。

5. 理解"甘味""酸味""涩味"的含义和功用。

【实训方法】

1. 老师示教。

2. 学生分组观察，老师巡回指导。

3. 老师抽查考核，点评总结。

【技能考核】

1. 以嗅气味为主：总分 3 分。考核标准：

考生每人须在 3 分钟内，在下列 14 种（肉桂、丁香、白芷、藿香、薤白、川芎、羌活、独活、薄荷、败酱草、木香、白豆蔻、苍术、砂仁）中药中，抽取 1 种，通过嗅气味及观察外形，说出所抽签上中药的药用部位（1 分）、功效（1 分），并写出药名（1 分）。

2. 以观察颜色为主：总分 3 分。考核标准：

考生每人须在 3 分钟内，在下列 14 种（茯苓、葛根、黄连、白芍、紫草、丹参、蒲黄、红花、山药、熟地黄、朱砂、磁石、黄柏、鸡血藤）中药中，抽取 1 种，通过观察颜色及外形，说出所抽签上中药的药用部位（1 分）、功效（1 分），并写出药名（1 分）。

3. 以观察外形为主：总分 4 分。考核标准：

考生每人须在 4 分钟内，在下列 62 种（麻黄、桂枝、苍耳子、辛夷、蝉蜕、菊花、蔓荆子、柴胡、知母、天花粉、栀子、夏枯草、决明子、金银花、连翘、板蓝根、胖大海、生地黄、牡丹皮、赤芍、大黄、防己、木瓜、路路通、厚朴、泽泻、薏苡仁、枳实、香附、川楝子、山楂、三七、五灵脂、王不留子、半夏、桔梗、浙贝母、酸枣仁、远志、灵芝、蒺藜、钩藤、天麻、僵蚕、人参、党参、太子参、车前子、枸杞子、黄芪、甘草、何首乌、猪苓、白术、巴戟天、杜仲、当归、麦冬、蜈蚣、地龙、当归、五味子）中药中，抽取 1 种，通过观察外形，说出所抽签上中药的药用部位（1 分）、功效（1 分），并写出药名（2 分）。

索 引

# 药名首字拼音索引

# 主要参考文献

［1］李冀.方剂学（第九版）［M］.北京：中国中医药出版社，2012

［2］陶忠增.中药学［M］.北京：中国中医药出版社，2014

［3］钟赣生.中药学（第九版）.北京：中国中医药出版社，2012